Humanembryologische Schnittseriensammlungen um 1900 am Beispiel der Marburger Gasser-Strahl'schen Sammlung

Beiträge zur Wissenschafts- und Medizingeschichte

Marburger Schriftenreihe

Herausgegeben von Irmtraut Sahmland

Band 11

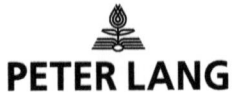

Caroline Stiel

Humanembryologische Schnittseriensammlungen um 1900 am Beispiel der Marburger Gasser-Strahl'schen Sammlung

Bibliografische Information der Deutschen Nationalbibliothek
Die Deutsche Nationalbibliothek verzeichnet diese Publikation
in der Deutschen Nationalbibliografie; detaillierte bibliografische
Daten sind im Internet über http://dnb.d-nb.de abrufbar.

Zugl.: Marburg, Univ., Diss., 2023

Umschlagabbildung:
© C. Stiel

D4
ISSN 2198-0152
ISBN 978-3-631-89308-1 (Print)
E-ISBN 978-3-631-89538-2 (E-PDF)
E-ISBN 978-3-631-89539-9 (E-PUB)
DOI 10.3726/b20501

© Peter Lang GmbH
Internationaler Verlag der Wissenschaften
Berlin 2023
Alle Rechte vorbehalten.

Peter Lang – Berlin · Bruxelles · Lausanne · New York · Oxford

Das Werk einschließlich aller seiner Teile ist urheberrechtlich
geschützt. Jede Verwertung außerhalb der engen Grenzen des
Urheberrechtsgesetzes ist ohne Zustimmung des Verlages
unzulässig und strafbar. Das gilt insbesondere für
Vervielfältigungen, Übersetzungen, Mikroverfilmungen und die
Einspeicherung und Verarbeitung in elektronischen Systemen.

Diese Publikation wurde begutachtet.

www.peterlang.com

Inhaltsverzeichnis

1 Einleitung 9
   1.1 Aufbau der Arbeit 11
   1.2 Stand der Forschung 11
   1.3 Material und Methoden 14

2 Sammlungen humanembryologischer Schnittserien 17
   2.1 Schnittserien als Forschungsobjekte der Humanembryologie im
       19. und frühen 20. Jahrhundert 17
       2.1.1 Zellen- und Keimblatttheorie als Modelle für den Feinbau
             von Embryonen 23
       2.1.2 Mikroskopisch-embryologische Techniken 29
   2.2 Beschaffung von Forschungsmaterial 38
       2.2.1 Differenzierung zwischen physiologischer und
             pathologischer Entwicklung 39
       2.2.2 Gewalt und Krankheit als „Quellen" embryologischer
             Präparate 43
   2.3 Alters- und Größenbestimmung von Embryonen 47
       2.3.1 Versuche der Altersbestimmung einer Schwangerschaft im
             19. Jahrhundert 48
       2.3.2 Einordnung neuer Präparate nach Größe und Form 51
   2.4 Normierung der menschlichen Entwicklung 55
       2.4.1 Krauses Embryo 56
       2.4.2 Expertise als Voraussetzung für embryologische Arbeiten 59
       2.4.3 Uneinheitliches vergleichbar machen 60
       2.4.4 Die Normentafel der menschlichen Entwicklung von Keibel
             und Elze 64

3 Entstehung der Gasser-Strahl'schen Sammlung ... 67
3.1 Zeitliche Einordnung der Sammlungsarbeiten ... 67
3.1.1 Chronologie der Sammlungstätigkeit ... 75
3.2 Gassers Netzwerk ... 79
3.2.1 Verbindungen der Einsendenden nach Marburg ... 79
3.2.1.1 Ärzte als Multiplikatoren ... 85
3.2.1.2 Netzwerkbildung zur Embryonen-Akquise im Vergleich ... 88
3.2.2 Professionen der Einsendenden ... 91
3.2.3 Motive der Einsendenden ... 93
3.2.3.1 Motive zum Embryonenversand im Vergleich ... 97
3.3 Vom Embryo zur Schnittserie ... 98
3.3.1 Akquise embryonaler Präparate ... 99
3.3.1.1 Aborte ... 99
3.3.1.2 Sektionen ... 101
3.3.1.3 Operationen ... 102
3.3.1.4 Akquise embryonaler Präparate im Vergleich ... 106
3.3.2 Vorbehandlung ... 107
3.3.2.1 Vorbehandlung embryologischer Präparate im Vergleich ... 111
3.3.3 Verarbeitung ... 112
3.3.3.1 Fixierung, Einbettung und Färbung ... 112
3.3.3.2 An der Verarbeitung beteiligte Personen ... 122
3.3.3.3 Bezeichnung der Schnittserien ... 124
3.3.3.4 Anfertigung und Bezeichnung humanembryologischer Schnittserien im Vergleich ... 126
3.4 Anfertigung bildlicher Darstellungen menschlicher Embryonen ... 126
3.4.1 Entwicklungsreihen ... 128
3.4.2 Zeichnungen ... 131
3.4.3 Fotografien ... 139
3.4.3.1 Umfang der humanembryologischen Fotografien in Marburg ... 142

　　　　3.4.3.2　Mikrofotographien des Embryos „Esch I" 142
　　　　3.4.3.3　Aufbewahrung der Fotographien in der Marburger
　　　　　　　　 Sammlung 148
　3.5 Anfertigung dreidimensionaler Rekonstruktionen 150

4 Rezeptionsgeschichte der Gasser-Strahl'schen Sammlung 157
　4.1 Embryonen der Sammlung als Grundlage wissenschaftlicher
　　　 Publikationen 157
　　　4.1.1 Embryologische Forschung am Marburger Anatomischen
　　　　　　Institut von 1887 bis 1922 157
　　　　4.1.1.1　Humanembryologische versus vergleichend-
　　　　　　　　embryologische Forschung 158
　　　　4.1.1.2　Gassers und Strahls humanembryologische Forschung　163
　　　　4.1.1.3　Humanembryologische Fragestellungen 165
　　　　4.1.1.4　Varianten und Pathologien 168
　　　　4.1.1.5　Betrachtung der physiologischen Entwicklung von
　　　　　　　　Strukturen über die Zeit 169
　　　　4.1.1.6　Beschreibung eines ganzen Embryos 171
　　　　4.1.1.7　Kommentare der Autoren zu den Präparaten der
　　　　　　　　Gasser-Strahl'schen Sammlung 174
　　　4.1.2 Embryonen der Sammlung als Leihgaben 177
　　　　4.1.2.1　Nutzung von Schnittserien der Sammlung am
　　　　　　　　Gießener Institut für Anatomie 177
　　　　4.1.2.2　Embryonen der Sammlung in der Normentafel von
　　　　　　　　Keibel und Elze 181
　　　　4.1.2.3　Embryonen der Sammlung im Atlas zur
　　　　　　　　Entwicklungsgeschichte des menschlichen Auges
　　　　　　　　von Bach und Seefelder 183
　　　　4.1.2.4　Schnittserien der Sammlung als Leihgaben nach 1920　184
　　　4.1.3 Forschung an Präparaten der Sammlung von 1999 bis 2007 185
　　　　4.1.3.1　Nachuntersuchung des Embryos „Esch I" 185
　　　　4.1.3.2　Untersuchungen zur Entwicklung neuroendokriner
　　　　　　　　Zellen verschiedener Organe 191
　　　4.1.4 Identifizierung der genutzten Serien 197

4.2 Heutiger Zustand der Sammlung 202

4.3 Schlussbetrachtung 210

5 Zusammenfassung 213

6 Englische Zusammenfassung (Summary) 217

7 Literaturverzeichnis 219

8 Anhang 241

8.1 Übersicht der in den Versand von Embryonen nach Marburg involvierten Ärzte 241

8.2 Abbildungsverzeichnis 251

8.3 Tabellenverzeichnis 257

8.4 Verzeichnis der akademischen Lehrer/-innen 259

8.5 Danksagung 261

1 Einleitung

Der Beginn des 19. Jahrhunderts markiert die einsetzende Emanzipation einer Reihe sogenannter „Hilfswissenschaften", die in ihrer Ausübung eng mit der Medizin verbunden waren. Nachdem 1817 in Marburg ein eigenständiges zoologisches Institut gegründet worden war, erlangten auch die Physik sowie die Chemie 1841 und die Botanik 1861 durch einen Fakultätswechsel ihre vollständige Unabhängigkeit von der Medizin.[1] Die Embryologie, die zuvor noch als Teilgebiet von Anatomie, Physiologie und Geburtshilfe gelehrt wurde und dem Zoologen Francis Maitland Balfour (1851–1882) zufolge Gestalt und Lebensprozesse eines Individuums vom „Augenblick seines ins Lebentreten"[2] bis zur „Erreichung des ausgewachsenen Zustandes"[3] betrachtet, entwickelte sich Mitte des 19. Jahrhunderts zur eigenen Wissenschaft mit gesonderten Vorlesungen. Ab den 1840er Jahren entstanden praxisorientierte Mikroskopierkurse für Mediziner, die unter anderem embryologisches Material behandelten,[4] und in den 1880er Jahren erschien mit Wilhelm His' (1831–1904) *Anatomie menschlicher Embryonen* eine umfassende Definition menschlicher Entwicklungsstadien. Basierend auf humanembryologischen Schnittserien ausgewählter

---

1 Die vergleichende Anatomie und Physiologie hingegen blieben lange Domäne der Medizin. Beispielsweise wurden die Vorlesungen zur vergleichenden Anatomie in Marburg von 1813–1842 dem Anatomen Christian Heinrich Bünger gehalten. Für mehr Informationen zur Entstehung der Zoologie als eigenständige Wissenschaft vgl. Bohle, Hans Wilhelm: Von der Naturgeschichte zur Zoologie (Academia Marburgensis. Beiträge zur Geschichte der Philipps-Universität Marburg, Bd. 12), Münster, New York 2015; Ders.: Das Marburger Elefantenskelett – Seine Geschichte als Teil einer Geschichte der vergleichenden Anatomie zwischen Medizin und Zoologie, in: Tote Objekte – Lebendige Geschichten. Exponate aus den Sammlungen der Philipps-Universität Marburg, hrsg. von Irmtraut Sahmland und Kornelia Grundmann, Petersberg 2014, S. 78–95; S. 88.
2 Balfour, Francis: Handbuch der vergleichenden Embryologie, übers. von B. Vetter, Jena 1880, S. 1.
3 Balfour: Embryologie, 1880, S. 1.
4 Vgl. Hopwood, Nick: Embryos in wax: Models from the Ziegler Studio, hrsg. von The Whipple Museum of the History of Science, Cambridge, Bern 2002, S. 33.

Präparate „produzierte" His menschliche Entwicklung.[5] Sein Werk beeinflusste die embryologische Forschungsweise der folgenden Jahrzehnte maßgeblich.

Die vorliegende Arbeit beschäftigt sich mit der Gasser-Strahl'schen Sammlung, einer humanembryologischen Schnittseriensammlung, die ursprünglich aus mehr als 10.000 Objektträgern mit Schnitten von 147 menschlichen Embryonen und Feten bestand. Angefertigt wurden die Schnittserien von 1887 bis 1923 am Marburger Anatomischen Institut unter Leitung des Anatomen Emil Gasser (1847–1919) und Mitarbeit des Anatomen Hans Strahl (1857–1920). Ziel der vorliegenden Arbeit ist, die Geschichte der Sammlung und ihre Bedeutung als Fundus humanembryologischer Präparate zu erfassen. Hierzu werden die Entstehung und Nutzung humanembryologischer Schnittserien als Forschungsobjekte um 1900 untersucht und mikroskopisch-embryologische Techniken aus dieser Zeit beleuchtet. Vor diesem wissenschaftshistorischen Hintergrund erfolgt eine Aufarbeitung der Provenienz der Gasser-Strahl'schen Sammlung in Hinblick auf Akquise, Verarbeitung und Nutzung der Marburger Präparate.[6] Ergänzend werden diese Aspekte bei anderen humanembryologischen Schnittseriensammlungen, die im späten 19. und frühen 20. Jahrhundert entstanden, betrachtet.

---

5   Vgl. Hopwood, Nick: Producing Development: The Anatomy of Human Embryos and the Norms of Wilhelm His, in: Bulletin of the History of Medicine Bd. 74, Nr. 1, 2000, S. 29–79.
6   Wie Nina Ulrich in ihrer Dissertation zur Provenienz von Objekten der Anatomischen Sammlung der Marburger Universität betont, erfahren seit den 1980er Jahren dingliche Objekte vermehrt Aufmerksamkeit als Quellen für geistes- und kulturwissenschaftliche Forschung. Ein epistemischer Erkenntnisgewinn ergibt sich hierbei über eine wissenschaftliche Analyse und das Stellen der „richtigen Fragen" an Sammlungsobjekte. Vgl. Ulrich, Nina: Das Museum Anatomicum am Fachbereich Medizin der Philipps-Universität Marburg. Provenienzforschung zu einer Lehrsammlung des 19. Jahrhunderts (Beiträge zur Wissenschafts- und Medizingeschichte. Marburger Schriftenreihe, Bd. 3), Frankfurt/M. 2017, S. 11–15. Für mehr Informationen zum sogenannten *material turn*, der Zuwendung von Geistes-, Sozial- und Kulturwissenschaften zu materiellen Objekten, vgl. auch Bennett, Tony und Joyce, Patrick: Material powers: introduction, in: Material Powers: Cultural Studies, History and the Material Turn, hrsg. von Tony Bennett und Patrick Joyce, Milton Park, Abingdon, Oxfordshire 2010, S. 1–22; Knoll, Martin: Nil sub sole novum oder neue Bodenhaftung? Der material turn und die Geschichtswissenschaft, in: Neue Politische Literatur, Bd. 54, Nr. 2, 2014, S. 191–208.

1.1 Aufbau der Arbeit

Zunächst wird in Kapitel 2 eine Betrachtung von Schnittserien als Forschungsobjekte der Embryologie im 19. Jahrhundert vorangestellt. Besondere Berücksichtigung erfahren hier Antriebe und Voraussetzungen für die mikroskopische Untersuchung von Embryonen: Zellen- und Keimblatttheorie sowie im 19. Jahrhundert (weiter-)entwickelte mikroskopisch-embryologische Techniken. Darüber hinaus erfolgt am Beispiel von His' embryologischer Forschung die Charakterisierung von Herausforderungen, denen bei der Zusammenstellung einer humanembryologischen Schnittseriensammlung begegnet werden musste. In erster Linie waren dies die Akquise möglichst gut erhaltener sowie mutmaßlich physiologisch entwickelter menschlicher Embryonen für die Forschung, die Bestimmung des Alters sowie der Größe der Präparate und die Etablierung eines Standards für die Verarbeitung humanembryologischer Präparate. In Kapitel 3 werden Herkunft, Verarbeitung und Nutzung der Präparate in Marburg dargestellt sowie in diese Tätigkeiten involvierte Personen identifiziert und ihre Rollen im Netzwerk zur Zusammenstellung der Gasser-Strahl'schen Sammlung festgestellt. Ferner geht dieses Kapitel auf die Anfertigung bildlicher Darstellungen sowie plastischer Rekonstruktionen ein, die in Marburg zur Dokumentation und Reproduktion der Embryonen dienten.

Kapitel 4 umfasst eine Untersuchung der Publikationen, die auf Embryonen und Feten der Sammlung basieren. Entsprechend werden Fragestellungen und Kommentare bezüglich der Qualität der verwendeten Präparate analysiert. Neben Veröffentlichungen aus den Jahren 1887 bis 1922 sind hier vor allem Publikationen der Jahre 1999 bis 2007 von Bedeutung, die den Wert von humanembryologischen Sammlungspräparaten in der modernen Forschung aufzeigen. Abschließend ist eine Beschreibung inklusive exemplarischer Fotografien des heutigen makroskopischen und mikroskopischen Zustands der Sammlung angefügt.

1.2 Stand der Forschung

Zur Geschichte der Embryologie im 19. Jahrhundert arbeitete Thomas Schmuck, der unter anderem die Rollen der deutschbaltischen Embryologen Karl Ernst von Baer (1792–1876) und Christian Heinrich Pander (1794–1865) für die moderne Embryologie verdeutlichte.[7] Sowohl bei Schmuck als auch bei

---

7 Vgl. Schmuck, Thomas: Baltische Genesis – Die Grundlegung der Embryologie im 19. Jahrhundert (Relationes. Schriftenreihe des Vorhabens: „Wissenschaftsbeziehungen im 19. Jahrhundert zwischen Deutschland und Russland auf den Gebieten

Janina Wellmann[8] wurde der Konflikt zwischen den Anhängern der Präformation und denen der Epigenese als eine die Embryologie des 18. Jahrhunderts dominierende Debatte charakterisiert, die durch den Einfluss des Vitalismus auf das vorherrschende mechanistische Weltbild der Epigenese den Vorzug gab und deren Ende den Weg zur modernen Embryologie ebnete. Wellmann stellte darüber hinaus die These auf, dass Rhythmus als strukturgebendes Prinzip nicht nur in Kunst und Musik wiederzufinden ist, sondern ab etwa 1800 in naturwissenschaftlichen Theorien und Begrifflichkeiten auftaucht. Vor diesem Hintergrund erklärte sie das Aufkommen von Entwicklungsreihen im 19. Jahrhundert – Reihen von Abbildungen menschlicher Embryonen, die der Entwicklungsstufe nach geordnet wurden und so die Illusion von Bewegung beziehungsweise Entwicklung erzeugen – als die bis heute selbstverständlichste Form, Embryonalentwicklung bildlich darzustellen.

Die Praktiken der Humanembryologie im 19. und beginnenden 20. Jahrhundert bearbeitete der Wissenschaftshistoriker Nick Hopwood vor allem am Beispiel des Anatomen und Embryologen Wilhelm His. Hopwood ging hierbei besonders auf His' Praktiken zur Sammlung humanembryologischer Präparate und die Rekonstruktion angefertigter Schnittserien ein sowie auf die von His forcierte Etablierung von Normen für die menschliche Entwicklung.[9]

Lynn Morgan veröffentlichte eine Monographie zur Entstehung und Nachwirkung der humanembryologischen Sammlung der Carnegie Institution of Washington, die His' Schüler Franklin Paine Mall (1862–1917) zu Beginn des 20. Jahrhunderts initiierte und die die Basis zur Erarbeitung der bis heute

---

Chemie, Pharmazie und Medizin" bei der Sächsischen Akademie der Wissenschaften zu Leipzig, Bd. 2), Aachen 2009.

8 Vgl. Wellmann, Janina: Die Form des Werdens – Eine Kulturgeschichte der Embryologie 1760–1830 (Wissenschaftsgeschichte, hrsg. von Michael Hagner und Hans-Jörg Rheinberger), Göttingen 2010.

9 Vgl. Hopwood, Nick: Producing Development, 2000; Ders.: Embryonen „auf dem Altar der Wissenschaft zu opfern" – Entwicklungsreihen im späten neunzehnten Jahrhundert, in: Geschichte des Ungeborenen – Zur Erfahrungs- und Wissenschaftsgeschichte der Schwangerschaft, 17.-20. Jahrhundert, hrsg. von Barbara Duden, Jürgen Schlumbohm und Patrice Veit, Göttingen 2002; Ders.: Embryos in wax, 2002; Ders: A history of normal plates, tables and stages in vertebrate embryology, in: International Journal of Developmental Biology Bd. 51, 2007, S. 1-26; Ders.: Inclusion and exclusion in the history of developmental biology, in: Development, Bd. 146, 2019, S. 1-7.

genutzten Carnegie-Stadien zur Beschreibung von Entwicklungszuständen menschlicher Embryonen bildete.[10]

Im Rahmen eines Provenienzforschungsprojektes untersuchte Michael Markert für die Humanembryologische Dokumentationssammlung Blechschmidt in Göttingen Herkunft und Verarbeitung der 430 Schnittserien menschlicher Embryonen und Feten, die der Anatom Erich Blechschmidt (1904–1992) Mitte des 20. Jahrhunderts anfertigen ließ. Hierbei ging er insbesondere auf die Herstellung und Nachwirkung der 61 auf den Schnittserien basierenden und in Göttingen angefertigten Kunstharzmodelle ein.[11]

Die Gasser-Strahl'sche Sammlung menschlicher Embryonen ist in der medizinhistorisch-anatomischen Sammlung der Philipps-Universität Marburg untergebracht. Diese war bis 2019 als Museum Anatomicum zu großen Teilen der Öffentlichkeit zugänglich und ist derzeit aus bautechnischen Gründen für den Publikumsverkehr geschlossen. Zu Entstehung und Umfang der medizinhistorisch-anatomischen Sammlung veröffentlichen Kornelia Grundmann und Gerhard Aumüller Beiträge.[12] Auch Nina Ulrich ging in ihrer Dissertation Provenienzen verschiedener Objekte der Sammlung nach[13] und Hans-Peter Krug bereitete in seiner Promotionsarbeit die Geschichte des Marburger Anatomischen Institutes Ende des 19. und Anfang des 20. Jahrhunderts auf.[14] Eine umfangreiche Untersuchung zur Herkunft und Bedeutung der Gasser-Strahl'schen Sammlung menschlicher Embryonen wurde bisher nicht durchgeführt.

---

10 Vgl. Morgan, Lynn: Icons of Life: A Cultural History of Human Embryos, Oakland 2009.
11 Vgl. Markert, Michael: Modellierte Individualentwicklung. Humanembryologische Praktiken an der Universität Göttingen in der zweiten Hälfte des 20. Jahrhunderts, in: NTM Zeitschrift für Geschichte der Wissenschaften, Technik und Medizin, Bd. 282, 2020, S. 481–517.
12 Vgl. Grundmann, Kornelia und Aumüller, Gerhard (Hrsg.): Das Marburger Medizinhistorische Museum – Museum Anatomicum (Marburger Stadtschriften zur Geschichte und Kultur, Bd. 98), Marburg 2012; Aumüller, Gerhard: Der Weg der Marburger Anatomischen Sammlung zum Medizinhistorischen Museum, in: Tote Objekte – Lebendige Geschichten. Exponate aus den Sammlungen der Philipps-Universität Marburg, hrsg. von Irmtraut Sahmland und Kornelia Grundmann, Petersberg 2014, S. 12–22.
13 Vgl. Ulrich: Museum Anatomicum, 2017.
14 Vgl. Krug, Hans-Peter: Die Marburger Anatomenfamilie, Diss. med., Marburg 1992.

1.3 Material und Methoden

Neben Sekundärliteratur zur embryologischen Forschung im 18., 19. und ausgehenden 20. Jahrhundert sowie zu humanembryologischen Schnittseriensammlungen basiert die vorliegende Arbeit auf unterschiedlichen Primärquellen. Um die Provenienz der Gasser-Strahl'schen Sammlung zu ergründen, wurden Verzeichnisse menschlicher und tierischer Schnittserien der medizinhistorisch-anatomischen Sammlung der Philipps-Universität herangezogen und hinsichtlich der Hinweise auf Herkunft, Verarbeitung sowie Weiterverwendung der Präparate ausgewertet. Auch Nachrufe auf Strahl und Gasser sowie am Marburger Anatomischen Institut erschienene Publikationen waren wichtige Quellen hierzu. Weiterhin wurde Archivmaterial in Form von Korrespondenzen Emil Gassers gesichtet und darauf aufbauend ein über Jahrzehnte und Landesgrenzen hinweg arbeitendes Netzwerk[15] skizziert, das auf die Akquise humanembryologischer Präparate für die Sammlung ausgelegt war.

Über die *Normentafel der menschlichen Entwicklung*[16] von 1908 sowie die *Chronik der Königlich Preussischen Universität Marburg*[17] der Rechnungsjahre 1887 bis 1922 konnten humanembryologische Publikationen aus dem Marburger Anatomischen Institut identifiziert und anschließend daraufhin untersucht werden, ob sie Embryonen der Gasser-Strahl'schen Sammlung behandelten oder auf die Expertise der Marburger Anatomen in Bezug auf die Herstellung von Fotografien und Schnittserienrekonstruktionen zurückgriffen. Darüber hinaus wurde das Verzeichnis der Gasser-Strahl'schen Sammlung menschlicher Schnittserien mit dem aktuell in der medizinhistorisch-anatomischen Sammlung vorhandenen Bestand an Präparaten und Fotografien verglichen, um fehlende Objektträger, Serien und Fotoplatten zu identifizieren. Im Zuge dieser Arbeiten fand zusätzlich die Anfertigung makroskopischer sowie mikroskopischer digitaler Fotografien statt, um den Erhaltungszustand der

---

15 Das Netzwerkmodell eignet sich nach Fangerau und Hentschel dazu, eine Vielzahl von Interaktionen zwischen Akteuren sinnvoll darzustellen. Dadurch wird es möglich, den Weg einer Idee – in diesem Fall die Sammlung menschlicher Embryonen für die Marburger Sammlung – von ihrer Entstehung bis zur tatsächlichen Umsetzung zu verfolgen. Vgl. Fangerau, Heiner und Hentschel, Klaus: Netzwerkanalyse in der Medizin- und Wissenschaftsgeschichte – Zur Einführung, in: Sudhoffs Archiv, Bd. 102, Nr. 2, 2018, S. 133–145.
16 Vgl. Keibel, Franz und Elze, Curt: Normentafel zur Entwicklungsgeschichte des Menschen, Jena 1908.
17 Vgl. Chronik der Universität Marburg (im Folgenden: Chronik), Jahrgänge 1887–1924, Marburg.

Sammlung exemplarisch zu dokumentieren. In einzelnen Fällen konnten über Kontakt zu den Instituten für Anatomie in Göttingen und Leipzig und dem Institut für Geschichte und Ethik der Medizin in Hamburg Hintergründe zur Herkunft von Präparaten beziehungsweise der Verbleib von aus Marburg verliehenen Präparaten nachverfolgt werden. Im Fall der Schnittserie „2,3 mm Esch I 01.06.1912/02.06.1912"[18] wurde der Rückversand einer in den 1980er Jahren nach Göttingen verliehenen Reihe von Objektträgern veranlasst.

---

18 Im weiteren Verlauf dieser Arbeit wird diese Schnittserie auch kurz als „Esch I" bezeichnet.

2 Sammlungen humanembryologischer Schnittserien

Vor der expliziten Betrachtung der Gasser-Strahl'schen Sammlung in Marburg soll zunächst die Frage geklärt werden, weshalb sich Schnittserien im 19. Jahrhundert zu so zentralen Objekten der embryologischen Forschung entwickelten. Ferner wird besprochen, welche Hürden im späten 19. Jahrhundert bei der Zusammenstellung einer repräsentativen Sammlung humanembryologischer Schnittserien[19] zu überwinden waren. Zahlreiche Beispiele hierzu liefern die von Wilhelm His in seinem dreibändigen Werk zur *Anatomie menschlicher Embryonen* dokumentierten und wissenschaftshistorisch durch Nick Hopwood aufgearbeiteten humanembryologischen Arbeiten His'.

2.1 Schnittserien als Forschungsobjekte der Humanembryologie im 19. und frühen 20. Jahrhundert

In vielen wissenschaftshistorischen Arbeiten wird die Embryologie im 18. Jahrhundert als bestimmt durch die Diskussion um den grundsätzlichen Ablauf der Individualentwicklung charakterisiert.[20] Die zwei Konzepte, die sich hier gegenüberstanden, waren die Präformation und die Epigenese.

---

19 Im Fokus dieser Arbeit liegt die Gasser-Strahl'sche Sammlung als Schnittseriensammlung menschlicher Embryonen. Jedoch basiert eine Vielzahl embryologischer Erkenntnisse aus dem 19. und frühen 20. Jahrhundert auf Sammlungen vergleichend-embryologischer Schnitte (Schnittserien tierischer Embryonen), sodass diese bei der Besprechung humanembryologischer Schnittseriensammlungen Berücksichtigung finden müssen. Die in Kapitel 2.1 besprochenen Voraussetzungen für die Anfertigung embryologischer Schnittserien gelten sowohl für solche von menschlichen als auch von tierischen Embryonen. Die folgenden Kapitel 2.2 bis 2.4 beziehen sich expliziter auf Schnittseriensammlungen menschlicher Embryonen. Auch die Provenienz der Gasser-Strahl'schen Sammlung kann nicht vollkommen isoliert von der Geschichte vergleichend-embryologischer Schnittseriensammlungen betrachtet werden. In Kapitel 3.1 wird deutlich, dass die Gasser-Strahl'sche Sammlung wahrscheinlich als Nachfolge- oder Erweiterungsprojekt einer in den 1880er Jahren in Marburg angelegten vergleichend-embryologischen Schnittseriensammlung entstand. Kapitel 4.1.1.1 zeigt die Bedeutung der und Gründe für die vergleichend-embryologische Forschung am Marburger Anatomischen Institut um 1900 auf.
20 Vgl. Enke, Ulrike: Einleitung, in: Samuel Thomas Soemmerring: Schriften zur Embryologie und Teratologie, bearb. u. hrsg. von Ulrike Enke (Samuel Thomas

Die Präformationslehre entstand in ihrer ausgeprägtesten Form zum Ende des 17. Jahrhunderts in der Tradition des mechanistischen Weltbildes.[21] Ihr zufolge war der Keim von Beginn an ein komplett ausgebildetes Lebewesen, dessen Entwicklung sich auf bloßes Wachstum und Auseinanderfalten („Entwickelung" im wörtlichen Sinne) beschränkte.[22] In einer Variante der Präformationstheorie, dem Ovismus, sahen die Anhänger den vollständigen Embryo im weiblichen Ei angelegt. Beim Animalkulismus hingegen sollte sich der Embryo im männlichen Samen verbergen. Die weit verbreitete Variante des emboîtement (frz.: Verschachtelung), die der Philosoph Nicolas Malebranche (1638–1715) 1674 entwarf, beschrieb, dass alle zukünftigen Lebewesen in unendlicher Kleinheit bereits im ersten Lebewesen enthalten gewesen sein sollen.[23] Der Panspermismus schließlich nahm an, dass Keime sich frei in der Luft bewegten, durch Lebewesen mit Nahrung oder Luft aufgenommen wurden und dadurch in den Samen beziehungsweise ins Ovum gelangten.[24]

Rückblickend erklärte der Biologe Oscar Hertwig (1849–1922) den Erfolg der Präformationstheorie bis weit ins 18. Jahrhundert hinein wie folgt:

> Zur Zeit, wo die einzelnen Keime schon eine solche Größe und Konsistenz besitzen, daß sie sich mit Scheren und Nadeln, eventuell mit Zuhilfenahme von Lupen, zerlegen lassen, besitzen sie schon alle einzelnen Organe in wesentlich derselben Weise wie das ausgebildete Geschöpf, so daß auf die Frage, wie entsteht das einzelne Organ, kein Licht mehr fällt: im Gegenteil leistet die Zergliederung eher der Annahme Vorschub, es seien bei den Embryonen schon alle Organe, wie bei den Erwachsenen, nur in viel kleinerem Maßstab und in zarterer Beschaffenheit vorhanden.[25]

Soemmerring. Werke, hrsg. von Jost Benedum und Werner Friedrich Kümmel, Bd. 11), Mainz 2000, S. 1–110; Schmuck: Baltische Genesis, 2009; Wellmann: Form des Werdens, 2010.

21 Dem mechanistischen Weltbild zufolge ließen sich alle beobachtbaren Phänomene auf mechanische Vorgänge zurückführen. Vgl. Müller-Freienfels, Richard (Hrsg.): Mechanistische Weltansicht, in: Eislers Handwörterbuch der Philosophie, Berlin 1922, S. 390–392.
22 Vgl. Wellmann: Form des Werdens, 2010, S. 110.
23 Vgl. Roe, Shirley A.: Matter, Life and Generation: Eighteenth-Century Embryology and the Haller-Wolff Debate, Cambridge 1981, S. 84.
24 Vgl. McLaughlin, Peter: Kants Kritik der teleologischen Urteilskraft (Abhandlungen zur Philosophie, Psychologie und Pädagogik, Bd. 221), Bonn 1989, S. 10 f.
25 Hertwig, Oscar: Einleitung und allgemeine Literaturübersicht, in: Ders. (Hrsg.): Handbuch der vergleichenden und experimentellen Entwickelungslehre der Wirbeltiere – Erster Band. Erster Teil, Jena 1901, S. 1–85; S. 2.

Die Präformation war mit den Ergebnissen der einfachen embryologischen Untersuchungstechniken des 18. Jahrhunderts gut vereinbar. Amorphe Strukturen oder gar einzelne Zellen ließen sich mit den damaligen groben Präparationstechniken nicht abgrenzen. Es gab keinen Grund zur Annahme, dass die Organe eines Embryos zum Moment der Zeugung in anderer Form als beim Erwachsenen hätten vorliegen sollen. Ein allmächtiger Schöpfer, der alle Formen von vornherein vollkommen erschaffen hatte, sowie ein mechanischer Prozess des Ent-Wickelns in Form von Wachstum des vollständig angelegten Keims, waren leichter verständlich als die abstrakte Vorstellung organischer Materie, die sich über fremdartig anmutende Zwischenformen zur bekannten Morphologie des jeweiligen Lebewesens entwickeln sollte.

Der Wissenschaftshistoriker Peter McLaughlin führt den Bestand der Präformationstheorie bis ins 19. Jahrhundert hinein auf ihre Einfachheit, ihre Angepasstheit an das mechanistische Weltbild sowie ihre sich auf einen göttlichen Schöpfer berufende Argumentation, durch die weitere Überlegungen zu Ursache und Sinn der Individualentwicklung überflüssig waren, zurück.[26] Allerdings sollte sich gerade diese letztgenannte Stärke der Präformation zum 19. Jahrhundert hin als ihre große Schwäche herausstellen. Schon Mitte des 18. Jahrhunderts verurteilte Hertwig zufolge der Naturforscher Georges-Louis Leclerc de Buffon (1707–1788) in seiner *Allgemeinen Naturgeschichte* von 1771 die Einschachtelungstheorie als eine abwegige Vorstellung und „einen Verzicht auf den Willen, sie [die Entstehung eines Organismus] zu begreifen".[27] Auch bei der Erklärung von Tierkreuzungen wie zum Beispiel Maultieren stieß die Präformationstheorie laut McLaughlin an ihre Grenzen.[28] Folglich musste eine neue Erklärung her, die mit anderen beobachtbaren Naturphänomenen vereinbar sowie empirisch überprüfbar war.

Grundgedanke der alternativen Erklärungen zur vorgeburtlichen Entwicklung von Kritikern der Präformation war, dass jedes Lebewesen seine Form sukzessive entwickelte.[29] Das große Problem dieser Idee war es, die für die

---

26 Vgl. McLaughlin: Kants Kritik, 1989, S. 11.
27 Hertwig: Einleitung, 1901, S. 19.
28 Vgl. McLaughlin: Kants Kritik, 1989, S. 14.
29 Wirklich neu war diese Vorstellung nicht: Aristoteles (385–322 v.u.Z.) stellte bereits im 4. Jahrhundert v.u.Z. in seinem Werk *De generatione animalium* eine Theorie auf, derzufolge Lebewesen allmählich aus einer amorphen Masse entstanden. Es bildeten sich primäre Organe aus, die wiederum den Ausgangspunkt für die Bildung komplexerer Strukturen darstellen. Das Herz als wichtigstes Organ, das Aristoteles beim Hühnerembryo bereits am dritten Entwicklungstag schlagen sehen konnte, sollte eins der frühesten Ergebnisse dieser Umformungsreihe darstellen. Vgl. Platt, Arthur: De

Umformungen des Keimes verantwortliche Kraft nachzuweisen. Statt nach einer von außen wirkenden mechanischen Kraft zu suchen, vermuteten die Anhänger der Epigenesetheorie einen für die Entwicklung verantwortlichen Bildungstrieb im Innern des Keims, ganz im Einklang mit dem Vitalismus.[30]

Die Auseinandersetzung um die frühe Embryonalentwicklung gipfelte in der sogenannten Haller-Wolff Debatte. Hier standen sich der Naturforscher Albrecht von Haller[31] (1708–1777) als Vertreter der Präformationstheorie und der Physiologe Caspar Friedrich Wolff[32] (1734–1794) als Anhänger des Epigenesegedankens gegenüber.

Albrecht von Haller war Schmuck zufolge zunächst als Schüler Hermann Boerhaaves (1668–1738) Animalkulist, in den 1740er Jahren Anhänger der Epigenesetheorie und 1758 veröffentlichte er sein Werk *Sur la formation du coeur dans le poulet*, in dem er ovistische – also wieder präformationistische – Ansichten

---

Generatione Animalium, in: The works of Aristotle translated into English, hrsg. von W.D. Ross und J.A. Smith, Oxford 1910, S. 733–739; Moore, John: Science as a Way of Knowing: Developmental Biology, in: American Zoologist, Bd. 27, Nr. 2, 1897, S. 415–573; S. 422 ff.

30 Der Begriff Vitalismus beschreibt seit Beginn des 19. Jahrhunderts die Vorstellung einer vitalen Kraft, die alle Lebewesen in sich tragen. Abzugrenzen ist diese von dem Prinzip einer denkenden Seele sowie vom Wirken anorganischer Naturkräfte. Vgl. Toepfer, Georg: Vitalismus, in: Historisches Wörterbuch der Biologie, Stuttgart 2011, S. 692–710. Für weiterführende Informationen zum Vitalismus im 19. Jahrhundert siehe auch McLaughlin: Kants Kritik, 1989.

31 Albrecht von Haller war ein Berner Mediziner, Naturforscher und Dichter. Er studierte Medizin in Tübingen und Leiden bei Duvernoy, Boerhaave und Albinus. Nach Forschungsaufenthalten in London, Paris und Bern ließ er sich 1729 als praktischer Arzt in Bern nieder. 1736 folgte er einem Ruf nach Göttingen, wo er die Professur für Anatomie, Botanik und Chirurgie annahm. Seine umfangreichen Erkenntnisse zum Gefäßsystem veröffentlichte er 1743 bis 1756 in dem achtteiligen Tafelwerk *Icones anatomicae*. Des Weiteren prägte er in der Physiologie die Begriffe der Sensibilität und Irritabilität. 1753 kehrte Haller nach Bern zurück. Er war sowohl Mitglied der Schwedischen Gesellschaft der Wissenschaften in Upsala als auch der Londoner Royal Society. Vgl. Fueter, Eduard K. und Elschenbroich, Adalbert: Haller, Albrecht von, in: Neue Deutsche Biographie, Bd. 7, 1966, unter: https://www.deutsche-biograp hie.de/pnd118545140.html#ndbcontent, abgerufen am 17.04.2021.

32 Caspar Friedrich Wolff, deutscher Embryologe, begann sein Medizinstudium 1753 in Berlin. Unter anderem lernte er bei Johann Friedrich Meckel d.Ä. Ab 1755 wechselte er zum Studium nach Halle. Seine Dissertation *Theoria generationis* veröffentlichte er 1759. Fünf Jahre später erschien eine erweiterte Fassung in deutscher Sprache: *Theoria von der Generation*. Vgl. Schmuck: Baltische Genesis, 2009, S. 30 f.

vertrat. Die Entwicklung wurde ihm zufolge durch den männlichen Samen beziehungsweise dessen Wärme angestoßen. Der im Ei vorgebildete Embryo sollte dabei so winzig klein und durchsichtig sein, dass er sehr schwierig zu beobachten war.[33] Dieser Überlegung Hallers, die er als Argument für die Präformation und gegen die Epigenese anführte, bezeichnet Schmuck als „Problem der ins Unendliche gehenden Kleinheit".[34] Hier zeigte sich der eigentlich philosophische Kern der Diskussion: Zwar trugen technische Verbesserungen zweifellos zum Erkenntnisgewinn der Embryologie bei, jedoch konnten sie keinen Konflikt unvereinbarer Weltbilder beilegen. Auch unter gleichen technischen Voraussetzungen konnten Anhänger der Epigenese und der Präformation unterschiedliche Interpretationen der Ergebnisse anstellen: Was für den einen sukzessive Umformungen bis hin zur endgültigen Morphologie waren, interpretierte der andere als das Sichtbarwerden der von Anfang an vorhandenen Form.[35]

Den „Niedergang der klassischen mechanistischen Erklärung"[36] markiert laut McLaughlin die Zeit um 1740, als Forschung am Süßwasserpolypen (Hydra) vermehrt Aufmerksamkeit erfuhr.[37] Das erst als Pflanze klassifizierte, sich sowohl asexuell als auch sexuell vermehrende Tier wurde 1744 vom Zoologen Abraham Trembley (1710–1784) beschrieben.[38] Die Besonderheit des Süßwasserpolypen ist seine außergewöhnliche Regenerationsfähigkeit:[39] Wenn man ihn in zwei Hälften zerteilt, entstehen aus beiden Teilen wieder vollständige Lebewesen, „als ob nicht er von seinen Teilen abhinge, sondern sie von

---

33 Ebd., S. 16.
34 Ebd., S. 134. Wolff bezeichnete dies als eine „glückliche Ausflucht, wenn man in den letzten Zügen liegt" Wolff, Caspar Friedrich: Theorie von der Generation, Berlin 1764, S. 55.
35 Vgl. Schmuck: Baltische Genesis, 2009, S. 134 f.
36 McLaughlin: Kants Kritik, 1989, S. 12.
37 Vgl. ebd.
38 Vgl. Holstein, Thomas W.: Ein Leben ohne Altern. Wie Stammzellen den Süßwasserpolypen Hydra unsterblich machen, in: Ruperto Carola Forschungsmagazin, Bd. 1, 2012, S. 87–93; S. 88.
39 Bis Anfang des 19. Jahrhunderts bezog sich das Wort Reproduktion auf bemerkenswerte Regenerationsphänomene bei Amphibien, die verlorene Organe ersetzen konnten. Vermutlich führte Buffon den Begriff für Fortpflanzung als verbindendes Charakteristikum von Tieren und Pflanzen ein. Vgl. McLaughlin: Kants Kritik, 1989, S. 15.

ihm."⁴⁰ Mit einer bloß mechanistischen Erklärung war diese Beobachtung schwer vereinbar.⁴¹

Die Erkenntnisse aus der Forschung an Süßwasserpolypen ließen sich konsequent ausdehnen auf Regeneration bei anderen Lebewesen, beispielsweise in Form von Wachstum sowie Heilung von Verletzungen. Vor diesem Hintergrund konnte die Hydra keine Abnormalität darstellen, sondern musste als Paradebeispiel für Regenerationsfähigkeit aller Lebewesen angesehen werden.⁴² Der präformationistische Kerngedanke einer festgelegten Form im Embryo findet sich heute noch in embryologischen Denkansätzen als Teil der sogenannten Mosaiktheorie, die der deutsche Embryologe Wilhelm Roux (1850–1924) begründete.⁴³ Diese beschreibt, dass einzelne umschriebene Regionen im Embryo sich jeweils zu festgelegten adulten Organen entwickeln. Kein Organ liegt schon zu Beginn in seiner endgültigen Morphologie vor. Somit stellt der Keim ein Mosaik präformierter Felder dar, die sich später in eine jeweils vorbestimmte Richtung entwickeln.⁴⁴

Auch die Theorie der Epigenese erfuhr bis ins 20. Jahrhundert einige Anpassungen. Aus der Idee, dass eine intrinsische Lebenskraft die stufenweise Entwicklung des Keims vorantreibt, entstand durch Überlegungen des Amerikaners Edmund Wilson (1865–1939) die sogenannte Regulationstheorie.⁴⁵ Diese Theorie besagt, dass der Keim sich konstitutiv über einfache Stufen zu komplexeren Zuständen hin entwickelt. Hierbei ist eine Regulation der umfassenden Entwicklungspotenz durch den Keim selbst notwendig.⁴⁶ Einzelne Teile des Embryos sind nicht von Beginn an auf eine endgültige Formentwicklung festgelegt. Bei Zellverlust können die verbliebenen Zellen durch Zellteilung

---

40 Ebd., S. 14.
41 „Mechanismus setzt voraus, dass die Bewegungen einer Uhr von den Eigenschaften der Teile und ihrer Struktur abhängen. Fehlt ein Rad, so funktioniert die Maschine nicht." Ebd.
42 Vgl. ebd., S. 15.
43 Vgl. Walzl, M. G.: Meilensteine der embryologischen Forschung für das Verständnis von Entwicklungsgeschehen, in: Welträtsel und Lebenswunder, in: Ernst Haeckel – Werk, Wirkung und Folgen, hrsg. von Erna Aescht, Linz 1998, S. 131–146; S. 138.
44 Vgl. Houillon, Charles: Embryologie, übers. von Helma Hollmann (Reihe Biologie, Bd. 4, hrsg. von Rudolf Altevogt), Wiesbaden 1972, S. 119.
45 Vgl. Walzl: Meilensteine, 1998, S. 139.
46 Vgl. Houillon: Embryologie 1972, S. 120.

oder Änderung ihres Entwicklungsschicksales den Verlust kompensieren (konditionierte Spezifizierung).[47]
Die Mosaiktheorie und die Regulationstheorie stehen sich nicht mehr konträr gegenüber wie die Epigenese und die Präformation: eine breite Regulationsfähigkeit des Keims zu Beginn kann im Laufe der Entwicklung abnehmen.[48]

2.1.1 Zellen- und Keimblatttheorie als Modelle für den Feinbau von Embryonen

Im Laufe des 19. Jahrhunderts entstanden als neue biologische Konzepte die Zellen- und die Keimblatttheorie, die sowohl die Argumentation der Epigenese-Anhänger unterstützten als auch verständliche Modelle für die komplizierten Umformungen während der Embryogenese boten. Beide Theorien können als Antriebe für die Untersuchung des Feinbaus von Embryonen mittels Schnittserien verstanden werden und formen entwicklungsbiologische Vorstellungen bis heute.

Matthias Jacob Schleidens (1804–1881) 1838 erschienene *Beiträge zur Phytogenesis*[49] und Theodor Schwanns (1810–1882) *Mikroskopische Untersuchungen über die Übereinstimmung in der Struktur und dem Wachsthum der Thiere und Pflanzen*[50] von 1839 waren aus heutiger Sicht entscheidende Publikationen für die Entstehung der Zellentheorie.[51] Diese besagt, dass Lebewesen aus Zellen

---

47 Vgl. Savada, David, David M. Hillis, H. Craig Heller und Sally D. Hacker: Entwicklung der Tiere, in: Purves Biologie, hrsg. von Jürgen Markl, 10. Aufl., Berlin 2019, S. 1315–1344; S. 1323.
48 Vgl. Houillon: Embryologie, S. 120.
49 Schleiden, Matthias Jacob: Beiträge zur Phytogenesis, Berlin 1838.
50 Schwann, Theodor: Mikroskopische Untersuchungen über die Übereinstimmung in der Struktur und dem Wachstum der Tiere und Pflanzen, Berlin 1839.
51 Schwann und Schleiden waren nicht die einzigen, die an der Entwicklung und Verbreitung der Zellentheorie beteiligt waren. So betonte der französische Botaniker Henri Dutrochet (1776–1847) die Bedeutung von Zellen für Pflanzen schon in den 1820er Jahren. Rudolph Virchow (1821–1902), Begründer der modernen Pathologie, weckte 1858 erneut großes Interesse an der Zellentheorie, indem er Krankheiten auf erkrankte Zellen zurückführte, die aus gesunden Zellen entstanden waren („Omnis cellula e cellula"). Vgl. Schmuck: Baltische Genesis, 2009, S. 110, 164; Vasil, Indra K.: A history of plant biotechnology: from the Cell Theory of Schleiden and Schwann to biotech crops, in: Plant Cell Reports, Bd. 27, 2008, S. 1423–1440.

bestehen – organischen Baueinheiten, die vermehrungs- und differenzierungsfähig sind.[52]

In der Embryologie führte die Zellentheorie zur Klassifikation von Spermium und Ovum als Keimzellen sowie zur Betrachtung der Keimblätter als Zellschichten (vgl. Kapitel 2.1.1).[53] Ähnlich wie der Atomismus legte die Zellentheorie eine Grenze für die Teilbarkeit von biologischer Materie fest. Die Präformation, die voraussetzte, dass Lebewesen bis ins unendlich Kleine ihre Struktur behalten konnten, war mit dieser Erkenntnis unvereinbar.[54] Wolffs Zeichnungen mikroskopischer Bilder hingegen implizierten schon lange vor Formulierung von Schwanns und Schleidens Zellentheorie die Vorstellung mobiler und wandelbarer Bausteine des Lebens.[55]

Hertwig zufolge wurde durch die Zellentheorie erstmals der Anfang der Entwicklung sowie das Wachstum von Lebewesen wissenschaftlichen Erklärungen zugänglich.[56] Speziell in der Embryologie ergaben sich neue Fragestellungen.

> Jetzt ließ sich Aufgabe und Ziel der entwickelungsgeschichtlichen Forschung viel klarer und schärfer formulieren, als je zuvor. Die Aufgabe lautete: Auf welchem Wege werden Schritt für Schritt aus der Zelle als dem Elementarorganismus die verschiedenen Arten der Lebewesen von den einfachsten bis zu den am höchsten komplizierten gebildet?[57]

Zur Klärung dieser Frage auf Grundlage der Zellentheorie musste die Embryologie sich im 19. Jahrhundert die mikroskopische Forschungsmethodik aneignen, wie Hertwig ausführte. Färbemethoden entlieh man der Histologie und Härtung sowie Konservierung wurden zu wichtigen Methoden, die es sich lohnte weiterzuentwickeln. „Besonders wichtig aber wurde die Kunst, den Embryo in eine tadellose Serie von Querschnitten zu zerlegen."[58] – Die Schnittserie wurde zum zentralen Forschungsobjekt des Embryologen.

---

52 Vgl. Junker, Thomas: Geschichte der Biologie: Die Wissenschaft vom Leben, München 2004, S. 67.
53 Vgl. Schmuck: Baltische Genesis, 2009, S. 110.
54 Vgl. McLaughlin: Kants Kritik, 1989, S. 14. Auch eine vitalistische Betrachtungsweise vom Aufbau der Lebewesen drückte sich im Konzept der Zellen aus. Zellen waren keine leblose Materie, die durch mechanische Kräfte in Bewegung versetzt wurde. Sie waren selbst als vitale und formbare Gebilde befähigt zu Produktion und Organisation.
55 Vgl. Wolff, Caspar Friedrich: Theoria generationis, Halle a.d. Saale 1759.
56 Vgl. Hertwig: Einleitung, 1901, S. 4.
57 Ebd., S. 46.
58 Ebd.

Wegweisend für die frühe Embryologie und laut Hertwig „der Zellentheorie als ebenbürtig zur Seite"[59] zu stellen war die auf Wolffs Arbeiten basierende Keimblatttheorie, die von den Medizinern Christian Heinrich Pander[60] und Karl Ernst von Baer[61] weiterentwickelt wurde. Sie beschreibt, dass alle Gewebe im adulten Körper zahlreicher Tierarten auf drei sogenannte Keimblätter zurückgehen: Das Ektoderm als äußeres Keimblatt (mit den Derivaten zentrales und peripheres Nervensystem, sensorische Epithelien in Ohr, Nase und Auge, Oberhaut, Hypophyse, Milch- und Schweißdrüsen, Zahnschmelz), das

---

59 Hertwig, Oscar: Die Lehre von den Keimblättern, in: Ders. (Hrsg.): Handbuch der vergleichenden und experimentellen Entwickelungslehre der Wirbeltiere – Erster Band. Erster Teil, Jena 1903, S. 699–966, S. 699.

60 Christian Heinrich Pander, deutschbaltischer Mediziner, wurde 1794 in Riga geboren. 1812–1814 studierte er Medizin in Dorpat. Hier traf er auf Karl Ernst von Baer, der ebenfalls dort studierte. 1814 bis 1815 setzte er sein Studium in Berlin und Göttingen fort. Ab 1816 studierte er in Würzburg, wo er Döllingers Vorlesungen zur vergleichenden Anatomie besuchte. 1820 veröffentlichte Pander eine Arbeit *Zur Osteologie der Knorpelfische*, in der er die Einrichtung eines Systems zur Klassifikation der Tiere forderte, das unter anderem auf Erkenntnissen der Embryologie basieren sollte. Drei Jahre später wurde er in Sankt Petersburg außerordentliches Mitglied der Kaiserlichen Akademie. Abgesehen von seiner Dissertation in zwei Fassungen veröffentlichte Pander keine embryologischen Werke. In den 1850er Jahren forschte er vor allem paläontologisch. 1865 starb Pander in Sankt Petersburg. Vgl.: Schmuck: Baltische Genesis, 2009, S. 86–99.

61 Karl Ernst von Baer, geboren 1792 in Estland, war ein deutsch-baltischer Mediziner. 1810 begann er sein Medizinstudium in Dorpat und lernte unter anderem bei Döllinger in Würzburg vergleichende Anatomie. 1812 legte er seine Dissertation mit dem Titel *De morbis inter Esthonos endemicis* vor. 1816 wurde er von Burdach nach Königsberg berufen, wo er bis 1834 Anatomie sowie Zoologie lehrte und als Prosektor tätig war. 1821 wurde er als Direktor des zoologischen Museums und ab 1826 als Leiter des Anatomischen Instituts eingesetzt. 1826 wurde er zum auswärtigen Mitglied und 1834 zum ordentlichen Mitglied der Kaiserlichen Akademie der Wissenschaften ernannt. Baer starb 1862 in Dorpat. Die wohl wichtigsten embryologischen Errungenschaften von Baer waren die Entdeckung des Säugetier-Eies 1827, der Ausbau von Panders Keimblatttheorie, die Identifizierung der Chorda dorsalis als Charakteristikum aller Wirbeltierklassen, umfassende systematische Arbeiten auf dem Gebiet der vergleichenden Embryologie (*Über Entwickelungsgeschichte der Thiere: Beobachtung und Reflexion* 1828/37) sowie seine fundierte Kritik an der Rekapitulationshypothese. Vgl.: Schmuck: Baltische Genesis, 2009, S. 139–152; Baer, Karl Ernst von: Über Entwicklungsgeschichte der Thiere: Beobachtung und Reflexion – Erster Theil. Königsberg 1828; Ders.: Über Entwicklungsgeschichte der Thiere: Beobachtung und Reflexion – Zweiter Theil, Königsberg 1837.

Mesoderm als mittleres Keimblatt (mit den Derivaten Stütz- und Bewegungsapparat, Blut- und Lymphgefäße, Urogenitalsystem) und das Entoderm als inneres Keimblatt (mit der epithelialen Auskleidung des Gastrointestinaltraktes, des Respirationstraktes, der Harnblase, der Paukenhöhle und Tuba auditiva, sowie mit dem Funktionsgewebe der Tonsillen, der Nebenschilddrüse, der Schilddrüse, des Thymus, der Leber und des Pankreas).[62]

In seinem 1812 erschienenen Werk *Über die Bildung des Darmkanals im bebrüteten Hühnchen*[63] beschrieb Wolff als erster eingehend die Entwicklung eines ausgewählten Organs vom Keimblatt bis zur vollständigen Ausbildung. Seine Erkenntnis, dass sich der embryonale Darm durch Faltungen und Verwachsen von Membranen allmählich herausbildet, diente ihm einerseits als Beweis für die Epigenesetheorie sowie andererseits als wichtiger Ausgangspunkt für die von Pander und Baer später modifizierte Keimblatttheorie.[64]

Den Grundstein der Keimblatttheorie im engeren Sinne legte Schmuck zufolge Pander mit seiner Dissertation. Diese erschien 1817 unter dem Titel *Dissertatio inauguralis sistens historiam metamorphoseos*. Noch im gleichen Jahr erschien eine ergänzende Fassung auf Deutsch – *Beiträge zur Entwickelungsgeschichte des Hühnchens im Eye* –, die Kupferstiche von Eduard d'Alton enthielt.[65] Im Zuge seiner Arbeit merkte Pander, dass er sich auf ein Forschungsgebiet begeben hatte, welches geprägt war von philosophischen Diskussionen und widersprüchlichen Erkenntnissen.[66] Der „fremde

---

62 Vgl. Sadler, Thomas W.: Medizinische Embryologie – Die normale menschliche Entwicklung und ihre Fehlbildungen, 10. Aufl., Stuttgart 2003, S. 71–87.
63 Wolff, Caspar Friedrich: Über die Bildung des Darmkanals im bebrüteten Hühnchen, Halle 1812.
64 Vgl. Wellmann: Form des Werdens, 2010, S. 137 ff.
65 Die deutsche Fassung stellte hierbei keine bloße Übersetzung der lateinischen Fassung dar. In der lateinischen Version war die Entwicklung des Huhns chronologisch geordnet. Die Paragraphen 2 bis 13 zeigten die Zustände des werdenden Huhns von der Inkubation an bis zum fünften Tag nach Inkubation, beziehungsweise dem siebten Tag der Entwicklung. In der deutschen Fassung gliederte Pander die Entwicklung in 17 statt 13 Paragraphen. Statt der Betrachtung der zeitlichen Abfolge verschiedener Entwicklungsstufen des gesamten Embryos verfolgte Pander hier fortlaufend die Ausbildung einzelner Organe. Im Gegensatz zur chronologie-orientierten lateinischen Fassung zeigte sich die deutsche Fassung laut Schmuck „problem- und themenorientiert". Vgl. Schmuck: Baltische Genesis, 2009, S. 100–102.
66 Vgl. Pander, Heinrich Christian: Beiträge zur Entwickelungsgeschichte des Hühnchens im Eye, Würzburg 1817, S. 29. Pander machte es sich deshalb zur Aufgabe, Irrthümer, die durch subjektive Einschätzungen seiner Vorgänger entstanden waren, zu vermeiden und stellte die bloße, objektive Beobachtung ins Zentrum seiner Arbeit.

Boden"[67], den Pander mit Betrachtung der ersten fünf Entwicklungstage betrat, führte ihn letzten Endes zur Keimblatttheorie. Er unterschied bei einem wenige Stunden alten Embryo zwei Häutchen, die aus der einfachen Keimhaut hervorgingen: ein seröses Blatt und ein Schleimblatt.[68] In der späteren Entwicklung beobachtete er eine dritte Haut, die auch von Wolff beschriebene sogenannte Gefäßhaut.[69] Durch das Zusammenspiel der drei Häute vollzogen sich, so erkannte Pander, im Embryo morphologische Wandlungen:

> Eigentlich beginnt in jeder dieser drei Schichten eine eigene Metamorphose, und jede eilt ihrem Ziele entgegen; allein es ist jede noch nicht selbstständig genug, um allein das darzustellen, wozu sie bestimmt ist; sie bedarf noch der Hülfe ihrer Gefährtinnen, und daher wirken alle drey, obgleich schon zu verschiedenen Zwecken bestimmt, dennoch, bis jede eine bestimmte Höhe erreicht hat, gemeinschaftlich zusammen.[70]

Baer griff Panders Keimblattkonzept auf, entwickelte es weiter und weitete es vom Huhn auf alle Wirbeltiere aus.[71] Er erklärte die Embryonalentwicklung als Folge von „Sonderungen" (Ausdifferenzierungen). Bei der primären Sonderung bildeten sich laut Baer Schichten im Embryo – eine Schleimhautschicht, eine Schicht für die Stämme des Gefäßsystems, eine Fleischschicht, eine Hautschicht und eine Nervenschicht.[72] Diese Schichten krümmten sich zu Röhren mit dem Ergebnis allgemeiner Organsysteme. Daraufhin folgte die sogenannte histologische Sonderung, bei der sich die Schichten im Innern des Embryos zu verschiedenen Geweben differenzierten. Mit der anschließenden morphologischen Sonderung bildeten sich die äußeren Formen und die funktionalen Organsysteme heraus.[73] Die Mechanismen der morphologischen Sonderung führte Baer auf vermehrtes beziehungsweise vermindertes Wachstum zurück, das die Abgrenzung gegen andere Abschnitte oder Hervorstülpung einzelner Strukturen verursachte.[74]

Seine Erkenntnisse konnten anschließend im Vergleich mit älteren Forschungsergebnissen bewertet werden. Gesetzmäßigkeiten und Verallgemeinerungen mied er explizit. Vgl. Schmuck: Baltische Genesis, 2009, S. 104.
67 Pander: Entwickelungsgeschichte, 1817, S. 29.
68 Vgl. ebd., S. 6.
69 Vgl. ebd., S. 11.
70 Ebd., S. 11 f.
71 Vgl. Schmuck: Baltische Genesis, 2009, S. 110.
72 Vgl. Baer: Entwickelungsgeschichte Erster Theil, 1828, S. 154.
73 Vgl. ebd., S. 154 f.
74 Vgl. Wellmann: Form des Werdens, 2010, S. 346 ff.

Im Gegensatz zur mechanisch gedachten (Ent-)Faltung der Präformationstheorie waren Faltungen bei Pander, Wolff und Baer Ausdruck der Dynamik organischen Lebens und des Zusammenspiels sich umformender Strukturen. Die Metamorphose der Keimblätter wurde nicht ausgelöst durch eine von außen wirkende Kraft, sondern entsprang der organischen Materie selbst. Diese dem Keim innewohnende Kraft zeigte sich lokal in Wachstum und Faltungen. In einer Anmerkung zu seiner Tafel mit Durchschnitten erklärte Pander:

> [...] müssen wir unsere Leser erinnern, dass sie sich, wo von den Faltungen dieser Häute die Rede ist, nicht leblose Membranen vorstellen, deren mechanisch gebildete Falten nothwendig sich über die ganze Fläche verbreiten, ohne sich auf einen bestimmten Raum beschränken zu lassen; denn dieses müsste unvermeidlich zu irrigen Ansichten führen. Die die Metamorphose der Häute bedingenden Falten sind vielmehr selbst organischen Ursprunges, und bilden sich an dem gehörigen Orte, seys nun durch Vergrößerung der dort schon vorhandenen, oder durch ein Hinzutreten neuer Kügelchen, ohne dass dadurch der übrige Theil der Keimhäute verändert würde.[75]

Die Betrachtung eines Embryos als Membrangebilde, welches sich über Faltungen differenziert, war wegweisend für unser heutiges Verständnis der Ontogenese. Durch diese Abstraktionsleistung machten Pander und Baer die Beschreibung der komplizierten dynamischen Prozesse der Embryonalentwicklung verständlicher und schufen Ausgangspunkte für neue Fragestellungen zur frühen Embryonalentwicklung. Nicht nur das Zusammenspiel der Keimblätter sollte in seinen Feinheiten erforscht werden,[76] sondern auch die Beziehung differenzierter Zelltypen zu den Keimblättern galt es aufzuklären.[77] Sowohl für erstere als auch für letztere Frage war die mikroskopische Untersuchung zahlreicher embryologischer Schnittserien der wichtigste methodische Zugang, bis im Laufe des 20. Jahrhunderts experimentelle (zum Beispiel Transplantationsexperimente) und molekularbiologische Forschungsmethoden (zum Beispiel RNA-Hybridisierung, Fluoreszenzmarkierung, Knock-out/Knock-in-Technologien) die Rolle der zentralen embryologischen Forschungsmethoden einnahmen.[78]

---

75 Pander: Entwickelungsgeschichte, 1817, S. 40.
76 Für eine Übersicht grundlegender Arbeiten zum Verhalten der Keimblätter aus dem 19. Jahrhundert vgl. Hertwig: Keimblätter, 1903, S. 701–708.
77 Dies war um 1900 beispielsweise in Publikationen aus dem Marburger Anatomischen Institut eine häufige Forschungsfrage. Siehe hierzu Kapitel 4.1.1.3 dieser Arbeit.
78 Für weiterführende Informationen zur Entwicklung der mit experimentellen und molekularen Methoden arbeitenden modernen Evolutionsbiologie aus der Schnittserien-basierten Embryologie um 1900 vgl. O'Rahilly, Ronan: One Hundred

2.1.2 Mikroskopisch-embryologische Techniken

Im Folgenden soll auf die wichtigsten Schritte bei der Herstellung mikroskopisch-embryologischer Präparate eingegangen werden. Viele dieser Techniken, wie beispielsweise die Einbettung in Paraffin, wurden im 19. Jahrhundert erstmals angewandt oder erfuhren, wie das Mikrotom, zumindest deutliche Verbesserungen.

Bei der Arbeit mit embryologischem Material begegnen dem Forschenden zahlreiche Schwierigkeiten. Ein Embryo ist natürlicherweise dem Blick des Betrachters verborgen, da er in mehrere Häute gehüllt im Unterleib der Frau liegt. Ein durch einen Abort oder eine Operation gewonnener Embryo muss zur näheren Betrachtung vorsichtig aus seinen Hüllen freipräpariert werden. Dies, wie auch die anschließenden Prozesse des Einbettens und Schneidens müssen aufgrund der Kleinheit und Fragilität des Präparates mit äußerster Vorsicht geschehen.

Dem in Marburg und Gießen tätigen Anatomen Hans Strahl zufolge ermöglichte die Erfindung neuer technischer Methoden einen großen Teil der wissenschaftlichen Erfolge um 1900.[79] Mikroskope, die im 19. Jahrhundert deutliche Verbesserungen erfahren hatten, verschoben die Grenze des Beobachtbaren und legten den „Grundstein für eine neue Wissenschaft, die Morphologie des unendlich Kleinen"[80]: Erst mit solchen Mikroskopen konnten Embryonen der ersten Entwicklungsstufen eingehend begutachtet werden.

Der Erfinder des Mikroskops und der Zeitpunkt dessen erster Nutzung sind nicht sicher zu benennen. Fest steht jedoch, dass der Niederländer Antoni van Leeuwenhoek (1632–1723) bereits vor mehr als drei Jahrhunderten durch sein einfaches Mikroskop unter anderem Erythrozyten und Spermien entdeckte. Wichtige Weiterentwicklungen der primitiven Mikroskope waren 1733 die Korrektur der chromatischen Aberration durch Chester Moor Hall (1703–1771) und die Einführung der Ölimmersion 1813 durch Sir David Brewster (1781–1868).[81]

Years of Human Embryology, in: Issues and Reviews in Teratology, Bd. 4, 1988, S. 81–128; Hopwood: Normal plates, 2007; Ders.: Inclusion and exclusion, 2019.
79 Vgl. Strahl, Hans: Anatomische Methodik. Akademische Rede zur Feier des Jahresfestes der Grossherzoglich Hessischen Ludwigs-Universität am 1. Juli 1910, Gießen 1910, S. 6.
80 Ebd., S. 8.
81 Vgl. Mulisch, Maria und Welsch, Ulrich: Romeis – Mikroskopische Technik, Berlin, Heidelberg 2015, S. 2 f. Für mehr Informationen zur Mikroskopie im 19. Jahrhundert siehe auch Harting, P.: Theorie und allgemeine Beschreibung des Mikroskopes,

Auch die Aufbereitungsmethoden von anatomischen und embryologischen Präparaten wurden verbessert. Die histologische Begutachtung von Geweben sollte Erkenntnisse über physiologische Prozesse liefern. Wird ein Gewebe zur Untersuchung jedoch aus dem Körper entfernt, fällt die Sauerstoffversorgung weg und die Zellen durchlaufen im Rahmen des Absterbens morphologische Veränderungen (Nekrose). Hinzu kommen die Prozesse der Autolyse (Selbstverdauung durch gewebeeigene Enzyme), der Fäulnis (Verdauung durch bakterielle Enzyme) und der Verwesung (oxidativ-bakterieller Abbau des Gewebes im Anschluss an die Fäulnis).[82] Um diese Prozesse zu verhindern, wurden und werden Präparate für die histologische Untersuchung mit dem Ziel einer Stabilisierung des Gewebes fixiert. Diese kann durch verschiedene Lösungen, Erhitzen oder Gefriertrocknen erreicht werden. Je nachdem, welche Substanzen besonders gut erhalten werden sollen, kann aus einer Vielzahl verschiedener Methoden gewählt werden.[83]

Speziell für die Fixierung vergleichend-embryologischer Präparate empfahl die *Enzyklopädie der Mikroskopischen Technik* von 1910, das Gewebe so frisch wie möglich in reichlich Fixierlösung einzulegen, am besten direkt nach dem Tod des Muttertiers. Andernfalls war das Präparat schon nach wenigen Stunden innerhalb der verstorbenen Mutter für die Untersuchung nicht mehr zu verwenden. Je nach Größe des Embryos empfahl sich die zusätzliche Injektion von Fixierlösung. Anschließend wurde der Embryo in einer aufsteigenden Alkoholreihe gehärtet. Je nach Forschungsziel und Beschaffenheit des Präparates standen als Fixiersubstanzen unter anderem osmium-, sublimat-, chrom-, formol- und pikrinsäurehaltige Lösungen zur Verfügung, sowie Salpeter-, und Essigsäure, Platinchlorid und Alkohol.[84]

---

hrsg. von Fr. W. Theile, Braunschweig 1866; Bachmann, Otto: Unsere modernen Mikroskope und deren sämtliche Hilfs- und Nebenapparate für wissenschaftliche Forschungen, München 1883; Dippel, Leopold: Das Mikroskop und seine Anwendung, Braunschweig 1882; Jäger, Gustav: Die Wunder der unsichtbaren Welt durch das Mikroskop, Berlin 1867.

82 Vgl. Lang, Gudrun: Histotechnik – Praxislehrbuch für die Biomedizinische Analytik, Wien 2006, S. 40.
83 Vgl. ebd. Für Informationen zu den um 1900 angewandten Fixiermethoden siehe auch: v. Tellyesniczky: Fixation, in: Enzyklopädie der Mikroskopischen Technik Band 1 A-K, hrsg. von Ehrlich et al., 2. Aufl., Berlin, Wien 1910, S. 460–473.
84 Vgl. Ballowitz, E.: Embryologische Technik, in: Enzyklopädie der Mikroskopischen Technik Band 1 A-K, hrsg. von Ehrlich et al., 2. Aufl., Berlin, Wien 1910, S. 307–354, S. 310 f.

Gute histologische Schnittpräparate waren nicht nur in ihrer physiologischen Form fixiert. Sie sollten auch möglichst dünn geschnitten sein, damit sie ihren Feinbau unter dem Lichtmikroskop offenbarten. In den Anfangszeiten der mikroskopischen Anatomie wurden Präparate mit Nadeln zerzupft oder nach Art der Botaniker mit Rasierklingen in dünne Scheiben geschnitten, wie Strahl in seiner Rektoratsrede 1909 in Giessen erklärte. Diese Technik führte allerdings zu ungleichmäßig dicken Schnitten und ermöglichte lediglich, recht kleine Präparate zu bearbeiten. Vor allem die sich entwickelnde Embryologie stieß schnell an die Grenzen der bisherigen Methoden. Nicht nur benötigten Embryologen größere Schnitte, um sich einen Überblick über die komplexen Strukturen ihrer Forschungsobjekte verschaffen zu können, auch war ein kleiner, zarter Embryo im unbehandelten Zustand kaum in brauchbare Schnitte zu teilen.[85]

Wie Strahl ausführte, entdeckte der Kasseler Arzt Benedikt Stilling (1810–1879) 1842, nachdem er ein Stück Rückenmark über Nacht bei winterlichen Temperaturen auf der Fensterbank vergessen hatte, dass sich das zuvor spröde Gewebe im gefrorenen Zustand viel leichter in feine Schnitte zerteilen ließ. Später nutzte man zum Gefrieren der Gewebe für die histologische und pathologische Begutachtung unter dem Mikroskop eine Bombe mit flüssiger Kohlensäure, die auch im Sommer Präparate in wenigen Minuten durchfrieren konnte. Diese neue Gefriermethode ermöglichte Schnellschnittdiagnostik während Operationen.[86]

In den 1870er Jahren entwickelten Born und Stickler die Paraffineinbettung.[87] Diese brachte Gewebe in einen Zustand, in dem dünnste Schnitte hergestellt werden können, ohne den natürlichen Aufbau des Gewebes grob zu verfälschen. Die bis heute genutzte Durchtränkung und Einbettung in Paraffin[88] war schon um 1900 Methode der Wahl bei Herstellung von Serienschnitten.[89] Hierzu mussten die Präparate in Alkohol entwässert und über Chloroform, Zedernöl, Benzol oder Xylol in flüssiges Paraffin überführt werden. Solange das Paraffin noch flüssig war, konnte das Präparat mittels erwärmter Nadeln

---

85 Vgl. Strahl: Anatomische Methodik, 1910, S. 13.
86 Vgl. ebd. S. 10 f.
87 Vgl. Lang: Histotechnik, 2006, S. 408.
88 Zum Einsatz der Paraffineinbettung heutzutage vgl. ebd. S. 87 ff.
89 Zum Einsatz der Paraffineinbettung um 1900 vgl. Neumayer, L.: Paraffin und Paraffineinbettung, in: Enzyklopädie der Mikroskopischen Technik, Band II L–Z, hrsg. von Ehrlich et al., 2. Aufl., Berlin, Wien 1910, S. 356–373.

ausgerichtet werden. Nach einer anschließenden Kühlung in Eiswasser war der Paraffinblock inklusive Präparat schnittfähig.[90]

Wollte man nun Strukturen, wie beispielsweise einen Embryo, als Ganzes mikroskopisch nachvollziehen, musste man eine kontinuierliche Schnittserie durch das gesamte Präparat anfertigen. Zur Vergleichbarkeit der Ergebnisse war eine einheitliche Schnittdicke wichtig.[91] Die Präzision der menschlichen Hand reicht im Bereich weniger Mikrometer hierzu nicht aus, sodass Anfang des 19. Jahrhunderts Objekthalter entwickelt wurden, die sich mechanisch gegen das mit der Hand geführte Rasiermesser bewegen ließen und so zu gleichmäßigeren Schnitten führten.[92] Im Laufe des Jahrhunderts, im Wesentlichen den 1880er Jahren, wurden diese primitiven Mikrotome zu exakten Schneidemaschinen weiterentwickelt, die Ehrlich et al. auch als „vollendete Präzisionsinstrumente"[93] bezeichneten. Als die zwei Haupttypen von Mikrotomen um 1900 sind solche mit beweglichem und solche mit feststehendem Messer zu nennen, die sich wiederum nach Bewegungsrichtung sowie Stellung des Messers und des Objektes unterteilen ließen.[94] Mithilfe solcher Apparate ließen sich komplette Paraffinblöcke samt enthaltenen Präparaten einfach und schnell in hunderte gleichmäßig dünne Scheiben schneiden.

Die Mikrotome vereinfachten die Anfertigung von gleichmäßigen Schnittreihen so sehr, dass laut Wilhelm His „nunmehr die Herstellung der Schnittreihen als der wenigst schwierige Teil unserer Aufgaben erscheint, wogegen die wissenschaftliche Bewältigung des Schnittmateriales für jeden Forscher

---

90 Vgl. Ballowitz: Embryologische Technik, 1910, S. 319 f.
91 In Bezug auf die Bedeutung der dünnen Schnittdicke zur histologischen Bewertung embryologischer Präparate bemerkte der in Marburg tätige Pathologe Hermann Schridde (*1875) in seiner Arbeit zur Entwicklung des Speiseröhrenepithels, dass schon etwas dickere Schnitte von 7–10 μm ein mehrschichtiges Epithel vortäuschen können, wo in Wirklichkeit ein nur zweischichtiges Epithel vorliegt. Als Argument für ein zweischichtiges Epithel im Ösophagus in der von ihm beschriebenen Entwicklungsperiode führte Schridde die Beobachtungen von Jahrmärker (13 Embryonen), Happich (2 Embryonen) und Schaffer an (insg 17 Embryonen). Vgl. Schridde, Hermann: Die Entwicklungsgeschichte des menschlichen Speiseröhrenepitheles und ihre Bedeutung für die Metaplasielehre, Wiesbaden 1907, S. 7.
92 Vgl. Ehrlich, Paul et al. (Hrsg.): Mikrotom, in: Enzyklopädie der Mikroskopischen Technik Band II L-Z, 2. Aufl., Berlin, Wien 1910, S. 176–192; S. 176 f.
93 Ebd. S. 176.
94 Für eine Aufstellung der wichtigsten Mikrotom-Typen um 1900 vgl. ebd. S. 177–189.

zum Gegenstand harter Arbeit wird."[95] Während die Erkenntnisse der frühen Generation von Embryologen – unter anderen Wolff, Pander und Baer – auf jahrelanger Arbeit mit dem Präparat basierten, konnten mithilfe der Mikrotomie laut Hertwig auch Anfänger schnell einen Einblick in die frühe Embryonalentwicklung gewinnen. Dies brachte einen enormen Aufschwung in der embryologischen Forschung, denn aus der einfacheren Zugänglichkeit resultierten höhere erreichbare Forschungsziele.[96] Auch heute noch sind verschiedene Typen des Mikrotoms, grundsätzlich bestehend aus einem Gerätekörper, der für den Vorschub des Paraffinblocks sorgt, einer Halterung für das Präparat sowie einer Halterung für das Messer, aus der histologischen sowie pathologischen Forschung und Routinediagnostik nicht mehr wegzudenken.[97]

In einer Auflistung des Inventars des Anatomischen Instituts der Universität Marburg von 1909 findet sich eine Aufstellung der dort vorhandenen Mikrotome, die die Vielfalt der zur Schnittserienherstellung genutzten Apparate zeigt: Ein großes Mikrotom mit Kettenübertragung der Firma Leitz, ein kleines Mikrotom mit Schneckenwelle von Leitz, eins der Firma Jung, eins mit Schneckenwelle der Firma Schanze, eins mit Glasführung von Becker, ein großes Hirnmikrotom mit Gewichtstein, ein Mikrotom mit Schwungrad und Geradeführung, ein Hirnmikrotom mit Greifrad und Ringscheibe, ein Schlittenmikrotom sowie 7 Hand-Mikrotome von Süss standen inklusive Messer- und Blockklemmen sowie Glastülpen zum Schutz der Geräte zur Verfügung.[98] Mit dieser Diversität konnte das für das jeweilige Präparat geeignete Gerät ausgewählt werden, beispielsweise eignete sich das Mikrotom von Jung (siehe Abbildung 1) besonders zum Anfertigen von nur 1–2 µm dünnen Schnitten sehr kleiner, nicht zu harter Objekte.[99] Hirnmikrotome hingegen waren zum Schneiden großer Präparate wie ganzer Tier- und Menschenhirne geeignet.[100]

Ergänzt wurden die Mikrotome durch eine Vielzahl von Messern, wie eine ebenfalls aus dem Jahr 1909 stammende Auflistung der Mikrotommesser am

---

95 His, Wilhelm: Über die Methoden der plastischen Rekonstruktion und über deren Bedeutung für Anatomie und Entwickelungsgeschichte, in: Anatomischer Anzeiger, Bd. 2, 1887, S. 382–394; S. 383.
96 Vgl. Hertwig: Einleitung, 1901, S. 47.
97 Vgl. Lang: Histotechnik, 2006, S. 125 f.
98 Vgl. Archiv der Philipps-Universität Marburg (UniA Marburg), 308/12, Nr. 74: Inventar Werkstatteinrichtung 1909.
99 Vgl. Ehrlich et al.: Mikrotom, 1910, S. 183.
100 Vgl. ebd., S. 188.

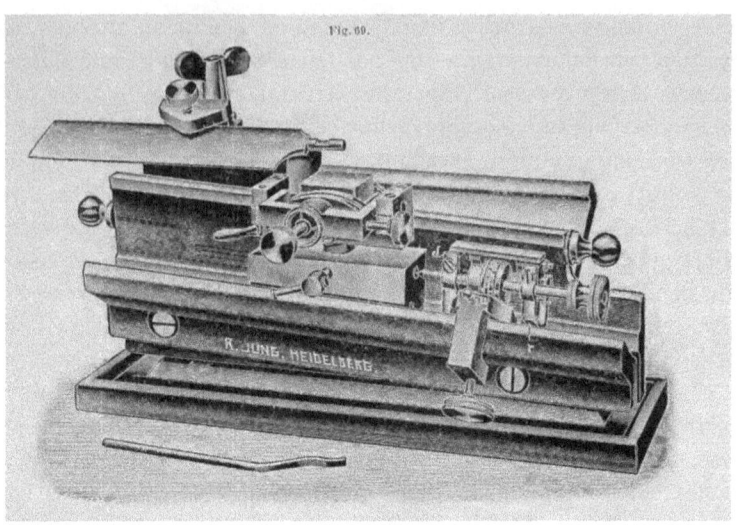

Abbildung 1: Jung'sches Mikrotom (aus: Ehrlich, Paul et al.: Mikrotom, in: Enzyklopädie der Mikroskopischen Technik Band II L-Z, 2. Aufl., Berlin, Wien 1910, S. 176–192; S. 183).

Marburger Anatomischen Institut belegt.[101] Die Vielfalt der Messer war hierbei nicht nur wichtig, um die verschiedenen Mikrotome nutzen zu können, sondern auch, um verschiedene Einbettungs-Medien – im Wesentlichen Celloidin und Paraffin – optimal zu schneiden (siehe Abbildung 2).

Die Pflege so vieler Apparate dürfte einige Zeit und Arbeit in Anspruch genommen haben, bedenkt man, dass zum Beispiel die Gleitschienen des Jung'schen Mikrotoms zur Funktionstüchtigkeit „immer gut sauber gehalten werden und wie bei jedem Mikrotom, bei dem Metall auf Metall gleitet, von Zeit zu Zeit mit einem guten, säurefreien Knochenöl eingeölt werden"[102] mussten. Auch die Mikrotommesser mussten nach jedem Gebrauch gereinigt und bei Bedarf mithilfe eines ledernen Streichriemens, eines Abziehsteins oder einer mattgeschliffenen Glasplatte abgezogen werden.[103]

---

101 Vgl. UniA Marburg, 308/12, Nr. 75: Mikrotome und Mikrotommesser 1909, 1926, 1935.
102 Vgl. Ehrlich et al.: Mikrotom, 1910, S. 183.
103 Vgl. ebd., S. 190 f.

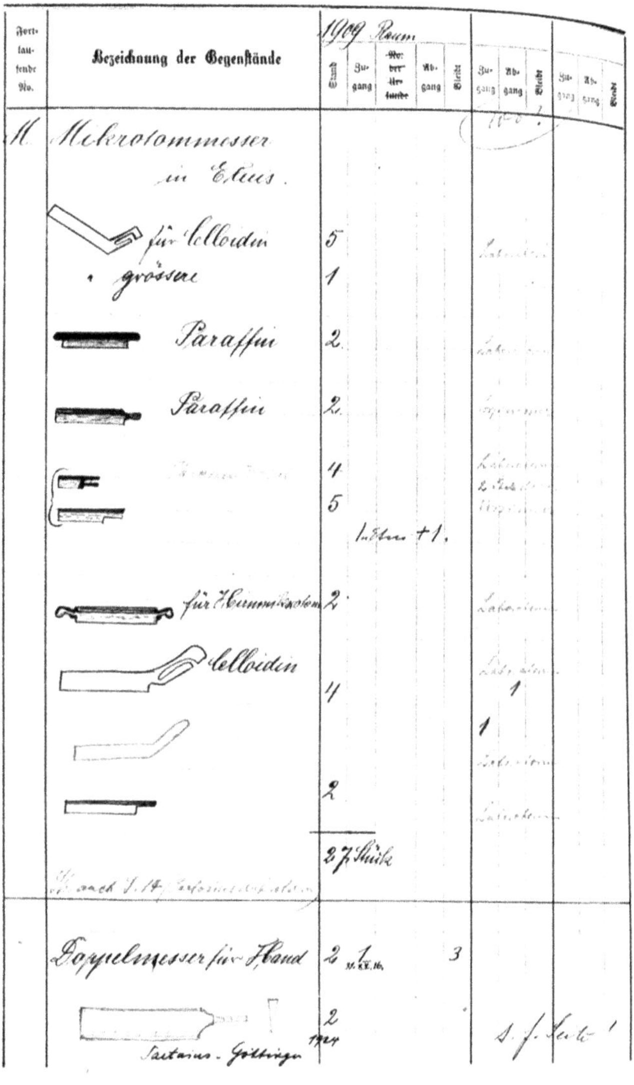

Schnittserien als Forschungsobjekte der Humanembryologie

Abbildung 2: Auflistung der 1909 am Anatomischen Institut Marburgs vorhandenen Mikrotommesser (UniA Marburg, 308/12, Nr. 75: Mikrotome und Mikrotommesser 1909, 1926, 1935).

Die fertigen, hauchdünnen Schnitte wurden in Reihe in eine Schale mit flüssigem Terpentin gelegt, aus der sie wiederum per Hand auf Objektträger aufgebracht und ausgerichtet wurden. Hierbei reichte schon eine kleine Unaufmerksamkeit, um die zarten Schnitte zu beschädigen und das Ergebnis langer Arbeitsstunden unbrauchbar zu machen, wie Strahl beschrieb: „eine gut geratene Schnittreihe war eine Kostbarkeit."[104] Mit der Entwicklung von Bindemitteln wie zum Beispiel Schelllack, Eiweiß oder Gummi arabicum konnten die Schnitte vor Lösung des Paraffins auf Objektträgern befestigt und vor Schäden geschützt werden.[105]

Nachdem die Schnitte auf die Objektträger aufgebracht worden waren, wurde das Paraffin mit Xylol gelöst. Anschließend kamen verschiedene Farbstoffe zum Einsatz.[106] Prinzipiell können ungefärbte Schnitte auf Glasobjektträgern unter dem Lichtmikroskop betrachtet werden. Allerdings gestaltet sich die Differenzierung verschiedener Strukturen in ungefärbten Schnitten schwierig, da das Gewebe selbst sehr kontrastarm ist. Um den Kontrast zu erhöhen, wurden und werden verschiedene färbende Stoffe eingesetzt, die unterschiedliche Gewebsaffinitäten aufweisen.[107] Für mikroskopische Präparate genutzte Farbstoffe, die ursprünglich zur Textilfärbung eingesetzt wurden, basierten lange Zeit auf Naturstoffen wie Blauholz, Indigo, Krappwurz und Safran. Der erste künstlich hergestellte Anilinfarbstoff Mauvein wurde 1856 von William Perkin (1838–1907) entdeckt und läutete den Siegeszug chemisch synthetisierter Farbstoffe ein.[108] Vor allem im letzten Drittel des 19. Jahrhunderts entstand eine Vielzahl neuer Färbemethoden, nicht zuletzt angetrieben durch die sich stark entwickelnde chemische Farbstoffindustrie und den Ausbau der Anilin-Farben.[109] Bis heute sind die chemischen Vorgänge, die vielen dieser Verbindungen ihre Farbpracht verleihen, nicht abschließend geklärt.[110]

Viele Mediziner experimentierten mit künstlichen Farben, um günstige Mischungen für ihre histologischen Untersuchungen zu finden. Manche dieser Erzeugnisse dienten laut Strahl „[m]ehr der Eleganz des mikroskopischen Bildes als dem Fortschritt der Erkenntnis [...] aber sie erfreuten, gewährten in der Tat mancherlei ästhetischen Genuss."[111] Färbungen, die tatsächlich einen

---

104 Strahl: Anatomische Methodik, 1910, S. 15.
105 Vgl. Ballowitz: Embryologische Technik, 1910, S. 321.
106 Vgl. ebd., S. 322.
107 Vgl. Lang: Histotechnik, 2006, S. 161.
108 Vgl. ebd.
109 Vgl. Strahl: Anatomische Methodik, 1910, S. 11.
110 Vgl. Lang: Histotechnik, 2006, S. 161.
111 Strahl: Anatomische Methodik, 1910, S. 11.

bedeutenden Fortschritt in der histologischen Forschung brachten, waren zum Beispiel die Silberimprägnation nach Golgi[112] oder Paul Ehrlichs intravitale Methylenblau-Färbung,[113] die sich beide zur Darstellung von Nervenfasern eignen.

Ehrlich et al. empfahlen in ihrer *Enzyklopädie der Mikroskopischen Technik* für die Färbung embryologischer Präparate in erster Linie eine exakte Färbung der Kerne (zum Beispiel mit Carmin, Hämatoxylin oder Teerfarbstoffen) sowie eine differente Färbung des Zellplasmas (unter anderem mit Pikrinsäure, Orange G, Säurefuchsin, Eosin oder Methylenblau). Je nach Fragestellung konnten auch weitere Spezialfärbungen (zum Beispiel eine Versilberung nach Golgi zur Darstellung von Nervengewebe) angewandt werden. Die Färbungen für embryologische Fragestellungen unterschieden sich im Grunde nicht von den allgemein histologisch angewandten Färbemethoden. Für gute Ergebnisse waren jedoch die Art des Präparates sowie die jeweilige Vorbehandlung zu berücksichtigen, um unerwünschte Reaktionen der hierbei verwendeten Mittel mit den Farbstoffen auszuschließen.[114]

Nach der Färbung war das Präparat bereit zum Einschluss mit Canadabalsam oder Dammarlack unter einem Deckgläschen.[115] Das sogenannte Eindecken wird heute mit Medien auf Kunststoffbasis durchgeführt und dient nach wie vor zum Schutz der Farbe und des Präparates vor äußeren Einflüssen.[116]

---

112 Vgl. Golgi, Camillo: Sulla struttura della sostanza grigia del cervello, in: Gazzetta Medica Italiana (Lombardia), Bd. 33, 1873, S. 244–246.
113 Zur umfassenden Forschung Ehrlichs mit Methylenblau vgl.: Ehrlich, Paul: Ueber das Methylenblau und seine klinisch-bakterioskopische Verwerthung, in: Zeitschrift für klinische Medizin, Bd. 2, 1881, S. 710–713; Ders.: Zur biologischen Verwertung des Methylenblau, in: Centralblatt für die medicinischen Wissenschaften, Bd. 23, Nr. 8, 1885, S. 113–117; Ders.: Ueber die Methylenblaureaction der lebenden Nervensubstanz, in: DMW – Deutsche Medizinische Wochenschrift, Bd. 12, Nr. 4, 1886, S. 49–68; Ders.: Ueber die Methylenblaureaktion der lebenden Nervensubstanz, in: Biologisches Zentralblatt, Bd. 6, 1887, S. 214–224; Ehrlich, Paul und Guttmann, P.: Ueber die Wirkung des Methylenblau bei Malaria, in: Berliner klinische Wochenschrift, Bd. 28, 1891, S. 953–956.
114 Vgl. Ballowitz: Embryologische Technik, 1910, S. 310–319.
115 Vgl. ebd., S. 322.
116 Vgl. Lang: Histotechnik, 2006, S. 230.

2.2 Beschaffung von Forschungsmaterial

Beschäftigt man sich mit humanembryologischen Arbeiten des 19. und frühen 20. Jahrhunderts, so fällt auf, dass die Beschaffung von Forschungsmaterial stets ein zentrales Problem darstellte. His bezeichnete dies als die „Hauptschwierigkeit"[117] beim Studium der menschlichen Entwicklung. Der zeitweise in Marburg tätige Pathologe Hermann Schridde beklagte 1907 in seiner Abhandlung über die Entwicklung des menschlichen Speiseröhrenepithels, dass über selbiges bisher noch viel zu wenig bekannt sei. Grund dafür sei das große Problem der meisten embryologisch arbeitenden Forscher – die Materialknappheit.

> Der Hauptgrund zur Erklärung dieser Tatsache liegt – und das weiß ein jeder, der sich mit menschlicher Embryologie beschäftigt hat – vor allem in der so schwierigen Beschaffung eines für die vorliegenden Zwecke geeigneten und ausreichenden Materiales. Man braucht nur die hierhergehörigen Beobachtungen und Arbeiten (Neumann, Kölliker, Klein, Laguesse, Ferré, Schultze, Eberth, Schaffer, Kreuter, Happich, Forsener) einer Durchsicht zu unterziehen, so wird man diesem Satze seine Zustimmung geben.[118]

Die begehrtesten Präparate waren Embryonen der ersten Schwangerschaftswochen, die die allerfrühsten, noch wenig untersuchten Entwicklungsstufen zeigten. So gefragt jene Exemplare waren, so schwer war jedoch ihre Beschaffung: Der Mutter war zu diesem frühen Zeitpunkt meist nicht bewusst, dass sie schwanger war,[119] und nicht selten wurden frühe Aborte von den Frauen als verspätete Monatsblutung gedeutet.[120] Aus diesem Grund plädierte His dafür, dass behandelnde Ärzte in jedem Verdachtsfall an die Sammlung embryonaler Präparate denken sollten:

> Hier kann nur grosse Aufmerksamkeit dem Ziele näher führen. Wird in einem jeden Falle, in welchem bei einer Frau die Periode über die Zeit hinaus sich verzögert hat, eine nachträglich auftretende Blutung auf ihren Charakter gehörig geprüft und dabei sorgfältig auf die Ausstossung auffälliger Blutklumpen gefahndet, so steigert sich jedenfalls die Aussicht auf Mehrung des bis dahin noch so sparsamen Materiales an sehr jungen Eiern.[121]

---

117 His, Wilhelm: Anatomie menschlicher Embryonen – Embryonen des ersten Monats, 1. Bd., Leipzig 1880, S. 1.
118 Schridde: Entwicklungsgeschichte des Speiseröhrenepitheles, 1907, S. 3.
119 Vgl. His: Anatomie menschlicher Embryonen, 1. Bd., 1880, S. 3; Hopwood: Producing Development, 2000, S. 39 f.
120 Vgl. Hopwood: Embryonen auf dem Altar der Wissenschaft, 2002, S. 240.
121 His: Anatomie menschlicher Embryonen, 1. Bd., 1880, S. 3.

Trotz des großen Anteils an pathologisch entwickelten oder beschädigten Embryonen aus Aborten empfahl His sammelnden Ärzten, unbedingt alles einzuschicken, was sie an embryonalem Material in die Hände bekamen.[122] Die Wichtigkeit klinisch tätiger Kollegen für die embryologische Forschung war His zufolge kaum zu überschätzen: „Wofern sie das ihnen eingehende Material sammeln, wird es nicht an Forschern fehlen, die dasselbe wissenschaftlich verwerthen."[123]

2.2.1 Differenzierung zwischen physiologischer und pathologischer Entwicklung

Im 19. Jahrhundert gelangten Embryonen in erster Linie als Aborte, selten aus Sektionen verstorbener Schwangerer oder als bereits in Sammlungen von Kollegen vorhandene Präparate in die Hände von Embryologen.[124] Erst gegen Ende des 19. Jahrhunderts gewannen gynäkologische Operationen als wertvolle Quelle von Forschungsmaterial an Bedeutung (siehe hierzu Kapitel 3.3.1.3).

Das Problem von Aborten als Forschungsmaterial war die recht hohe Wahrscheinlichkeit, dass sie aufgrund einer Krankheit abgegangen waren und damit einhergehend keine ganz normale Morphologie zeigten. Somit waren sie für die Aufstellung von Standard-Reihen wenig geeignet.[125] Ein frühes Beispiel dieser Problematik stellt Ulrike Enke bei der Besprechung einer in der Marburger medizinhistorischen Sammlung vorhandenen Wachstafel heraus, die von Christian Koeck (1758–1818) gezeichnete embryonale Darstellungen aus Soemmerrings *Icones embryonum humanorum* zeigt.[126] Die zwei kleinsten Embryonen der Entwicklungsserie soll Soemmerring als Aborte erhalten haben – bei beiden vermutete er Fehlbildungen des Kopfes.[127]

Bis ins 19. und frühe 20. Jahrhundert blieb die Problematik der Unterscheidung zwischen pathologischen und physiologisch entwickelten Präparaten

---

122 Vgl. ebd.
123 His, Wilhelm: Anatomie menschlicher Embryonen – Gestalt- und Grössenentwicklung bis zum Schluss des 2. Monats, 2. Bd., Leipzig 1882, S. 2.
124 Vgl. Hopwood: Producing Development, 2000, S. 38 f.
125 Vgl. Keibel und Elze: Normentafel, 1908, S. 1.
126 Vgl. Enke, Ulrike: Josef Benedikt Kurigers embryologische Wachstafel nach Soemmerring im Museum Anatomicum Marburg, in: Tote Objekte – Lebendige Geschichten. Exponate aus den Sammlungen der Philipps-Universität Marburg, hrsg. von Irmtraut Sahmland und Kornelia Grundmann, Petersberg 2014, S. 152–175.
127 Vgl. ebd., S. 170.

bestehen. So gibt Baer in einer 1888 erschienenen, ergänzenden Arbeit genauere Informationen zu den menschlichen Embryonen, mit denen er in den Vorarbeiten zu seiner *Entwickelungsgeschichte* (1828/1837) gearbeitet hatte.[128] Von den zwölf dort beschriebenen jungen Embryonen schätzte Baer die Hälfte als fehlgebildet ein.[129] Dieser große Anteil bezieht sich wohlgemerkt auf eine Auswahl von Embryonen für eine Veröffentlichung. Vermutlich dürfte die Quote von Präparaten mit zweifelhafter Aussagekraft bei einer unselektierten Menge von Embryonalmaterial deutlich höher ausgefallen sein. Baer war sich der Problematik durchaus bewusst: „Bekanntlich sind bei weitem die meisten menschlichen Eier, die man aus früherer Zeit zu untersuchen Gelegenheit hat, monströs und nur an plötzlich verstorbenen Personen kann man eine Ausnahme zu finden hoffen, nicht aber an Aborten."[130] Diese Ansicht deckt sich mit einer schon 1792 vom Mediziner Ferdinand Georg Danz (1770–1793) veröffentlichten Textpassage:

> Oefters und sehr gewöhnlich sind Fehler des Eyes an den zu frühen Geburten Schuld, daher es sehr klein und wenig ausgebildet seyn kann, obgleich die Schwangerschaft länger gedauert hat, als man aus der Beschaffenheit des Fetus vermuthen sollte. Hieraus sind bisher viele Irrthümer und Mährchen entstanden[131]

Der Historiker James Woycke, der sich mit Gründen für den Rückgang der Geburtenrate in Deutschland von 1871 bis 1933 beschäftigte, bemerkt, dass

---

128 Das „Schlussheft" wurde 12 Jahre nach Baers Tod von Baers Nachlassverwalter Ludwig Stieda herausgegeben. Vgl. Schmuck: Baltische Genesis, 2009, S. 130; Schneider, Olaf: Der „Hortus Eystettensis" und Briefe aus dem Nachlass von Karl Ernst von Baer – Historisches Erbe der Universitätsbibliothek mit Hilfe der GHG gesichert, in: Gießener Universitätsblätter, Bd. 49, 2016, S. 91–100; S. 95.
129 Vgl. Schmuck: Baltische Genesis, 2009, S. 130.
130 Baer, Karl Ernst von: Beobachtungen aus der Entwickelungsgeschichte des Menschen, in: Journal für Geburtshülfe, Frauenzimmer- und Kinderkrankheiten, Bd. 14, 1835, S. 401–417; S. 409.
131 Danz, Ferdinand Georg: Grundriß der Zergliederungskunde des ungebohrnen Kindes in den verschiedenen Zeiten der Schwangerschaft, Frankfurt, Leipzig 1792, S. 19. Im Laufe des 19. Jahrhunderts begann man, die Ursachen von Aborten differenzierter zu betrachten. So traf der Gynäkologe Robert Reid Rentoul (Lebensdaten unbekannt) 1889 die Unterteilung in maternale (unter anderem Anomalien und Krankheiten der Geschlechtsorgane, Infektionskrankheiten und Operationen), fetale (Plazentakrankheiten und -anomalien sowie Fehlbildungen des Kindes), paternale (Systemerkrankungen wie Syphilis oder Diabetes) und kriminelle Ursachen (künstlicher Abort durch Einwirkung von Gewalt oder Giften). Vgl. Rentoul, Robert Reid: The Causes and Treatment of Abortion, Edinburgh, London 1889.

im späten 19. Jahrhundert die Rate an spontanen Aborten klinisch auf etwa 11 % geschätzt wurde. Weniger als 10 % hiervon waren auf fetale Fehlbildungen zurückzuführen, den Großteil machten mütterliche Ursachen aus (vor allem retroflektierte Uteri, Tumoren, Entzündungen im kleinen Becken, Mangelernährung und Infektionen, die großen Einfluss auf die Entwicklung des Fetus haben konnten). Weitere 10 % aller Aborte im späten 19. Jahrhundert waren laut Woycke bedingt durch therapeutisch indizierte artifizielle Aborte.[132] Die restlichen 80 % der Aborte gingen, so Woycke, als unvollständige Aborte (Abortus incompletus) in die Aufzeichnungen von Kliniken und Ärzten ein. Für diese Fälle kann die Ätiologie nicht sicher ermittelt werden, da hier sowohl maternale als auch fetale Ursachen eine Rolle spielen können. Jedoch erwähnt Woycke, dass in vielen dieser Fälle von den Ärzten ein unmittelbar vorausgehender krimineller Abort vermutet wurde.[133] Insofern ist es schwierig, eine Aussage darüber zu treffen, wie hoch die Wahrscheinlichkeit um 1900 für Pathologien bei einem Embryo oder Fetus war, der aus einem nicht näher bezeichneten Abort stammte.

His gab unter den 62 Präparaten menschlicher Embryonen, die er bis 1882 untersucht hatte, 18 „lebensunfähige Missbildungen"[134] an. Hierbei sei besonders unter den ihm durch Hebammen zugestellten Embryonen ein großer Anteil an Fehlbildungen, nach eigenen Angaben 40 %, zu finden gewesen.[135] Von Kollegen in anderen Städten seien His hingegen „natürlich mit Vorliebe normale und wohlerhaltene Stücke eingesandt worden".[136] Dies mag zum einen daran gelegen haben, dass Mediziner teils eigene Sammlungen angelegt hatten und His aus diesen nur die anschaulichsten Exemplare zusandten; zum anderen verfügten Ärzte, die mutmaßlich selbst Interesse an embryologischer Forschung hegten, eher über Wissen, wie man menschliches Gewebe am besten

---

132 Vgl. Woycke, James: Birth Control in Germany 1871–1933, London, New York 1988, S. 70–71.
133 Vgl. ebd., S. 74 f. Gerade zu Beginn des 20. Jahrhunderts nahm die Zahl der durchgeführten kriminellen Aborte stark zu aufgrund der Entwicklung einfacher und effektiver Techniken zur Abtreibung (zum Beispiel Spritzen zur Einführung in den Uterus mit Substanzen wie Seifenwasser, Essig oder Jodtinktur zum Fetizid). Vgl. ebd. S. 89, 97.
134 His: Anatomie menschlicher Embryonen, 2. Bd., 1882, S. 15.
135 Vgl. ebd.
136 Ebd.

zur späteren Untersuchung vorbehandelte, sodass zum Beispiel Veränderungen durch falsche Fixierung seltener vorkamen.[137]

Fehlbildungen während der ersten beiden Entwicklungsmonate führte His auf zwei Ursachen zurück: mütterliche und fetale. Bei den mütterlichen Ursachen erwähnte er „plötzliche Schädlichkeiten, die die Mutter getroffen haben, Schreck, Fall, acute Erkrankung u. dgl. oder [...] krankhafte Dispositionen des Uterus."[138] Die Verteilung der fetalen Ursachen korrelierte ihm zufolge mit den Umständen der Gewinnung. Beispielsweise schätzte His Embryonen plötzlich verstorbener Frauen als sehr wahrscheinlich physiologisch entwickelt ein, während Spontanaborte eher auf fetalen Pathologien beruhen sollten. Da plötzliche Todesfälle der Mutter jedoch sehr selten waren, versuchte His, Kriterien zu etablieren, die es ermöglichten, „unabhängig von der Anamnese, aus der Beschaffenheit der Frucht selbst zu erschliessen, inwieweit dieselbe normal sei."[139] Hierzu wiederum zog er drei Merkmale zu Rate. Zunächst befasste er sich mit dem Erhaltungszustand. Embryonen, die sich nach Lieferung zum Embryologen durchsichtig zeigten, waren wahrscheinlich erst vor Kurzem gestorben und laut His auf vielfache Weise in der Forschung zu verwenden:

> Spirituspräparate solcher frisch eingelegter Embryonen geben die volle Schärfe der äusseren Formen wieder und die von denselben gewonnenen feinen Durchschnitte gewähren die scharfe Zeichnung der Organgrenzen und des histologischen Details.[140]

Ein trübes Aussehen, unscharfe Organgrenzen, eine unnatürliche Körperkrümmung und ein überbeweglicher oder gar abgetrennter Kopf hingegen sprachen für einen schon vor längerer Zeit eingetretenen Tod. Allerdings deutete ein guter Erhaltungszustand in erster Linie darauf hin, dass ein Embryo rasch zum Forschenden gebracht worden war, und schloss keine Fehlbildungen aus.[141] Umgekehrt war nicht jeder im Mutterleib verstorbene und erst später

---

137 Embryologische Forschung anhand von Sammlungsobjekten ärztlicher Kollegen war schon in der ersten Hälfte des 19. Jahrhunderts gängige Praxis. So nutzte zum Beispiel von Baer für seine *Entwickelungsgeschichte* (1828/1837) eine große Anzahl embryologischer Präparate aus der Sammlung Karl Friedrich Senffs (1776–1816), dem Direktor der Halleschen Entbindungsanstalt. Vgl. Schmuck: Baltische Genesis, 2009, S. 128 f.
138 His: Anatomie menschlicher Embryonen, 2. Bd., 1882, S. 18.
139 Ebd., S. 18 f. Hopwood bezeichnet diese Herangehensweise als „an important step in the long process of scientific experts replacing pregnant women as authorities on pregnancy". Hopwood: Producing Development, 2000, S. 46.
140 His: Anatomie menschlicher Embryonen, 2. Bd., 1882, S. 19.
141 Vgl. ebd.

abgegangene oder geborgene Embryo fehlgebildet, weshalb His ausdrücklich empfahl, nicht „jegliches unvollkommen erhaltenes Material [...] demnach ohne Weiteres zu verwerfen."[142]

Als zweites Kriterium zur Einschätzung der Gesundheit oder Krankheit eines Embryos nutzte His die Bestimmung des Größenverhältnisses von Embryo zu Eihäuten. Hierzu gab er eine auf eigenen Beobachtungen basierende Normentabelle an. Abweichungen von dieser seien „jedenfalls immer nur mit Vorsicht aufzunehmen."[143]

Das dritte von His beschriebene Kriterium bestand im Vergleich der Embryonen miteinander. Je mehr Material gesammelt wurde, desto eher war es möglich, für „eine jede besondere Entwickelungsstufe eine Anzahl guter Stücke zusammenzubringen"[144], aus deren Gemeinsamkeiten sich eine Norm für ebendiese Stufe ergab. Doch damit war das Vergleichen laut His noch nicht beendet:

> Die Normen verschiedener Stufen aber müssen, falls sie ihren Namen verdienen sollen, in ungezwungener Weise zu Reihen sich ordnen lassen, innerhalb deren die einzelnen Glieder nach ihren absoluten und relativen Grössenmaassen [sic] und nach ihren Formeigenthümlichkeiten an einander sich anschliessen.[145]

His vertraute darauf, dass sich die natürliche Ordnung durch Sammeln und Vergleichen dem Forschenden offenbaren würde. Aus den Normen der einzelnen Stufen wollte er Reihen erstellen, die einen Standard für die menschliche Entwicklung festlegen sollten (vgl. Kapitel 2.4).

2.2.2 Gewalt und Krankheit als „Quellen" embryologischer Präparate

Auf physiologisch entwickelte Forschungsobjekte konnten Embryologen des 18. Jahrhunderts bei seltenen Sektionen schwangerer Frauen hoffen. Ulrike Enke beschreibt Fälle von unverheirateten Schwangeren, die „der Schande der unehelichen Schwangerschaft durch Suizid hatten entgehen wollen"[146] und wegen ihres Freitods in die Anatomie überstellt wurden.[147] Die Relevanz dieser

---

142 Ebd., S. 19 f.
143 Ebd., S. 21.
144 Ebd., S. 22.
145 Ebd.
146 Enke: Kurigers embryologische Wachstafel, 2014, S. 172.
147 Enke gibt hierfür als Beispiele die Stadt Jena, in der noch 1816 Schwangere, die den Freitod gewählt hatten oder unverheiratet verstorben waren, in die Anatomie gebracht wurden sowie das „Marburger Lenchen", ein in der medizinhistorisch-anatomischen Sammlung der Universität Marburg verwahrtes Totalpräparat einer

Größe ist nicht ganz klar, da verzweifelte Schwangere vermutlich zunächst versuchten, abzutreiben oder die Schwangerschaft bis zur Geburt verdrängten und anschließend Kindsmord begingen.[148]

Selten kam es durch äußere Einwirkung von Gewalt zum Abort primär gesunder Kinder, so im Falle des mittig in der von Enke beschriebenen Marburger Wachstafel dargestellten Fetus:[149] Soemmerring beschreibt, dass er „mit äußerster Heftigkeit"[150] abging, nachdem der Ehemann der Mutter diese „aufs

---

hochschwangeren Frau, die sich suizidiert haben sollte. Vgl. Enke: Einleitung Soemmerring, 2000, S. 95. Wie Gerhard Aumüller und Christian Lenk jedoch in neuerer Zeit herausfanden, stammte das letztere Präparat von einer Frau, die im Rahmen einer Myokarditis verstorben war. Vgl. Aumüller, Gerhard und Lenk, Christian: The Marburg Museum Anatomicum and its enigmatic gynecological specimens: A brief history and ethical contextualisation, in: Annals of Anatomy, Bd. 244, 2022, S. 1–9. Darüber hinaus forderte das kanonische Recht vom 13. bis ins 20. Jahrhundert hinein, beim Tod einer Schwangeren einen Kaiserschnitt durchzuführen (Sectio in mortua), um dem Kind zumindest die Taufe zu ermöglichen. Hierfür musste die Schwangerschaft jedoch schon offensichtlich gewesen sein und eine Chance bestanden haben, ein lebensfähiges Kind zu entwickeln. Vgl.: Schäfer, Daniel: „Ueber Leichenentbindungen" am Ende des 20. Jahrhunderts, in: Ethik in der Medizin, Bd. 10, 1998, S. 227–240.

148 Vgl. Metz-Becker, Marita: Kindsmord in Marburg: Fallbeispiele aus hessischen Kriminalakten des 19. Jahrhunderts, in: Kindsmord und Neonatizid – Kulturwissenschaftliche Perspektiven auf die Geschichte der Kindstötung, hrsg. von Marita Metz-Becker, Marburg 2012, S. 39–51; S. 46. Im 18. und frühen 19. Jahrhundert wurden Anstrengungen unternommen, um dem Kindsmord vorzubeugen. Allerdings zögerten die Accouchierhäuser, die zur Niederkunft von Frauen in prekären Situationen eingerichtet worden waren, den Kindsmord häufig nur hinaus, wie die Kulturhistorikerin Marita Metz-Becker feststellte. Auch eine in Kassel eingerichtete Anstalt, die ein Accouchier- mit einem Findelhaus kombinierte, führte wegen der schwierigen Finanzierbarkeit nicht zum erwünschten Erfolg. Vgl. ebd., S. 41 ff

149 Vgl. Enke: Kurigers embryologische Wachstafel, 2014, S. 172. Auch der Mediziner Ferdinand Georg Danz (1770–1793) bemerkt in seinem Werk zur Zergliederungskunde des ungeborenen Kindes, dass vieles zur physiologischen frühen Embryonalentwicklung noch nicht bekannt sei, da „man selten solche Gelegenheiten [...] erhält, [...] eine Frau, die von ihrem Manne im Ehebruche überrascht, und in den ersten Stunden nach der Empfängniß von demselben umgebracht wurde, und eine Weibsperson, die sogleich nach dem Beyschlafe von ihrem Liebhaber ermordet wurde, zu zergliedern" Danz: Zergliederungskunde, 1792, S. 19.

150 Soemmerring, Samuel Thomas: Schriften zur Embryologie und Teratologie, bearb. u. hrsg. von Ulrike Enke (Samuel Thomas Soemmerring. Werke, hrsg. von Jost Benedum und Werner Friedrich Kümmel, Bd. 11), Basel 2000, S. 185.

Grausamste mit Füßen getreten hatte".[151] Hierbei sei der Fetus selbst „völlig unversehrt"[152] geblieben. Das Präparat wurde später Teil von Soemmerrings Sammlung.[153] Was einerseits Unglück und Unrecht war, stellte für Embryologen auf der anderen Seite einen seltenen „Glücksfall" dar, durch den sie wahrscheinlich gesunder Embryonen und Feten habhaft werden konnten.[154]

Ab etwa 1900 häufiger genutztes Material für die embryologische Forschung waren Embryonen aus Eileiterschwangerschaften. So sind im Verzeichnis der Marburger humanembryologischen Schnitte mindestens vier aus Tubargraviditäten stammende Präparate zu finden, von denen eines als „gut" bezeichnet ist. Die scheinbare Attraktivität von Eileiterschwangerschaften in der humanembryologischen Forschung erklärt sich dadurch, dass pathologische Veränderungen unwahrscheinlicher waren als bei Aborten. Mit etwa 20 von 1.000 Schwangerschaften treten Extrauteringraviditäten recht häufig auf und können etwa in Folge von vorausgegangenen Operationen der Eileiter oder Entzündungen im kleinen Becken entstehen. Die resultierenden Verklebungen in den Tuben behindern den Transport der Eizelle in den Uterus, sodass die Nidation außerhalb der Gebärmutterhöhle stattfindet.[155] Während Extrauteringraviditäten nicht auf fetale Erkrankungen zurückgeführt werden, tragen fetoplazentare Ursachen – neben genitalen Anomalien und endokrinen Störungen der

---

151 Ebd.
152 Ebd.
153 Vgl. Enke: Kurigers embryologische Wachstafel, 2014, S. 172.
154 Aus heutiger Sicht mutet es befremdlich an, totgeborene Kinder oder durch Operationen gewonnene Embryonen in die Forschung zu überführen, ohne die Mutter in diese Entscheidung mit einzubeziehen. Die Soziologin Urte Sperling schreibt die Idee, dass das ungeborene Kind der Mutter gehört, der im 20. Jahrhundert entstehenden Frauenbewegung für ein Recht auf selbstbestimmte Mutterschaft zu. Vgl. Sperling, Urte: Schwangerschaft und Medizin. Zur Genese und Geschichte der Medikalisierung des weiblichen Gebärvermögens, in: Jahrbuch für Kritische Medizin und Gesundheitswissenschaften, 23. Aufl., Hamburg 1994, S. 7–21. Andererseits vertrat der Gynäkologe Franz Naegele (1777–1851) schon in der ersten Hälfte des 19. Jahrhunderts die Vorstellung, der Fetus sei aufgrund seiner unbedingten Abhängigkeit von der Mutter als ein Körperteil von ihr zu betrachten. Vgl. Platte, Annika: Das Ereignis der Geburt – Medizinisches Wissen und Deutung des Geburtsaktes vom ausgehenden 18. bis zur Mitte des 19. Jahrhunderts (Beiträge zur Wissenschafts- und Medizingeschichte – Marburger Schriftenreihe, hrsg. von Irmtraut Sahmland, Bd. 5), Berlin 2017, S. 143.
155 Vgl. Lermann, J. et al.: Die Extrauteringravidität, in: Frauenheilkunde up2date, Bd. 3, Nr. 5, 2009, S. 383–402; S. 384 f.

Mutter – einen wesentlichen Teil zu spontanen Aborten bei. Hierbei bedingen embryonale Chromosomenaberrationen 50–70 % aller Spontanaborte.[156] Bei einer Chromosomenaberration, also einer schweren Veränderung des Erbguts, liegt nahe, dass ein betroffener Embryo sich mit hoher Wahrscheinlichkeit nicht normal entwickeln kann. Dementsprechend war es – gerade im 19. und beginnenden 20. Jahrhundert vor Etablierung moderner molekularbiologischer Methoden (beispielsweise der Chromosomenanalyse, mit der in den 1950er Jahren erstmals genetische Syndrome auf Veränderungen der Chromosomenanzahl zurückgeführt werden konnten)[157] – eine wichtige Aufgabe der Embryologen, ihr Forschungsmaterial kritisch zu evaluieren.

Die Diagnose Extrauteringravidität war zu Beginn des 20. Jahrhunderts schwierig zu stellen, wie der Gynäkologe Richard von Braun-Fernwald 1902 schrieb. Zu den Diagnosekriterien zählten allgemeine Schwangerschaftszeichen,[158] ein vergrößert und weich zu tastender Uterus sowie – im Falle der Tubengravidität – ein weicher Tumor in einer Tube. Gerade die Differenzierung zwischen einfachen Ovarialzysten, Myomen, einer ungewöhnlichen Stellung des Uterus und Eileiterschwangerschaften war kaum möglich. Bei Nichterkennen und fehlender Behandlung drohte im schlimmsten Fall die Ruptur des Eileiters mit freier Blutung in die Bauchhöhle.[159]

Bis ins 19. Jahrhundert findet sich keine Veröffentlichung zur Etablierung einer erfolgreichen Therapie ektoper Schwangerschaften. Die durch die Vorstellung, dass der am falschen Ort wachsende Fetus für den Tod der Mutter verantwortlich sei, geprägten Behandlungsversuche – Hungern der Mutter, Applikation von Strom oder Injektion von Morphin in die Fruchtblase – zeigten in der Regel keinen Erfolg: Die Mortalität lag um 1880 bei jeglicher verfügbarer

---

156 Vgl. Dimpfl, Thomas; Dautzenberg, Lydia und Stumpfe, Manfred: Pathologie der Anlage und Entwicklung der Schwangerschaft, in: Duale Reihe Gynäkologie und Geburtshilfe, hrsg. von Thomas Weyerstahl und Manfred Stauber, 4. Aufl., Stuttgart 2013, S. 458–474; S. 466 f.

157 Vgl. Buselmaier, Werner: Chromosomen des Menschen, in: Ders. (Hrsg.): Biologie für Mediziner, 13. Aufl., Berlin/Heidelberg 2015, S. 171–186; S. 156.

158 Beispielsweise das Ausbleiben der Periode, gastrointestinale Symptome und eine violette Färbung der Vagina. Vgl. Lurie, Samuel: The history of the diagnosis and treatment of ectopic pregnancy: a medical adventure, in: European Journal of Obstetrics & Gynecology and Reproductive Biology, Bd. 43, 1992, S. 1–7; S. 2.

159 Vgl. Braun-Fernwald, Richard von: Zur Aetiologie, Diagnostik und Therapie der Extrauteringravidität, in: Archiv für Gynäkologie, Bd. 66, 1902, S. 681–765; S. 701–711.

Behandlung zwischen 72 und 99 %.[160] 1884 publizierte der schottische Chirurg Lawson Tait (1845–1899) fünf Fallstudien über Salpingektomien,[161] die er durchgeführt hatte. Vier der fünf Patientinnen überlebten die Operation,[162] was zur damaligen Zeit ein beträchtlicher Erfolg war. Seine Pionierleistung führte zu einem starken Anstieg der durchgeführten Salpingektomien und war mitverantwortlich für einen Abfall der Mortalität von Eileiterschwangerschaften auf 12,3 % zu Beginn des 20. Jahrhunderts.[163] Andererseits stellte der Anstieg der gynäkologischen Operationen – im Falle der Marburger Frauenklinik von 37 größeren Operationen 1892 auf 124 im Jahr 1906 und 292 im Jahr 1911[164] – eine neue, sichere Quelle für qualitativ hochwertiges humanembryologisches Forschungsmaterial dar.[165]

2.3 Alters- und Größenbestimmung von Embryonen

Unter dem Ziel, die menschliche Ontogenese als Entwicklungsreihe darzustellen, mussten die untersuchten Embryonen geordnet werden. Aus heutiger Sicht scheint es intuitiv, das Alter dieser Ordnung zu Grunde zu legen, jedoch war die Altersbestimmung ungeborener Kinder noch zu Beginn des 20. Jahrhunderts alles andere als trivial. Die hormonelle Regulation des weiblichen Zyklus war unbekannt und in der Wissenschaft herrschte lange Uneinigkeit über den

---

160 Vgl.: Lurie: Diagnosis and treatment of ectopic pregnancy, 1992, S. 2.
161 Entfernung eines Eileiters.
162 Vgl.: Tait, Lawson: Five Cases of Extra-Uterine Pregnancy operated upon at the Time of Rupture, in: British Medical Journal, Nr. 1226, 1884, S. 1250–1251.
163 Die bis Mitte des 20. Jahrhunderts auf etwa 2 % abfallende Mortalitätsrate ist unter anderem auch auf verbesserte Diagnostikmöglichkeiten wie die Entnahme von Flüssigkeit aus dem Douglasraum zum Nachweis von Blut als Hinweis auf eine rupturierte ektope Schwangerschaft und später den Einsatz zuverlässiger Schwangerschaftstests zurückzuführen. Vgl.: Lurie: Diagnosis and treatment of ectopic pregnancy, 1992, S. 2.
164 Vgl. Chronik 1892/93, Marburg, S. 65; Chronik 1906, Marburg, S. 73; Chronik 1911, Marburg, S. 79.
165 Die zunehmende Nutzung dieser „Quelle" für Präparate zeigt sich zum Beispiel in der *Normentafel zur menschlichen Entwicklung* von Keibel und Elze. Von den 84 hier beschriebenen Embryonen sind für 16 operative Gewinnungsmethoden – unter anderem bei Carcinomverdacht und Extrauteringraviditäten – dokumentiert. Vgl. Keibel und Elze: Normentafel, 1908, S. 90–151. Vgl. hierzu auch Kapitel 3.3.1 in dieser Arbeit zur Herkunft der Embryonen der Gasser-Strahl'schen Sammlung.

zeitlichen Zusammenhang von Menstruation und Ovulation.[166] Die zyklische Blutung der Frau sowie deren Ausbleiben während der Schwangerschaft waren Phänomene, deren genauer Zusammenhang mit der Zeugung noch aufzudecken war.

Der Diskurs um den Zeitpunkt und die Natur der Befruchtung war geprägt von Spekulationen. Ein Grund hierfür war, dass schambesetzte Themen wie Geschlechtsverkehr und Regelblutung nicht oft und vor allem nicht öffentlich zur Sprache gebracht wurden. Im Rahmen von Überlegungen, ob die Wolllust beim Geschlechtsverkehr essenziell wichtig für die Empfängnis war, forderte der Anatom und Physiologe Ignaz Döllinger (1770–1841) von den Ärzten, die Frauen behandelten, mehr Daten zu dokumentieren und der Wissenschaft zur Verfügung zu stellen – im Sinne einer Verpflichtung der Gesellschaft gegenüber:

> Ich möchte erinnern, dass überhaupt den Aerzten so oft und so viele höchst interessante Confidenzen über Dinge, welche hinter den Gardinen vorgehen, gemacht werden, dass es wohl zur Aufklärung des menschlichen Zeugungsgeschäftes dienen müsste, wenn sie gewissenhaft mehr bekannt gemacht, gehörig gesammelt, und zusammengestellt würden; unsere Vorfahren waren in diesen Stücken neugieriger und aufmerksamer, freilich waren auch sonst die Aerzte mehr Naturdiener, dermasen [sic] sind sie Staatsdiener.[167]

2.3.1 Versuche der Altersbestimmung einer Schwangerschaft im 19. Jahrhundert

His dokumentierte basierend auf Aussagen von Frauen, deren Embryonen ihm zugesandt wurden, die letzte Periode, die erste ausgebliebene Periode, den Tag des Aborts, gegebenenfalls Daten zur letzten Kohabitation sowie

---

166 Vgl. Hopwood: Embryonen auf dem Altar der Wissenschaft, 2002, S. 243; Hopwood: Producing Development, 2000, S. 46.

167 Döllinger, Ignaz: Versuch einer Geschichte der menschlichen Zeugung, in: Deutsches Archiv für Physiologie, Bd. 2, 1816, S. 388–402; S. 396. Auch die Tatsache, dass Ärzte erst sehr spät systematisch zur Physiologie der Schwangerschaft und des vorgeburtlichen Lebens forschten, wurde laut Ahlfeld durch die „Rücksicht auf die Schamhaftigkeit des weiblichen Geschlechts" bedingt. Ärzte untersuchten schwangere Frauen „überhaupt nur selten […] und dann meist ohne Zuhilfenahme des Gesichtssinnes, also am nicht entblössten Körper." Erst zur Mitte des 19. Jahrhunderts etablierte sich eine eingehendere körperliche Untersuchung schwangerer Frauen inklusive „Betastung, Besichtigung und Behorchung". Ahlfeld, Friedrich: Nasciturus, Leipzig 1906, S. 19.

Erkrankungen, die eventuell zum Abort beigetragen hatten.[168] Auf Grundlage solcher Daten für einige Embryonen, die er als normal einschätzte, versuchte er, eine Regel für die fruchtbaren Tage zu rekonstruieren (siehe Abbildung 3).[169]

Allerdings waren nicht alle Angaben der Frauen für His von gleichem Wert: Da die Zeitangaben einer Frau zu ihrer letzten Periode bei mehrmaliger Befragung um 8–10 Tage schwankten,[170] bezeichnete er ihre Aussage als „ziemlich werthlos".[171] Auch ungenaue Angaben, wie Anfang oder Mitte des Monats bedeuteten für ihn einen Fehler von einer Woche.[172] Die His von einem Dr. Schott aus Frankfurt mitgeteilten Daten zur Frau, von der der Embryo „Stt" stammte, waren für His hingegen „deshalb besonders werthvoll [...], weil sie, wie Herr Dr. Schott betont, von einer unbedingt zuverlässigen Frau stammen".[173]

Jedoch blieb auch mit Aussagen von „unbedingt zuverlässigen" Frauen ein weiteres Problem bei der Bestimmung des Alters, welches His als „Die Unsicherheit im Absterben des Embryo"[174] bezeichnete. Zwar war bekannt, dass ein Abort sich meist durch Blutungen ankündigte, jedoch war unklar, „ob man den Beginn der Erscheinungen oder ob man den Moment der Ausstossung als Ende des embryonalen Lebens auffassen darf."[175] Einen Hinweis auf das wahre Alter bot hier die genaue Betrachtung des Erhaltungszustandes. His gab hierfür das Beispiel des Embryos „BR 2". Bei der Mutter waren am 10. sowie am 20. Dezember Blutungen aufgetreten und am 22. Dezember fand der Abort statt. Aufgrund des guten Erhaltungszustandes urteilte His, „dass man ihn völlig ohne Bedenken für zu allerletzt abgestorben ansehen durfte."[176]

Die Unklarheit über den Zeitpunkt der Befruchtung im Zyklus der Frau wurde in der ersten Hälfte des 20. Jahrhunderts beigelegt. Bereits im frühen 20. Jahrhundert waren in Deutschland durch Ludwig Fränkel (1870–1953) und Robert Schröder (1884–1959) Studien durchgeführt worden, um die fruchtbaren Tage der Frau zu bestimmen. Ihre Schätzungen reichten vom 7. bis zum 19.

---

168 Vgl. zum Beispiel His: Anatomie menschlicher Embryonen, 2. Bd., 1882, S. 87–97.
169 Vgl. ebd., S. 75 ff.
170 Vgl. ebd., S. 91 f.
171 Ebd., S. 91.
172 Vgl. ebd., S. 75.
173 Ebd.
174 Ebd.
175 Ebd.
176 Ebd., S. 76.

Tabelle III.

Fälle von	1 Länge des Embryo mm	2 Eintritt der letzten Periode	3 Zeitpunkt der ersten ausgeblieb. Periode	4 Tag des Abortus	5 Zeitraum zwischen Abortus und letzter stattgehabter P.	6 Zeitraum zwischen Abortus und erster ausgebliebener P.	7 Muthmassliches Alter der Frucht
Reichert[1])	—	10. Oct.	7. Nov.	21. Nov.	42 T.	14 T.	14 T.
Breuss	—	x	x + 28 T.	x + 38 T.	38 T.	10 T.	10 T.
AT 1	2.1	x	x + 28 T.	x + 42 T.	42 T.	14 T.	14 T.
AT 2	2.5	24. Mai	—	1. Juni	8 T.	—	8 (?) T.
VI (SR)[3])	2.2	Mitte Aug	lt. 6w. Typ. Ende Sept.	14./15. Oct.	ca. 60 T.	ca. 14 T.	ca. 14 T.
LXVIII (Lg)	2.15	10. Sept.	8. Oct.	20. Oct.	40 T.	12 T.	12 T.
LXV (BB)	3.2	26. März	23. April	13./16. Mai	48 T.	20 T.	20 T.
R. Wagner	4.5	x	—	x + 20 T.	20 T.	—	20 T.
III (α)[3])	4	4. Oct.	1. Nov.	24. Nov.	51 T.	23 T.	23 T.
LVI (W)	(5)	5. März	—	26. März	21 T.	—	21 T.
Hensen	4.5	x	—	x + 21 T.	21 T.	—	21 T.
XL (Stt)	7.75	5./8. Juli	2./5. Aug.	31. Aug. bis 3 Sept.	57 T.	29 T.	29 T.
Ecker[4])	10	4. April	2. Mai	3. Juni	60 T.	32 T.	32 T.
XXIX (Br 1)	11	24. April	22. Mai	24. Juni	61 T.	33 T.	33 T.
XLV (Br 2)	13.6	20. Oct.	17. Nov.	22. Dec.	63 T.	35 T.	35 T.
LXXII (M 2)	13	7. Aug.	4. Sept.	10. Oct.	64 T.	36 T.	36 T.

In Betreff der Cohabitation liegen bestimmte Angaben vor für die Fälle:

Reichert letzte Möglichkeit der Cohabitation Anfang November.
LXV (BB) Hochzeit und erste Cohabitation 4. April.
XL (Stt) Cohabitation frühestens 17./20. Juli, laut streng beobachtetem jüdischem Ritus.
Ecker letzte Cohabitation den 15. April.
XLV (Br 1) Ehemann nach 1 monatl. Abwesenheit erst Ende October zurückgekehrt.

1) Die Literaturcitate finden sich im ersten Theil dieser Schrift.
2) I. S. 140.
3) I. S. 100. Die Notizen über den Fall α verdanke ich Herrn Prof. Dr. Ahlfeld, welcher sich die Mühe genommen hat, die Einzelnheiten durch Befragen der Frau festzustellen.
4) Jcon. physiol. XXVIII, 11.

Abbildung 3: Tabelle mit Daten zu den Frauen, von denen die Aborte stammten, die in His' Sammlung eingingen (aus: His, Wilhelm: Anatomie menschlicher Embryonen – II. Gestalt- und Grössenentwicklung bis zum Schluss des 2. Monats, 2. Bd., Leipzig 1882, S. 74).

Zyklustag und darüber hinaus.[177] Die Entdeckung, dass die Ovulation etwa in Zyklusmitte stattfindet, wurde zu Beginn der 1920er Jahre etwa zeitgleich vom japanischen Gynäkologen Kyusake Ogino[178] (1882–1975) und seinem österreichischen Kollegen Hermann Knaus[179] (1892–1970) gemacht.

2.3.2 Einordnung neuer Präparate nach Größe und Form

Wenn das Alter eines Embryos schwierig zu bestimmen war, lag es nahe, eine Ordnung der Größe nach vorzunehmen. Hier ergibt sich allerdings folgendes Problem: Während der Entwicklung nehmen Embryonen eine mal mehr, mal weniger gekrümmte Form an, sodass ein einfaches Messen der jeweils größten Länge nicht linear mit dem tatsächlichen Alter des Embryos korreliert. His

---

177 Vgl. Zimmermann, Anthony: How Ogino discovered Rhythm, in: The Linacre Quarterly, Bd. 62, Nr. 1, 1995, S. 29–32.

178 1919 begann Ogino seine Studie am Universitätskrankenhaus in Niigata. Er beschrieb das Aussehen der Ovarien von 65 Frauen mit regelmäßigem Zyklus in situ sowie unter dem Mikroskop. 1922 beendete Ogino seine Datenaquisition und konnte den Zeitpunkt der Ovulation auf 12–16 Tage vor der Menstruation festlegen. Somit koppelte er die Ovulation an die nächste auftretende Menstruation – im Gegensatz zur vorherrschenden Meinung, die Ovulation hänge mit der vorausgehenden Blutung zusammen. In den folgenden Jahren nahm Ogino 53 weitere Fälle in seine Studie mit auf, die seine Theorie bestätigten. Schließlich bündelte er seine Ergebnisse in der „Ogino-Methode für natürliche Familienplanung": Tag 12–16 vor der Menstruation sind potentiell fruchtbar und Tag 17–19 vor der Menstruation ebenfalls, da Spermien bis zu 3 Tage im weiblichen Genitaltrakt überleben können. Nachdem Ogino 1928 einen Artikel im Zentralblatt für Gynäkologie (Bd. 8, 1930) mit dem Titel *Ogino, Ovulationstermin und Konzeptionstermin* veröffentlichte, in dem er die Arbeiten von Ruge II, Fränkel, Schröder und anderen kritisierte, prüfte er seine Methode an ihren Daten und tatsächlich trafen die von Ogino berechneten Ovulationstage in fast allen Fällen zu. Die heute noch verbreitete „natürliche Familienplanung" basiert auf Oginos Erkenntnissen zum Zeitpunkt der fruchtbaren Tage. Im Laufe der Zeit wurde das bloße Abzählen von Tagen durch Messung der Basaltemperatur sowie Beobachtung des Zervixschleims erweitert. Vgl. ebd.

179 Für mehr Informationen zu Knaus' Entdeckung der fruchtbaren Tage im Zyklus vgl. Krejsa MacManus, Susanne und Fiala, Christian: Der Detektiv der fruchtbaren Tage – Die Geschichte des Gynäkologen Hermann Knaus (1892–1970), Wien 2007.

wies darauf hin, dass man über Begrifflichkeiten bezüglich Längenangaben der Embryonen „sich ausdrücklich zu verständigen"[180] habe. Er selbst messe beispielsweise bei Embryonen von 7–8 mm Größe den längsten Durchmesser von der Nackenbeuge bis zur Lende.[181] Die Messung eines gekrümmten Embryos über eine gerade Länge erklärte er damit, dass die Messung im Bogen „schwer correct zu handhaben und jedenfalls nicht so rasch und einfach auszuführen"[182] sei. Auch die Regelmäßigkeit der von His nach geraden Maßen aufgestellten Entwicklungsreihen gab ihm zufolge seiner Methode Recht. Lediglich bei nicht gut erhaltenen Embryonen oder bei Entwicklungsstadien vor der Nackenkrümmung stieß His' Längenmessmethode an ihre Grenzen.[183]

Nicht nur die genaue Angabe der Messweise, sondern auch die des Präparatezustands war wichtig, um Größenangaben von Embryonen miteinander vergleichen zu können. Je nach Vorbehandlung resultierte eine mehr oder weniger ausgeprägte Schrumpfung des Präparates, was die Aussagekraft einer Längenmessung einschränkte.[184]

Einen praktischen Ansatzpunkt bei der Altersbestimmung embryonaler Präparate bot der Vergleich mit Referenzwerten. Der Gynäkologe Friedrich Ahlfeld (1843–1929) empfahl nicht nur die genauere Betrachtung der Extremitätenform zur Altersabschätzung[185] und stellte eine Tabelle zur Verfügung, in der die Entwicklungswoche einer durchschnittlichen Länge und einem Durchschnittsgewicht zugeordnet war,[186] sondern gab auch eine besonders zweckdienliche Schätzweise an – den Vergleich des Embryos mit Fingergliedern:

---

180 His: Anatomie menschlicher Embryonen, 1. Bd., 1880, S. 12.
181 Vgl. ebd. Diese Länge bezeichnete His als „Nackenlinie" und wählte sie, weil sie nicht durch eine abweichende Stellung des Kopfes beeinflusst wurde. Vgl. His: Anatomie menschlicher Embryonen, 2. Bd., 1882, S. 4–6.
182 Ebd., S. 5.
183 Vgl. ebd.
184 So verursachten die zu schnelle Härtung in konzentriertem Alkohol oder die Anwendung reiner Sublimatlösung eine Schrumpfung des Präparates. Vgl.: Ballowitz: Embryologische Technik, 1910, S. 310 ff.
185 Vgl. Ahlfeld: Nasciturus, 1906, S. 11.
186 „Aus einer großen Zahl von Anstaltsjournalen, in denen ziemlich sichere oder ganz sichere Angaben über den Kohabitationstermin einer Schwangeren aufgezeichnet waren, habe ich eine Tabelle für Durchschnittslänge und Durchschnittsgewichte der einzelnen Schwangerschaftswochen angefertigt, die zur Bestimmung des Fruchtalters bei gegebener Länge wohl benutzt werden kann." ebd., S. 12 f.

Ende der 4. Woche ist die Kopf-Steisslänge eines Embryo so lang wie der Fingernagel, Ende der 8. Woche wie das erste Fingerglied, Ende der 12. Woche wie die beiden obersten Fingerglieder, Ende der 16. Woche wie der ganze Zeigefinger und Ende der 20. Woche, Mitte der Schwangerschaft, wie die ganze Hand eines Mannes; nach Zentimetern ungefähr 1¼, 2½, 5, 10, 20.[187]

Ahlfelds Angaben bezogen sich hierbei auf den Mittelfinger eines „normal großen Mannes".[188] Abgesehen davon, dass die Hände erwachsener Männer interindividuell sehr unterschiedlich groß sein können, war diese Messweise nur für eine recht grobe Einordnung des Alters im geburtshilflichen oder rechtsmedizinischen Kontext geeignet. Für Untersuchungen der frühen Entwicklung, die in den ersten Wochen nach der Befruchtung stattfindet und während der sich in wenigen Tagen komplexe morphologische Wandlungen vollziehen, war eine feinere Zuordnung nötig.

Speziell für die Einordnung von jungen Embryonen eignete sich im 19. und frühen 20. Jahrhundert der Vergleich mit von Kollegen in Monographien beschriebenen Präparaten oder mit solchen aus embryologischen Standardwerken wie zum Beispiel His' *Anatomie menschlicher Embryonen*, in der an verschiedenen Stellen Größentabellen sowie bildliche Darstellungen zu finden sind,[189] über die sich durch einen morphologischen Vergleich das eigene Präparat einordnen ließ.

Was die Größen- respektive Altersbestimmung humanembryologischer Präparate in Marburg anging, so nutzte zum Beispiel Moritz Budde in seiner 1901 erschienenen Dissertation *Untersuchungen über die Lagebeziehungen und die Form der Harnblase beim menschlichen Foetus* eine auf Arbeiten von Oskar Schultze (1859–1920) und Charles Sedgwick Minot (1852–1914) basierende Tabelle,[190] in der die Scheitel-Steiß-Länge von Embryonen dem ungefähren Alter zugeordnet war.[191] Auch Hermann Schridde griff 1907 bei seiner Arbeit zur Entwicklung des Speiseröhrenepithels beim Menschen auf die Angaben

---

187 Ebd., S. 11 f.
188 Ebd., S. 11.
189 Vgl. zum Beispiel His: Anatomie menschlicher Embryonen, 2. Bd., 1882, S. 7–10; Ders.: Anatomie menschlicher Embryonen – Zur Geschichte der Organe, 3. Bd., Leipzig 1885, S. 8 ff.
190 Vgl. Minot, Charles Sedgwick: Lehrbuch der Entwickelungsgeschichte des Menschen, Leipzig 1894; Schultze, Oskar Max Sigismund: Grundriss der Entwicklungsgeschichte des Menschen und der Säugetiere, Leipzig 1897.
191 Vgl. Budde, Moritz: Untersuchungen über die Lagebeziehungen und die Form der Harnblase beim menschlichen Foetus, Diss. med., Marburg 1901, S. 9.

von Minot und Schultze zurück, um das ungefähre Alter seines Materials einzuschätzen.[192]

Ein Beispiel dafür, wie man sich über verschiedene der aufgeführten Methoden dem wahren Alter eines untersuchten Embryos annähern konnte, bietet die 1908 veröffentlichte Beschreibung eines Präparates des in Marburg tätigen Pathologen Rudolf Beneke (1861–1946).[193] Der Embryo wurde „durch einen besonders günstigen Zufall"[194] in einem sehr guten Erhaltungszustand direkt nach Ausschabung der Gebärmutter bei Karzinomverdacht in Alkohol zu Beneke geschickt. Durch Zufall fand Beneke beim Schneiden des Präparates den unbeschädigten Embryo.[195] Der behandelnde Arzt teilte mit, dass die Patientin, zu der das Präparat gehörte, bereits fünf Kinder hatte sowie regelmäßig sehr starke Menstruationsblutungen. Die letzte Blutung war vom 5. bis 10. März 1903 gewesen. Die Kürettage fand am 30. März statt und die Patientin gab an, seit dem 22. März keinen Geschlechtsverkehr mehr gehabt zu haben. Für die Mediziner gab es keinen Anhalt, „die Zuverlässigkeit der [Angaben der Patientin] in Zweifel zu ziehen".[196]

Da der Embryo erst nach Paraffineinbettung im Präparat entdeckt wurde, konnte die Größe nur im Nachhinein an den durchschnittlich weniger als 15μm dicken Schnitten auf 1,74 mm bestimmt werden.[197] Benekes endgültige Vermutung zum Alter des Embryos basierte auf dem Vergleich mit einem von Peters beschriebenen und von Bonnet auf zwölf Tage geschätzten Embryo als Referenz.[198] Da das Peters'sche Präparat „den Dimensionen nach sowie nach den Abbildungen des Trophoblast jünger als das meinige war"[199], vermutete Beneke

---

192 Vgl. Schridde: Entwicklungsgeschichte des Speiseröhrenepitheles, 1907, S. 6.
193 Rudolf Beneke approbierte und promovierte 1885 in Marburg und habilitierte sich 1889 in Leipzig für Pathologie. Von 1906 bis 1911 war Beneke Professor in Marburg und von 1911 bis 1928 in Halle. Nach seiner Emeritierung betrieb er in Marburg weiterhin Forschung und Lehre. Vgl. Catalogus Professorum Halensis: Beneke, Rudolf, unter: https://www.catalogus-professorum-halensis.de/benekerudolf.html, abgerufen am 02.12.2020.
194 Beneke, Rudolf: Mitteilungen und Demonstrationen mit dem Universalprojektionsapparat über ein sehr junges menschliches Ei, in: Sitzungsberichte der Gesellschaft zu Beförderung der Gesamten Naturwissenschaften zu Marburg, Bd. 43, Marburg 1908, S. 29–38; S. 29.
195 Vgl. ebd.
196 Ebd., S. 30.
197 Vgl. ebd., S. 30 f.
198 Vgl. ebd., S. 32.
199 Ebd.

beim eigenen Embryo ein Alter von 12–14 Tagen, was auch zu den Angaben der Patientin bezüglich ihres Menstruationszyklus passte.[200] Trotz der von Beneke aus verschiedenen Quellen zusammengetragenen Informationen zum Zyklus der Mutter, der rekonstruierten Größe des Embryos sowie dem Vergleich mit bereits beschriebenen Präparaten blieb eine Restunsicherheit, was die Altersbestimmung anging. Mit Sicherheit konnte Beneke nur sagen, dass die Befruchtung nicht länger als 18 Tage zurückliegen konnte.[201]

2.4 Normierung der menschlichen Entwicklung

Die schwierige Gewinnung von Forschungsmaterial, Unklarheiten in Bezug auf das Alter und die Gesundheit von Embryonen sowie anspruchsvolle Forschungsmethoden erschwerten den Weg zu einem allgemein anerkannten Standardwerk der Embryologie. Embryologen waren ständig gezwungen, ihre Beobachtungen in Relation zu setzen. Vergleich war mehrfach und in großem Stil notwendig, um wichtige Schritte der Formwerdung zu extrahieren. Voraussetzungen hierfür waren einerseits neue Darstellungsformen,[202] die über lange Zeit und Entfernung hinweg eine schnelle Kommunikation neuer Forschungsergebnisse und Vergleich ermöglichten, sowie die Zusammenarbeit von Experten, die Material sammelten und austauschten, Lücken ihrer Vorgänger auffüllten und neue Theorien diskutierten.

Durch Publikation detaillierter Beschreibungen von Präparaten und vor allem die Auswahl sowie Anordnung der Embryonen, die der Fachwelt als Normen vorgestellt werden sollten, waren Embryologen nicht einfach nur Beobachter der Entwicklung, sondern sie „produzierten Entwicklung", wie es der Wissenschaftshistoriker Hopwood ausdrückt.[203]

Im Folgenden soll gezeigt werden, wie der Anatom Wilhelm His über Sammlung, Rekonstruktion, Vergleich und Selektion den Widrigkeiten auf seinem Weg zur Veröffentlichung einer standardisierten menschlichen Entwicklung begegnete und wie Franz Keibel (1861–1929) und Curt Elze (1885–1972) 1908 auf His' Werk aufbauend in ihrer Normentafel die Variabilität der menschlichen Entwicklung festhielten.

---

200 Vgl. ebd.
201 Vgl. ebd.
202 Zu Entwicklungsreihen und Rekonstruktionen als neuartige Visualisierungstechniken zur Dokumentation von Entwicklung vgl. Kapitel 3.4 und 3.5.
203 Vgl. Hopwood: Producing Development, 2000.

2.4.1 Krauses Embryo

Eine bemerkenswerte Hürde auf dem Weg zu His' ehrgeizigem Ziel, eine Normentwicklung des Menschen zu publizieren, war die Diskussion um Krauses Embryo. 1875, fünf Jahre vor Erscheinen des ersten Bandes von His' *Anatomie menschlicher Embryonen*, veröffentlichte der in Göttingen tätige Anatom Wilhelm Krause (1833–1910) die Beschreibung eines 8 mm großen, mutmaßlich aus der vierten Schwangerschaftswoche stammenden, angeblich menschlichen Embryos mit blasenförmiger Allantois.[204]

Laut Hopwood traf Krause mit dieser Veröffentlichung direkt den Kernpunkt einer Auseinandersetzung zwischen Ernst Haeckel (1834–1919)[205] und His über Grundsätze der embryologischen Forschung:[206] His hatte ausdrücklich dem von Haeckel aufgestellten sogenannten biogenetischen Grundgesetz widersprochen[207] und bezeichnete Darstellungen aus Haeckels *Anthropogenie*

---

204 Vgl. Krause, Wilhelm: Ueber die Allantois des Menschen, in: Archiv für Anatomie, Physiologie und wissenschaftliche Medicin, 1875, S. 215–216. Die Allantois dient Reptilien und Vögeln als Harnreservoir sowie durch ihre Blutgefäße als Atmungsorgan im Ei. Beim Menschen ist sie eine eher strangförmige Struktur, die sich nur rudimentär ausbildet und als embryonale Harnblase dient. Vgl.: Weingärtner, Jens: Allantois, in: Pschyrembel Online, 2020 unter https://www.pschyrembel.de/Allantois/K021V, abgerufen am 10.04.2021; Sadler, Thomas W.: Taschenlehrbuch Embryologie, 12. Aufl., Stuttgart 2014, S. 125 f.
205 Ernst Haeckel studierte bei Kölliker und Leydig in Berlin, Würzburg und Wien Medizin. 1857 promovierte er über die Gewebe des Flusskrebses und 1861 folgte die Habilitation über die Ordnung der Wurzelfüßler. 1865 wurde er Ordinarius für Zoologie in Jena. Haeckel entdeckte insgesamt ca. 4.000 neue Quallen-, Strahlentierchen, Stachelhäuter- und Schwammarten. Neben seinem „biogenetischem Grundgesetz" von 1872 entwickelte er 1874 bis 1877 die „Gastraea-Theorie", laut der alle mehrzelligen Lebewesen, die ein Gastrulastadium in ihrer Entwicklung durchlaufen, auf eine Stammform zurückgehen. Uschmann, Georg: Haeckel, Ernst Heinrich Philipp August, in: Neue Deutsche Biographie, Bd. 7, 1966, unter https://www.deutsche-biographie.de/sfz61050.html, abgerufen am 10.04.2021.
206 Vgl. Hopwood: Producing Development, 2000, S. 54 f.
207 Vgl. His, Wilhelm: Unsere Körperform und das physiologische Problem ihrer Entstehung – Briefe an einen befreundeten Naturforscher, Leipzig 1874, S. 164 ff. Haeckel erkannte Parallelen zwischen der Embryonalentwicklung höherer Lebewesen und den adulten Formen einfacher aufgebauter Organismen, die er auf die stammesgeschichtliche Entwicklung von ersteren aus zweiteren zurückführte. Er ging sogar so weit, aus dieser Erkenntnis sein „biogenetisches Grundgesetz" zu konstruieren. Dieses besagte, dass in der Individualentwicklung (Ontogenese) die verschiedenen Vorfahrenformen des jeweiligen Tieres durchlaufen werden. Vgl.

als „theils höchst ungetreu, theils geradezu erfunden".[208] Unter anderem „erfunden" waren His zufolge zwei Zeichnungen Haeckels, die menschliche Embryonen mit blasenförmiger Allantois zeigten, welche „beim Menschen bekanntlich nie in Blasenform sichtbar"[209] wird. Haeckel hingegen sah seine aus der Affenentwicklung abgeleitete These, dass der Mensch eine blasenförmige Allantois in seiner Entwicklung haben müsse, durch Krauses Veröffentlichung „nachträglich bestätigt".[210]

Im ersten Band seiner *Anatomie* besprach His Krauses Embryo und kam nach eingehender morphologischer Beurteilung zu dem Schluss, dass dieser einem Vogelembryo deutlich mehr ähnelte als einem menschlichen, entweder aufgrund einer Verwechslung oder absichtlicher Täuschung.[211] His kritisierte des Weiteren, „dass wir über die Vorgeschichte des Krause'schen Präparates absolut Nichts erfahren".[212] In der Tat machte Krause in der originalen Kurzmitteilung keine Angaben zur Herkunft des Präparates und weigerte sich, den Embryo an Kollegen zu senden, die sich ein eigenes Bild machen wollten.[213] Über eine Anfrage erfuhr His lediglich, dass Krause den Embryo „von einem befreundeten Arzt erhalten"[214] habe.

Krause verteidigte die angeblich menschliche Natur seines Embryos mit dem Argument, dass die bisher untersuchten menschlichen Embryonen des gleichen Entwicklungsstadiums eine fehlgebildete, nicht blasenförmige Allantois gehabt hätten und deshalb abgestorben seien[215] – angesichts des hohen Anteils an Aborten in der embryologischen Forschung im 19. Jahrhundert kein komplett abwegiger Einwand. Für His stand viel mehr auf dem Spiel als nur Recht oder Unrecht in Bezug auf die Natur eines einzelnen Embryos zu haben. Laut

---

Hertwig: Einleitung, 1901, S. 53; Haeckel, Ernst: Anthropogenie. Keimes- und Stammesgeschichte des Menschen, Leipzig 1874, S. 73. Eine ähnliche Theorie zur Rekapitulation der Phylogenese während der Ontogenese vertrat der Anatom Meckel 1811. Diese wurde von Baer scharf kritisiert. Vgl. Hertwig, Oscar: Das Werden der Organismen – Zur Widerlegung von Darwins Zufallstheorie durch das Gesetz in der Entwicklung, 3. Aufl., Jena 1922, S. 189 f.

208 His: Körperform, 1874, S. 170.
209 Ebd.
210 Haeckel, Ernst: Ziele und Wege der heutigen Entwickelungsgeschichte, Jena 1875, S. 37.
211 Vgl. His: Anatomie menschlicher Embryonen, 1. Bd., 1880, S. 68–72.
212 Ebd., S. 71.
213 Vgl. Hopwood: Producing Development, 2000, S. 63.
214 His: Anatomie menschlicher Embryonen, 1. Bd., 1880, S. 72.
215 Vgl. Hopwood: Producing Development, 2000, S. 63.

Hopwood war His' gesamter Plan zur Etablierung von Normen der menschlichen Entwicklung hinfällig, wenn nicht nachgewiesen wurde, dass Krauses Embryo kein menschlicher war.[216]

Im April 1882 bot sich bei den Feierlichkeiten zum fünfzigsten Jahrestag von Henles Promotion in Göttingen für einige Anatomen die Gelegenheit, Krauses Embryo in natura zu begutachten. Im Nachgang bestätigten Albert von Kölliker (1817–1905), Carl Hasse (1841–1922) und Wilhelm Waldeyer (1836–1921), die den Embryo hatten sehen können, in einem Sendschreiben an His, dass es sich aufgrund des großen Dottersacks um einen Vogelembryo handeln musste. Auf eine bestimmte Art konnten sie sich jedoch nicht festlegen.[217] Zum Ende des gleichen Jahres besuchte Krause mit seinem Embryo die Marburger Anatomie, wie Karl Bürker 1920 in einer Gedächtnisrede über Hans Strahl als Anekdote aufführte. Die Marburger Anatomen waren zu dieser Zeit mit Lieberkühn als Experten für Säugetierentwicklung, Gasser als Spezialist für Vogel- und Amphibienembryologie und Strahl, der bereits einige Zeit zur Reptilienentwicklung geforscht hatte, sehr breit in der vergleichenden Embryologie aufgestellt. Nachdem Krause seinen Embryo präsentiert hatte, zeigte Gasser einige Hühnerembryonen der Sammlung, die Krauses Embryo stark ähnelten.[218] Krause beharrte jedoch weiterhin darauf, dass sein Embryo menschlicher Natur sei. Als Gasser schließlich das Präparat eines Kanarienvogels im gleichen Entwicklungsstadium hervorholte, musste Krause anerkennen, dass sich die beiden Embryonen „zum Verwechseln ähnlich"[219] sahen.

Die Begebenheit um Krauses Embryo mit blasenförmiger Allantois verdeutlicht zum einen, wie schwierig es selbst für Experten auf dem Gebiet der vergleichenden Embryologie war, fraglichen Präparaten früher Entwicklungsstufen die richtige Tierart zuzuordnen. Zum anderen illustriert der Vorfall die Schwierigkeiten bei der Konsensfindung darüber, was embryologische Norm sein sollte und was nicht. Mit subjektiv gefärbten Veröffentlichungen über eigene Präparate, der andauernden Herausforderung, pathologisches von physiologischem Material zu unterscheiden, und der Rivalität, die hierbei zwischen Embryologen entstehen konnte, war es ein schwieriges Vorhaben, eine allgemein akzeptierte Reihe der menschlichen Entwicklung zu extrahieren.

---

216 Vgl. ebd., S. 64.
217 Vgl. ebd., S: 67 f.
218 Vgl. Bürker, Karl: Hans Strahl – Rede, gehalten bei der Gedächtnisfeier der Medizinischen Fakultät der Landes-Universität am 25. Juli 1920, in: Nachrichten der Gießener Hochschulgesellschaft, 3. und 4. Jahrgang, Gießen 1921, S. 16 f.
219 Ebd., S. 17.

2.4.2 Expertise als Voraussetzung für embryologische Arbeiten

His' Ziel war keineswegs trivial. Die bis 1880 erhobenen embryologischen Erkenntnisse lagen ihm zufolge fragmentiert vor und waren von teils mehr, teils weniger qualifizierten Forschern erarbeitet worden, sodass eine kritische Begutachtung der Ergebnisse anderer Embryologen unbedingt notwendig war.[220]

Nicht nur charakterisierte His sich als Koordinator inmitten ungeordneter Einzelbeobachtungen, er betonte auch die Wichtigkeit des Expertenstatus, den er für eine ernsthafte embryologische Forschung als unabdingbar erachtete. In diesem Sinne versuchte er, das Forschungsgebiet der Embryologen klar abzugrenzen. Im ersten Band seiner *Anatomie menschlicher Embryonen* sprach er explizit Gynäkologen an, denen er „ein lebhaftes und höchst erfreuliches Interesse an der Förderung der menschlichen Embryologie"[221] zugestand, und unterstellte ihnen, viele embryologische Präparate „geradezu in bedauerlicher Weise verdorben"[222] zu haben, indem sie diese nur äußerlich beschrieben hatten. Sowohl eine reliable Größenmessung als auch die Untersuchung eines Embryos als Schnittserie unter dem Mikroskop seien basale Voraussetzungen für brauchbare Erkenntnisse. Präparate gehörten somit laut His unbedingt in die Hände von Experten:

> Sowohl die Untersuchungstechnik als die richtige Fragestellung stehen nur demjenigen gehörig zu Gebote, der sich durch anhaltende Beschäftigung mit derartigen Arbeiten die nöthige Uebung erworben hat. […] Es ist mir allzugut bewusst, dass es für manchen Gynäkologen ein schweres persönliches Opfer ist, wenn er ein werthvolles Präparat, nach dem er vielleicht Jahre lang gestrebt hat, aus den Händen geben oder gar der Guillotine des Mikrotoms ausliefern [sic] soll. Diejenigen Collegen aber, welche genug Gemeinsinn besitzen, solche Opfer zu bringen, werden es schliesslich doch nicht bereuen, ihre persönlichen Interessen einem höheren Ziele untergeordnet zu haben.[223]

Hopwood deutet dieses Verhalten His' als Einsatz von „Zuckerbrot und Peitsche"[224]: Indem er einerseits die Ärzte, die ihm Embryonen zur Forschung überließen, lobte und Embryonen nach ihnen benannte (vgl. Kapitel 3.3.3.3) und andererseits diejenigen, die eigene Forschung mit humanembryologischen

---

220 Vgl. His: Anatomie menschlicher Embryonen, 1. Bd., 1880, S. 1.
221 Ebd., S. 4.
222 Ebd.
223 Ebd., S. 4 f.
224 Im Original: „His wielded stick and carrot." Hopwood: Embryos in wax, 2002, S. 69.

Präparaten betreiben wollten, in seinen Werken scharf kritisierte, versuchte er, möglichst viele klinisch tätige Kollegen zum Überlassen embryonaler Präparate zu bewegen.

2.4.3 Uneinheitliches vergleichbar machen

Die jahrelange Beschäftigung von His mit menschlichen Embryonen in Form von Präparaten, Beschreibungen, Zeichnungen und dreidimensionalen Rekonstruktionen mündete in die *Anatomie menschlicher Embryonen*, die von 1880 bis 1885 in drei Bänden erschien. His verfolgte mit seinem Werk das Ziel, Normen für die menschliche Entwicklung aufzustellen, durch die für jede Stufe eine bestimmte Form und Größe des Embryos definiert werden sollte.[225] Mit dem dritten Band veröffentlichte His 1885 seine finale Normenreihe von 25 Embryonen, die der Entwicklung nach geordnet und, wie Hopwood ausführt, als Repräsentanten ihres jeweiligen Entwicklungsstadiums ausgewählt waren.[226] Allerdings erkennt Hopwood auch eine gewisse Ironie im Begriff der Normentafel: „norms were standards, but for human embryos recovered from abortions the main concern was to avoid abnormality."[227]

Balfour zufolge bestand die schwierigste Aufgabe des Embryologen darin, die Lücken in der bisher beobachteten Entwicklung ausfindig zu machen und „die ursprüngliche Ordnung [wieder]herzustellen, wo dieselbe gestört worden ist"[228]. Da Embryonen der gleichen Entwicklungsstufe teilweise eine sehr große interindividuelle Variabilität der Form zeigten,[229] war die Auswahl der zu veröffentlichenden Embryonen eine verantwortungsvolle Aufgabe. Das,

---

225 Vgl. His: Anatomie menschlicher Embryonen, 2. Bd., 1882, S. 2.
226 Vgl. Hopwood: Producing Development, 2000, S. 53.
227 Hopwood: Normal plates, 2007, S. 4.
228 Balfour: Embryologie, 1880, S. 4.
229 Diese Variabilität der Form war schon im frühen 19. Jahrhundert bekannt und zeigte sich besonders anschaulich in der fünften Tafel von Panders *Entwickelungsgeschichte des Hühnchens im Eye*: Panders Tafel besteht aus neun unterschiedlichen Figuren von Hühnerembryonen, soll jedoch nicht wie eine Entwicklungsreihe morphologische Wandlungen von einer frühen zu einer späteren Entwicklungsstufe darstellen. Alle Embryonen der Tafel befinden sich trotz ihrer Verschiedenheit im gleichen Entwicklungsstadium. Pander erklärte, bei dieser Zusammenstellung sei seine Intention gewesen, „einem künftigen Beobachter über die Mannigfaltigkeit der Formen, unter denen der Embryo auf gleicher Entwickelungsstufe zu erscheinen pflegt, keinen anstössigen Zweifel zu lassen." Vgl. Pander: Entwickelungsgeschichte, 1817, S. 36; Wellmann: Form des Werdens, 2010, S. 335–339.

was veröffentlicht wurde, entschied über den Standard der Embryologie. Die Rekonstruktion menschlicher Entwicklung erfolgte demnach nicht linear. Erst durch den Umweg über Selektion brauchbarer Einzelbeobachtungen, Vergleich mit bereits veröffentlichten Darstellungen und Erstellung von Entwicklungsserien wurde sie „produziert".[230]

Somit ergibt sich, dass die Selektion – der Vergleich embryonaler Präparate und die Auswahl von Embryonen, die laut Hopwood in His' „consistent set of developmentally ordered specimens"[231] passten, aus dem er wiederum seine Normen extrahierte – eine zentrale Aufgabe in den Vorarbeiten zu His' Normentafel war. Bei der Ausgrenzung von Präparaten war His streng: Hopwood erwähnt Fälle, in denen er Embryonen ablehnte, die durch ungeeignete Fixation zu Schaden gekommen waren, sowie solche, in deren Beschreibungen Maßangaben fehlten.[232]

Zur Vergleichbarkeit und Standardisierung nutzte His als „vortreffliches Hülfsmittel"[233] Zeichnungen, die er auf den gleichen Maßstab (bis zum vollendeten 2. Monat auf eine fünffache Vergrößerung) brachte. Mit diesem Vorgehen wollte er dem Leser eine schnelle Orientierung bieten.[234] Sogar Zeichnungen von Kollegen, die er in seine Normenreihe aufnahm, brachte er mithilfe einer „photographischen Kammer"[235] auf den gleichen Maßstab. Den hierbei betriebenen Aufwand begründete His folgendermaßen:

> Erst so gewinnt man ein sicheres Urtheil über die Beziehungen der einzelnen Beobachtungen zu einander [sic]. Ohne gehörige Berücksichtigung der Maassverhältnisse halte ich es nicht für möglich, zuverlässige Unterscheidungen über die Zusammengehörigkeit oder Nichtzusammengehörigkeit der Stücke zu geben.[236]

In dieser Hinsicht konnte His seine Präparate durch technische Hilfsmittel standardisieren. Bei Mängeln jedoch, die durch unterschiedliche Behandlung der Präparate durch die Sammelnden zu Stande gekommen waren, musste er entweder artifizielle Unterschiede akzeptieren oder die entsprechenden Embryonen von seinen Normen ausschließen. Schon die Art der Flüssigkeit, in die

---

230 Vgl. Hopwood: Producing Development, 2000; Wellmann: Form des Werdens, 2010, S. 328.
231 Hopwood: Producing Development, 2000, S. 48.
232 Vgl. ebd., S. 49.
233 His: Anatomie menschlicher Embryonen, 2. Bd., 1882, S. 2.
234 Vgl. ebd.
235 Ebd., S. 23.
236 Ebd.

der Embryo zur Aufbewahrung gegeben wurde, konnte extreme Auswirkungen auf das Präparat haben. So beschrieb His, wie er im Januar 1881 den Embryo „LXVI" durch einen Dr. Schütz aus Hamburg zugesandt bekam. Das Präparat war in der Sektion einer 40-Jährigen, mit Lues infizierten Frau, die plötzlich an der Ruptur eines Aortenaneurysmas gestorben war, gewonnen worden und sogleich „frisch in Brunnenwasser gelegt und auch in letzterer Flüssigkeit versandt worden."[237] Zwei Tage später traf es bei His ein und war durch den

> Aufenthalt im Wasser stark aufgequollen und durchscheinend, 3 bez. 4 cm im Durchmesser fassend. Das Innere der Frucht war schleimig und klebte an den Instrumenten, weshalb ich das Ganze erst auf kurze Zeit in Salpetersäure und dann in Alkohol brachte.[238]

Fast anderthalb Jahre später, als His das Präparat erneut begutachtete, war es inklusive der Eihäute auf ca. 17 mm geschrumpft und enthielt einen 2 mm großen Embryo.[239] Ob His durch die nachträgliche Entwässerung einen gleich guten Erhaltungszustand erzeugen konnte wie bei einem Embryo, der direkt nach Entnahme aus dem Uterus der Verstorbenen mit einer geeigneten Fixierlösung behandelt worden war, bleibt zu bezweifeln.

Der Embryo „LXVII", den His im November 1880 von Prof. Langhans aus Bern erhielt und der von einem Dr. Conrad akquiriert wurde, wurde nach Abgang mit 17 x 11 mm ausgemessen und „völlig frisch in 2 proc. Borsäure gelegt".[240] Zwei Tage später bestimmte Langhans die Durchmesser der ungeöffneten Eihäute erneut, und zwar auf 15 x 12,5 mm.[241] Zwar könnte dieser geringe Unterschied auf einen einfachen Messfehler von His oder seinem ärztlichen Kollegen zurückzuführen sein, allerdings handelte es sich bei Borsäure – zumindest in Retrospektive – nicht um ein ideales Fixationsmittel für embryologische Präparate.[242] Eine Schrumpfung oder sonstige Veränderung

---

237 Ebd., S. 89.
238 Ebd.
239 Vgl. ebd.
240 Ebd., S. 88.
241 Vgl. ebd.
242 Borsäure wurde in der *Enzyklopädie der Mikroskopischen Technik* 1910 von Ehrlich et al. als Lösung zur Konservierung von Nahrungsmitteln aufgeführt. In der mikroskopischen Technik habe sie „nur eine sehr beschränkte Anwendung gefunden" (Mosse, Max: Borsäure, in: Enzyklopädie der Mikroskopischen Technik Band I A-K, hrsg. von Ehrlich et al., 2. Aufl., Berlin 1910, S. 157–158; S. 158) und zwar bei der Herstellung von Carminlösungen zur Färbung von Präparaten oder auch als Mazerationsmittel von Flimmerepithelien. Zum Zweck der Fixierung embryologischer

der physiologischen Verhältnisse im Präparat lag somit im Bereich des Möglichen.

Zwei Präparate, die His 1880 vom Professor für Gynäkologie Rudolf Dohrn[243] (1836–1915) aus Marburg erhielt, waren von Hebammen gesammelt worden und hatten, so His' Vermutung, „eine Zeit lang ohne Flüssigkeit an der Luft gestanden, da sie beide stark abgeplattet waren."[244] So war der größere der beiden Embryonen „etwas weich und das Gehirn, wie sich durch die Hautdecke hindurch erkennen liess, bereits etwas zerbröckelt."[245]

Einerseits beschrieb His schon im ersten Teil seiner *Anatomie menschlicher Embryonen* explizit das Vorgehen, welches er als „das Beste"[246] für die Aufbewahrung embryonaler Präparate betrachtete – die Aufbewahrung in ca. 60 %igem Alkohol, keinesfalls Auswaschen in Wasser oder Überführen in Chromsäure[247] –, andererseits appellierte er an die praktizierenden Ärzte, sich nicht durch beschädigte oder mutmaßlich pathologisch veränderte Präparate vom Einschicken abhalten zu lassen, sondern „überhaupt Alles ohne Unterschied"[248] an ihn zu senden. Somit musste His einen Kompromiss eingehen zwischen seinen speziellen Qualitätsanforderungen an das Präparat einerseits und andererseits dem Risiko, dass ein für ihn wertvolles Präparat durch zu strikte Anforderungen vom „Laien" nach der Gewinnung verworfen

---

Präparate empfahlen Ehrlich et al. je nach Fragestellung Osmium-, Pikrin-, Salpeter- oder Essigsäure, oder chrom-, sublimat- und formolhaltige Verbindungen, sowie Platinchlorid oder Alkohol. Vgl. Ballowitz: Embryologische Technik, 1910, S. 311 ff.

243 Dohrn promovierte und habilitierte sich für das Fach Gynäkologie in Kiel und erhielt 1863 einen Ruf der Universität Marburg, wo er bis 1883 als ordentlicher Professor für Geburtshilfe und Direktor der Entbindungsanstalt tätig war. Vgl. Professorenkatalog der Philipps-Universität Marburg: Dohrn, Hans Heinrich Alfred Rudolf, unter https://professorenkatalog.online.uni-marburg.de/de/pkat/gsrec/details?current=1&q=dohrn, aufgerufen am 10.04.2021. Insbesondere setzte Dohrn sich für die Verbesserung des Hebammenunterrichts ein und verband die Nassauische mit der Marburger Hebammenlehranstalt, sodass eine „für damalige Zeit mustergültig zu nennende Entbindungs- und Hebammenlehranstalt" (Ahlfeld, Friedrich: Rudolf Dohrn †, in: Monatsschrift für Geburtshilfe und Gynäkologie, Bd. 43, 1916, S. 82–85; S. 83) resultierte.

244 His: Anatomie menschlicher Embryonen, 2. Bd., 1882, S. 93.
245 Ebd.
246 His: Anatomie menschlicher Embryonen, 1. Bd., 1880, S. 4.
247 Vgl. ebd., S. 3–4.
248 Ebd. S. 3

wurde – immerhin waren das Material rar und die Wissenslücken bezüglich der Entwicklungschronologie groß.[249]

2.4.4 Die Normentafel der menschlichen Entwicklung von Keibel und Elze

1908 veröffentlichte der Anatom und Zoologe Franz Keibel (1861–1929), ein Schüler von His, gemeinsam mit Curt Elze (1885–1972) die *Normentafel zur Entwicklungsgeschichte des Menschen* als achten von insgesamt 16 Bänden der *Normentafeln zur Entwicklungsgeschichte der Wirbeltiere*.[250] Diese von Hopwood als „the most influential set of embryological standards"[251] bezeichnete Reihe führte langfristig zur Gründung der ersten Gesellschaft für Embryologie[252] und zur Etablierung der Normentafel als Standardwerkzeug in der experimentellen Embryologie.[253] Im Folgenden sollen einige Gemeinsamkeiten und Unterschiede zwischen His' *Anatomie* und Keibels und Elzes *Normentafel* als Publikationen von Normen der menschlichen Entwicklung herausgearbeitet werden.

Keibel und Elze nahmen sich bei der Konstruktion ihrer Normentafeln His' Arbeit als Vorbild. Um sein Werk zu würdigen, integrierten sie eine verkleinerte Version der damals schon über 20 Jahre alten His'schen Entwicklungsreihe als „Fundament"[254] in ihre Normentafel der menschlichen Entwicklung.[255]

Aufgrund der zu Beginn des 20. Jahrhunderts steigenden Anzahl an gynäkologischen Operationen konnten Keibel und Elze deutlich mehr Embryonen aus verschiedenen Quellen in ihr Werk aufnehmen als His in seine Normenreihe: Zwar stammten mindestens 16 der 84 Embryonen aus Aborten, jedoch genau so viele aus nicht näher spezifizierten Operationen und Laparotomien, weitere vier aus Operationen, in denen der Uterus entfernt wurde – meist wegen Carcinomverdacht –, drei zusätzlich aus Operationen

---

249 Auch in Bezug auf die Herkunft der Embryonen musste His aufgrund von Materialknappheit Abstriche machen: 20 der 25 im dritten Band seiner Anatomie menschlicher Embryonen dargestellten Embryonen stammen aus Aborten, die bekanntermaßen ein höheres Risiko für Fehlbildungen mit sich brachten. Vgl. His: Anatomie menschlicher Embryonen, 3. Bd., 1885, S. 237.
250 Vgl. Hopwood: Producing Development, 2000, S. 73.
251 Hopwood: Normal plates, 2007, S. 2.
252 Vgl. ebd., S. 18 ff.
253 Vgl. ebd., S. 22 f.
254 Keibel und Elze: Normentafel, 1908, S. 7.
255 Vgl. ebd.

bei Extrauteringraviditäten und vier aus artifiziellen Aborten.[256] Der Embryo Nr. 23 stammt gar „aus dem Uterus einer Ermordeten".[257] Somit nahmen Keibel und Elze insgesamt mehr Embryonen in ihre Normentafel auf als His. Zudem hatten sie auch einen besseren Zugang zu Präparaten aus Operationen, die mutmaßlich seltener pathologische Veränderungen aufwiesen als Embryonen aus Aborten. Nicht nur zur direkten Erforschung der jeweiligen Entwicklungsstufe nutzten Keibel und Elze Operationspräparate, sondern auch als wichtiges Vergleichsmaterial zu Aborten. Mithilfe solcher – wahrscheinlich physiologisch entwickelter – Embryonen ließ sich die Aussagekraft fragwürdiger Präparate überprüfen.[258]

Keibel und Elze kombinierten in ihrer Normentafel Tabellen nach dem Vorbild Albert Oppels (1863–1916), in denen sie Merkmale der einzelnen Organe des jeweiligen Präparates festhielten, mit bildlichen Darstellungen.[259] Ihre Ziele hierbei waren es, die Embryonen miteinander vergleichbar zu machen, ihren Aufbau zu verstehen und die Variationsbreite der menschlichen Entwicklung aufzuzeigen. Außerdem wollten sie über die anderen Bände ihrer Normentafeln den Organbau menschlicher Embryonen mit dem von Affen, Säugern und schließlich Reptilien sowie Vögeln vergleichen.[260]

Wie auch His standen Keibel und Elze vor dem Problem, dass die von ihnen untersuchten Embryonen unterschiedliche Erhaltungszustände aufwiesen und entsprechend je nach Präparat mehr oder weniger Details preisgaben. Auch Schnittrichtung und -stärke sowie die Färbungen differierten. Des Weiteren

---

256 Vgl. ebd., S. 90–151. Bei den restlichen 43 Embryonen finden sich keine Angaben zur Herkunft der Präparate in den Tabellen. Zu den künstlichen Aborten geben die Autoren keine Informationen bezüglich der Indikationen. Die Indikationsstellung zur Einleitung eines Aborts war um 1900 streng geregelt. Er sollte nur als ultima ratio in Betracht gezogen werden bei Lebensgefahr für die Schwangere. Als rechtfertigende Indikationen finden sich in zeitgenössischer Literatur unter anderen: akute Nephritis und wenig Aussicht auf Lebensfähigkeit des Kindes nach Geburt, schwere Chorea, Hyperemesis oder ein verengtes Becken bei Osteomalazie. Vgl. Ahlfeld, Friedrich: Ueber Indicationen zum künstlichen Abort und über Ausführung desselben, in: Archiv für Gynäkologie, Bd. 18, 1881, S. 307–318; Fritsch, Heinrich: Der künstliche Abort, in: DMW – Deutsche Medizinische Wochenschrift, Bd. 30, Nr. 48, 1904, S. 1759–1760.
257 Keibel und Elze: Normentafel, 1908, S. 105.
258 Vgl. ebd., S. 1.
259 Die Darstellung in Tabellenform bot einfache Vergleichbarkeit und ließ sich unkompliziert erweitern. Vgl. Hopwood: Normal plates, 2007, S. 7–11.
260 Vgl. Keibel und Elze: Normentafel, 1908, S. 2.

konnten nicht alle Embryonen präzise bearbeitet werden, da den Autoren manche Präparate nur für kurze Zeit zur Verfügung standen.[261] Die beiden Anatomen suchten diese Probleme zu lösen, indem sie vor allem die Informationen in ihre Tabellen integrierten, derer sie sich sicher waren – nur physiologisch entwickelte Embryonen und solche mit „untergeordneten Abweichungen von der Norm"[262] wurden von ihnen aufgenommen. Unsicherheiten markierten sie für ihre Leser mit Fragezeichen[263] und „in jeder Hinsicht vorzügliche"[264] Embryonen, die besonders gut erhalten waren, wurden mit einem Stern versehen.[265]

Den aufgeführten Maßangaben kam, so betonen Keibel und Elze, „nur ein sehr relativer Wert"[266] zu, da die Messungen „an verschieden konservierten Embryonen und zum Teil in verschiedenen Stadien der Konservierung"[267] vorgenommen wurden. Auch die interindividuelle Variabilität der Größe bei Embryonen der gleichen Entwicklungsstufe erschwerte die Vergleichbarkeit ihrer Maße, sodass Keibel und Elze ihre Maßangaben lediglich als „annähernden Maßstab zur schnellen Orientierung"[268] ansahen.

Mit einer größeren Anzahl an verfügbaren Embryonen wurde die Selektion von „Standardembryonen" schwieriger: Keibel und Elze strebten Hopwood zufolge nicht mehr wie His nach autoritativen Standards, sondern wollten die menschliche Entwicklung in ihrer breiten Variabilität erfassen.[269] Die Lösung des Problems, dass starre Normen der vielfältigen Entwicklung nicht mehr genügten, bot George Linius Streeter (1873–1948), ein weiterer von His' Schülern. In den 1940er Jahren entwickelte er mit seinen „horizons" ein flexibleres System zur Einordnung menschlicher Embryonen, das bis heute noch in modifizierter Form als „Carnegie-Stadien" zur Klassifikation von Embryonen genutzt wird.[270]

---

261 Vgl. ebd.
262 Ebd., S. 4.
263 Vgl. ebd., S. 2.
264 Ebd., S. 4.
265 Vgl. ebd.
266 Ebd., S. 3.
267 Ebd.
268 Ebd.
269 Vgl. Hopwood: Producing Development, 2000, S. 73 f.
270 Vgl. ebd., S. 76; Hopwood: Normal plates, 2007, S. 22 f.

3 Entstehung der Gasser-Strahl'schen Sammlung

Dieses Kapitel widmet sich der Entstehung der Gasser-Strahl'schen Sammlung. Betrachtet werden mögliche Motivationen zur Zusammenstellung einer humanembryologischen Schnittseriensammlung in Marburg sowie die Akquise der humanembryologischen Präparate, deren Weiterverarbeitung und deren Dokumentation in Form von Zeichnungen, Fotografien und dreidimensionalen Rekonstruktionen. Einige Punkte sind durch einen Vergleich mit anderen humanembryologischen Schnittseriensammlungen ergänzt.

3.1 Zeitliche Einordnung der Sammlungsarbeiten

Die Gasser-Strahl'sche Sammlung menschlicher Embryonen entstand vermutlich als Nachfolge- oder Erweiterungsprojekt einer vergleichend-embryologischen Schnittseriensammlung, die ab den 1880er Jahren in Marburg angelegt wurde. Bürker beschrieb 1921 in seiner Rede zum Gedächtnis Strahls die Entstehung der vergleichend-embryologischen Sammlung anekdotisch. So berichtete er, dass Nathanael Lieberkühn (1821–1887), der damalige Direktor des Marburger Anatomischen Instituts,[271] um das Jahr 1880 ein reges Forschungsinteresse an entwicklungsgeschichtlichen Fragestellungen hegte, sich jedoch die Suche nach Präparaten zur Reptilienentwicklung zunächst

---

271 Samuel Nathanael Lieberkühn wurde 1821 in Barby an der Elbe geboren. 1843 begann er in Halle das Studium der Philosophie, wechselte später jedoch zum Medizinstudium in Berlin, wo er 1849 mit einer Arbeit über das Nervengewebe promovierte. Dort erhielt er Unterricht vom Anatomen und Physiologen Johannes Müller (1801–1858), unter dem er ab 1857 als Prosektor arbeitete. Nach Müllers Tod 1858 wurde Karl Bogislaus Reichert (1811–1883) Leiter des Anatomischen Instituts von Berlin. Neben der Gewebelehre lag ein Forschungsschwerpunkt Reicherts auf der Embryologie, was Lieberkühn während seiner Tätigkeit in Berlin in seinen wissenschaftlichen Interessen beeinflusste: Nach seiner Habilitation 1858 in Berlin und seinem Ruf 1867 an das Anatomische Institut in Marburg wandte sich Lieberkühn vermehrt entwicklungsgeschichtlichen Fragestellungen zu. Vgl. Professorenkatalog der Philipps-Universität Marburg: Lieberkühn, Samuel Nathanael, unter https://professorenkatalog.online.uni-marburg.de/de/pkat/gsrec/details?current=2&q=lieberkühn, abgerufen am 18.12.2020; Krug: Anatomenfamilie, 1992, S. 11–20.

schwierig gestaltete. Die hohen Prämien, die Lieberkühn für trächtige Eidechsen versprach, waren laut Bürker „vollkommen vergebens".[272] Nach einiger Zeit hörte ein Bauer aus einem benachbarten Dorf, dass in der Marburger Anatomie Eidechsen gesucht wurden, und brachte gegen Bezahlung reichlich trächtige Zaun- und Waldeidechsen an das Institut.[273] Strahl, der im Sommer 1880 in der Anatomie aushalf, hatte die Aufgabe, die Eier zu entnehmen, zu öffnen, zu konservieren und schließlich Schnittpräparate der Embryonen herzustellen.[274] Guido Richard Wagener (1822–1896), der mit Lieberkühn nach dessen Berufung 1867 von Berlin nach Marburg gekommen war,[275] war für die Abbildung der Präparate zuständig. Auch Strahls Frau wurde in die Arbeiten mit einbezogen: „Mit ihren feinen Fingerchen hat sie manche Schnittserie hergestellt, viel besser, als ich es je hätte machen können"[276], soll Strahl sie gelobt haben.

---

272 Bürker: Hans Strahl, 1921, S. 14.
273 Vgl. ebd.
274 Strahls Beschäftigung in den 1880er Jahren mit Reptilienembryonen spiegelt sich in seinen Publikationen wider: zwischen 1881 und 1888 veröffentlichte er acht Arbeiten zur Entwicklung der Eidechsen, inklusive seiner Habilitationsschrift *Beiträge zur Entwicklung der Reptilien*. Vgl. Auflistung bei Bürker: Hans Strahl, 1921: Strahl, Hans: Über die Entwicklung des Canalis myelo-entericus und der Allantois der Eidechse, in: Archiv für Anatomie und Physiologie, Anatomische Abteilung, 1881, S. 122; Ders.: Beiträge zur Entwicklung der Reptilien. Habilitationsschrift, Marburg 1882; Ders.: Beiträge zur Entwickelung von Lacerta agilis, in: Archiv für Anatomie und Physiologie, Anatomische Abteilung, 1882, S. 242; Ders.: Über Canalis neurentericus und Allantois bei Lacerta viridis, in: Archiv für Anatomie und Physiologie, Anatomische Abteilung, 1883, S. 323; Ders.: Über Entwickelungsvorgänge am Vorderende des Embryo von Lacerta agilis, in: Archiv für Anatomie und Physiologie, Anatomische Abteilung, 1884, S. 41; Ders.: Über Wachstumsvorgänge an Embryonen von Lacerta agilis, Separatabdruck aus den Abhandlungen der Senckenbergischen naturforschenden Gesellschaft, 1884; Ders.: Die Dottersackwand und der Parablast der Eidechse, in: Zeitschrift für wissenschaftliche Zoologie, Bd. 45, Nr. 2, 1887, S. 282; Strahl, Hans und Martin, E.: Die Entwicklung des Parietalauges bei Anguis fragilis und Lacerta vivipara, in: Archiv für Anatomie und Physiologie, 1888, S. 146–163.
275 Vgl. Professorenkatalog der Philipps-Universität Marburg: Wagener, Guido Richard, unter https://professorenkatalog.online.uni-marburg.de/de/pkat/gsrec/details?current=3&q=wagener, abgerufen am 12.04.2021; Krug: Anatomenfamilie, 1992, S. 11–19; Aumüller, Gerhard und Krug, Hans-Peter: Guido Richard Wagener – Anatom und Musiksammler, in: Medizinhistorisches Journal, Bd. 29, Nr. 2, 1994, S. 171–182.
276 Bürker: Hans Strahl, 1921, S. 15 f.

Zeitliche Einordnung der Sammlungsarbeiten

Laut zwei maschinengeschriebenen Verzeichnissen wurden die Schnittserien zur tierischen Embryonalentwicklung von 1882 bis 1914 angefertigt.[277] Neben einem großen Teil von Reptilienembryonen – darunter Salamander, Molche, Kröten und Frösche – finden sich in der Sammlung auch zahlreiche Präparate zur Entwicklung von Gänsen, Hühnern und Enten sowie Mäusen, Kaninchen, Meerschweinchen, Maulwürfen, Schweinen et cetera. Insgesamt umfasst die Sammlung den Verzeichnissen zufolge etwa 1.000 Schnittserien mit insgesamt über 10.000 Objektträgern.[278] Nicht nur die Publikationen von Lieberkühn, Gasser und Strahl spiegeln jeweils großes Interesse an vergleichend-embryologischer Forschung wider: Aus den von 1887 bis 1922 veröffentlichten Dissertationen und Publikationen anderer Mitarbeiter aus dem Marburger Anatomischen Institut geht ebenfalls hervor, dass die vergleichend-embryologische Sammlung intensiv für die Forschung genutzt wurde (siehe auch Kapitel 4.1.1). Auch an anderer Stelle finden sich Hinweise auf die Expertise der Marburger Anatomen in Bezug auf vergleichend-embryologische Fragestellungen, beispielsweise bei der Begebenheit um Krauses Embryo (vgl. Kapitel 2.4.1), zu dem Gasser 1882 ohne genaues Wissen um die Art des Embryos recht schnell ein passendes Äquivalent aus der Marburger Sammlung hervorholen konnte.

Schnittserien menschlicher Embryonen wurden erst zum Ende der 1880er Jahre als Sammlungspräparate in Marburg gefertigt. Die wahrscheinlich frühesten menschlichen Schnittserien der Gasser-Strahl'schen Sammlung sind auf den 11. und 12.06.1887 datiert und wurden aus einem 18 mm und einem

---

277 Der Verfasser dieser undatierten Kataloge ist wahrscheinlich der Zoologe Wilhelm Harms (1885–1956), der nach seiner Pensionierung 1949 einige Jahre als Gastwissenschaftler am Marburger Anatomischen Institut tätig war. Für diesen Zusammenhang dankt die Verfasserin Prof. Gerhard Aumüller. Vgl. Verzeichnis von Schnittserien aus dem Anatomischen Institut der Universität Marburg/Lahn (vermutlich erstellt von Wilhelm Harms). Aus den Primärquellen geht nicht hervor, dass die tierischen Schnittserien der eigentlichen Gasser-Strahl'schen Sammlung angehören, zumal ein eigenes Verzeichnis für die menschlichen Schnittserien mit dem Titel „Gasser-Strahl'sche Sammlung menschlicher Embryonen aus dem Anatomischen Institut der Universität Marburg/Lahn" existiert und menschliche sowie tierische Schnittserien in separaten Schränken und Räumen der medizinhistorischen Sammlung der Philipps-Universität Marburg untergebracht sind. Vgl. hierzu auch Kapitel 4.2.
278 Vgl. Verzeichnis von Schnittserien.

26 mm großen Embryo gefertigt.[279] Somit fällt ihre Herstellung in die Zeit nach Lieberkühns Tod am 14.04.1887,[280] als zunächst der zuvor als Prosektor tätige Wagener mit den Aufgaben des Institutsleiters beauftragt wurde. Ab dem Wintersemester 1887/88 übernahm Emil Gasser[281] das Direktorat. Hans Strahl[282]

---

279 Vgl. Verzeichnis: Gasser Strahl'sche Sammlung menschlicher Embryonen aus dem Anatomischen Institut der Universität Marburg/Lahn (vermutlich erstellt von Wilhelm Harms).

280 Vgl. Chronik 1887/88, Marburg, S. 6 f.

281 Emil Gasser, geboren in Idstein, studierte in Heidelberg und Marburg Medizin. 1873 promovierte er in Marburg und im nächsten Jahr folgte die Habilitation für das Fach Anatomie. 1884 folgte Gasser dem Ruf an die Berner Universität und kehrte 1887, nach Lieberkühns Tod, zurück nach Marburg, um dort die Leitung des Anatomischen Instituts zu übernehmen. Von 1914 bis 1917 diente Gasser in Flandern, Polen und Rumänien als Oberstabsarzt im Feld und starb 1919 in Marburg. Neben einem stereoskopischen Bildatlanten zu Hernien, den er gemeinsam mit Eugen Enderlen (1863–1940) veröffentlichte, behandeln die meisten von Gassers Publikationen entwicklungsgeschichtliche Fragestellungen. Hierzu forschte er vor allem an Hühner-, Gänse- und Krötenembryonen. Vgl. Professorenkatalog der Philipps-Universität Marburg: Gasser, Emil, unter https://professorenkatalog.online.uni-marburg.de/de/pkat/gsrec/details?current=1&q=gasser, abgerufen am 12.04.2021; Gasser, Emil und Enderlen, Eugen: Stereoskopbilder zur Lehre von den Hernien, Jena 1906; Gasser, Emil: Beobachtungen über die Entstehung des Wolff'schen Ganges bei Embryonen von Hühnern und Gänsen, in: Archiv für mikroskopische Anatomie, Bd. 14, Nr. 1, 1877, S. 442–459; Ders.: Beiträge zur Entwicklung des Urogenitalsystems der Hühnerembryonen, in: Schriften der Gesellschaft zur Beförderung der gesamten Naturwissenschaften zu Marburg, Bd. 11, Kassel 1878, S. 58–66; Ders.: Zur Entwickelung von Alytes obstetricans, in: Sitzungsberichte der Gesellschaft zur Beförderung der gesamten Naturwissenschaften zu Marburg, Bd. 17, Marburg 1882.

282 Hans August Balthasar Strahl wurde als Sohn eines mit Lieberkühn und Wagener befreundeten Arztes 1857 in Berlin geboren. Durch den frühen Tod seines Vaters wurde Strahl mit sechs Jahren zum Halbwaisen. Wagener und Lieberkühn wurden als Adoptivvater und Vormund eingesetzt und zogen mit Strahl und seiner Mutter 1867 nach Marburg. Während seines Medizinstudiums in Marburg und Tübingen profitierte Strahl von der Förderung durch seine Mentoren. 1880 reichte er seine Dissertation über die wachsartige Degeneration quergestreifter Muskelfasern ein, mit der er einen Preis des Pathologischen Instituts gewann. Nachdem er zwei Jahre als Assistent in der Marburger Entbindungsanstalt gearbeitet hatte, habilitierte Strahl sich 1882 über die Entwicklung von Reptilien und wechselte 1884 als Assistent an das Anatomische Institut. Drei Jahre später wurde er zum außerordentlichen Professor für Anatomie und Prosektor in Marburg ernannt und erhielt 1895 einen Ruf nach Gießen. Dort war er als ordentlicher Professor und Direktor des anatomischen

war im Sommersemester 1887 als Assistent in der Anatomie tätig und wurde zum Wintersemester Prosektor. Die Assistentenstelle übernahm Jacob Zumstein (1861–1908).[283] Privatassistenten waren im Sommersemester Friedrich Carius, der im Wintersemester die Aufgaben eines zweiten Assistenten übernahm, und Herr E. Martin, sowie ab dem Wintersemester Herr Kopp.[284]

Heute lässt sich weder bestimmen, ob Strahl, Wagener oder Lieberkühn die Erweiterung der embryologischen Schnittseriensammlung um menschliche Präparate beziehungsweise die Anlage einer rein humanembryologischen Sammlung veranlasste, noch, ob Strahl oder Wagener die ersten Schnittserien anfertigte oder dies Aufgabe der Assistenten war.

Laut der Chronik der Universität Marburg wurden im Wintersemester 1887/88 „Die histologischen und embryologischen Sammlungen [...] fortdauernd erheblich vermehrt"[285], obwohl die Umstände nicht günstig waren: Es

---

Instituts tätig sowie 1909, 1909/10 und 1918/19 als Rektor der Universität Gießen. 1920 starb Strahl an einer Lungenentzündung. In seinen Forschungsarbeiten beschäftigte er sich mit der vergleichenden Entwicklungsgeschichte, vor allem in Bezug auf die Implantation und die Entwicklung der Plazenta sowie die Anatomie des graviden Uterus. Als Forschungsobjekte dienten ihm unter anderem Igel, Maulwürfe, Frettchen, Hunde und Affen. 1910 veröffentlichte Strahl gemeinsam mit dem Pathologen Rudolf Beneke (1861–1946) eine Arbeit über einen der jüngsten bis dahin beschriebenen Embryonen. Vgl. Bürker: Hans Strahl, 1921; Strahl, Hans: Zur Lehre von der wachsartigen Degeneration der quergestreiften Muskeln, in: Archiv für experimentelle Pathologie und Pharmakologie, Bd. 13, 1880, S. 14–28; Professorenkatalog der Philipps-Universität Marburg: Strahl, Hans August Balthasar, unter https://professorenkatalog.online.uni-marburg.de/de/pkat/gsrec/details?current=1&q=strahl, abgerufen am 18.12.2020; Strahl: Entwicklung der Reptilien, 1882; Beneke, Rudolf und Strahl, Hans: Ein junger menschlicher Embryo, Wiesbaden, 1910.

283 Zumstein war schon in Bern unter Gasser als Assistent tätig, habilitierte sich dort 1887 für Anatomie und ging im gleichen Jahr mit Gasser nach Marburg. 1895 wurde er zum zweiten Prosektor ernannt. Er spezialisierte sich auf die Herstellung anatomischer Korrosionspräparate, insbesondere zur Darstellung des Bronchialbaumes, aber auch des Nierenbeckens und der Gefäßbäume von Nieren und Leber. Durch seine Arbeit entstand eine Vielzahl hochwertiger Präparate für die Anatomische Sammlung in Marburg. Vgl. Professorenkatalog der Philipps-Universität Marburg: Zumstein, Johann Jacob, unter https://professorenkatalog.online.uni-marburg.de/de/pkat/idrec?id=9679, abgerufen am 12.04.2021. Für mehr Informationen über Zumsteins Korrosionspräparate in Marburg vgl. Krug: Anatomenfamilie, 1992, S. 88 f; Ulrich: Museum Anatomicum, 2017, S. 51–53.

284 Vgl. Chronik 1887/88, Marburg, S. 44.
285 Ebd., S. 45.

fehlten Geldmittel, sodass die Bibliothek nicht erweitert werden konnte,[286] und auch die räumlichen Kapazitäten waren knapp:[287]

> Laboranten konnten nicht beschäftigt werden, da alle disponibele [sic] Räume, 5 an der Zahl, darunter die Assistenzimmer und das Auditorium, zu den Präparierübungen verwendet werden mussten.[288]

Aus der Universitätschronik und den veröffentlichten Arbeiten aus dem Marburger Anatomischen Institut geht hervor, dass schon zu dieser Zeit ein Schwerpunkt der Forschung und Lehre auf der Embryologie lag. So wurde im Wintersemester 1887 neben der systematischen Anatomie bei Gasser und der Osteologie und Syndesmologie bei Wagener eine dritte Vorlesung von Strahl zur Entwicklung und Zeugung gehalten.[289] Außerdem promovierten bei Strahl im gleichen Semester die Privatassistenten Carius mit einer Arbeit über Chorda und primitive Rachenhaut von Meerschweinchen und Kaninchen und Martin über die Urnieren beim Kaninchen. Von den drei Arbeiten, die Strahl im gleichen Zeitraum veröffentlichte, hatten zwei vergleichend-embryologische Fragestellungen zum Thema: *Beiträge zur Kenntniss der Entwicklung von Säugethierembryonen* und *Ueber die Ausbildung des hinteren Körperendes bei Cavia* als Mitteilung über Carius' Arbeit.[290] Ab 1889 wurde der Unterricht um eine „Anleitung zu histologischen und embryologischen Arbeiten"[291] bei Gasser und Strahl in den Sommersemestern ergänzt.[292]

Ein genauer Wortlaut zur Intention bei der Zusammenstellung der Gasser-Strahl'schen Sammlung findet sich nicht, jedoch eine auffällige zeitliche Korrelation zum Erscheinen von His' *Anatomie menschlicher Embryonen*: Wie bereits erwähnt, sind die frühsten Schnittserien menschlicher Embryonen in Marburg

---

286 Vgl. ebd.
287 Um dem Raummangel entgegenzuwirken, wurde im Sommer 1888 ein Plan für einen Erweiterungsbau der Anatomie angefertigt, der über mehrere Jahre überarbeitet und schließlich zugunsten eines kompletten Neubaus verworfen wurde. Die neue Anatomie konnte am 1.4.1902 bezogen werden. Vgl. Chronik 1887/88, S. 69; Chronik 1889/90, S. 35; Chronik 1902/03, S. 44.
288 Chronik 1887/88, S. 45.
289 Vgl. ebd.
290 Vgl. ebd.
291 Chronik 1889/90, S. 35; Chronik 1890/91, S. 41; Chronik 1891/92, S. 46; Chronik 1892/93, S. 53; Chronik 1893/94, S. 42; Chronik 1894/95, S. 47.
292 Nach Strahls Weggang nach Gießen entfiel dieser Kurs. Im Sommersemester 1903 wurde ein vierstündiger „embryologischer und histologisch-technischer Kursus" bei Joseph Disse eingeführt. Vgl. Chronik 1903/04, Marburg, S. 48.

auf das Jahr 1887 datiert, in dem Gasser Direktor der Marburger Anatomie wurde. Zwei Jahre zuvor war der dritte Teil von His' *Anatomie menschlicher Embryonen* erschienen, der in der durch Lieberkühns Einfluss in den 1880er Jahren embryologisch orientierten Marburger Anatomie auf großes Interesse gestoßen sein dürfte. Wahrscheinlich trug His' Werk zur Idee der Anfertigung einer eigenen humanembryologischen Sammlung in Marburg bei. His selbst vermutete, dass sich durch seine Arbeit „für die fernere Forschung wichtige Ausgangspunkte […] würden gewinnen lassen"[293] – womit er langfristig Recht behalten sollte.[294]

Darüber hinaus gibt es in Publikationen aus dem Marburger Anatomischen Institut mit vergleichend-embryologischer Fragestellung einige Hinweise darauf, welchen Nutzen man mit der Anfertigung einer umfassenden Schnittseriensammlung verband. Beispielsweise schrieb Strahl in seinem Beitrag zur Plazenta von Talpa europaea 1892:

> Nur eine grosse Vollständigkeit des Materials und weiterhin die Kenntnis einer ziemlich erheblichen Reihe anderer Placentarbildungen hat es mir möglich gemacht, auch in diesen Fällen eine Deutung der manchmal ziemlich verwickelten Bilder versuchen zu können.[295]

Eine ausgebaute Sammlung ermöglichte es folglich nicht nur, eine vollständige Entwicklungsreihe zu konstruieren, sondern auch, Pathologien und Varianten in Beschreibungen von Kollegen oder im eigenen Material[296] zu erkennen und

---

293 His: Anatomie menschlicher Embryonen, 1. Bd., 1880, S. 2.
294 Bei später entstandenen Sammlungen humanembryologischer Schnittserien ist ein Einfluss von His' *Anatomie menschlicher Embryonen* expliziter dokumentiert: Sowohl die Carnegie-Sammlung menschlicher Embryonen in Washington zu Beginn des 20. Jahrhunderts als auch die Dokumentationssammlung Blechschmidt in Göttingen, die Mitte des 20. Jahrhunderts entstand, wurden nach dem Vorbild von His' embryologischen Arbeiten angelegt. Vgl.: Mall, Franklin Paine und Meyer, Arthur William: Studies on Abortuses: A Survey of Pathologic Ova in the Carnegie Embryological Collection (Contributions to Embryology, Bd. 56), Washington 1921, S. 21; Mildenberger, Florian: Anatom, Abtreibungsgegner, Antidarwinist: Die drei Leben des Erich Blechschmidt (1904–1992), in: Medizinhistorisches Journal, Bd. 51, Nr. 3, 2016, S. 246–279; S. 249.
295 Strahl, Hans: Untersuchungen über den Bau der Plazenta V. Die Plazenta von Talpa europaea, in: Anatomische Hefte, Bd. 1, 1892, S. 113–161; S. 115.
296 Ein Beispiel hierfür findet sich in einer Arbeit von Walter Vogt über rückschreitende Zellveränderungen in der Entwicklung von Triton cristatus. Dadurch, dass seine Befunde sich durchgehend bei einer großen Anzahl untersuchter Embryonen, die zu verschiedenen Zeiten und an verschiedenen Orten gewonnen worden waren,

eine eigene Deutung der veröffentlichten Befunde zu entwickeln. In Friedrich Wilhelm Lüsebrinks Dissertation zu den Zotten der Hundeplazenta findet sich ein weiterer Hinweis, dass dies gerade bei humanembryologischen Fragestellungen ein wünschenswertes Ziel war:

> Nun wäre es am Ende nicht zu verwundern, wenn die Ansichten über den Bau der menschlichen Placenta auseinandergehen, da es selbstverständlich Schwierigkeiten macht, sowohl die frühen für die Deutung so wichtigen Entwicklungsstadien zu bekommen, als auch eine vollständige Reihe von Entwicklungsstadien in einer Hand zu sammeln.[297]

Auch in Bezug auf die Qualität der Präparate schien eine umfangreiche Sammlung Vorteile für die Forschenden zu bieten. So konnte Strahl aus den zahlreichen Präparaten diejenigen für seine Projekte wählen, die er als besonders frisch einordnete.[298] Darüber hinaus ließen sich durch das Vorhalten einer großen Anzahl von Schnittserien auch solche Entwicklungszustände untersuchen, die sich nur in einem sehr kurzen Zeitraum zeigten, wie Martin hervorhob.[299] Schließlich findet sich bei Strahl eine weitere Antwortmöglichkeit auf die Frage, wieso man sich in Marburg einem so zeit-, arbeits- und ressourcenintensiven Projekt wie der Anfertigung einer umfassenden humanembryologischen Sammlung zuwandte, ohne eine konkrete Fragestellung in naher Zukunft angehen zu wollen. In Bezug auf die schwierige Akquise junger Embryonen für die Forschung schrieb er 1902:

> Aber es hat sich auch in dieser Beziehung das Material in den letzten Jahren vermehrt, und manch schöner, unerwarteter Befund ist gemacht; wenn auch das Fundament noch fehlt, Material für den Weiterbau ist reichlich vorhanden und es wird

---

zeigten, schloss Vogt, dass er physiologische Entwicklungsvorgänge beobachtet hatte. Vgl. Vogt, Walther: Ueber rückschreitende Veränderungen von Kernen und Zellen junger Entwicklungsstadien von Triton cristatus, in: Sitzungsberichte der Gesellschaft zur Beförderung der gesamten Naturwissenschaften zu Marburg, Bd. 44, Nr. 4, 1909, S. 109–123; S. 120 f.

297 Lüsebrink, Friedrich Wilhelm: Die erste Entwicklung der Zotten in der Hunde-Placenta, in: Anatomische Hefte, Bd. 1, Wiesbaden 1892, S. 163–186; S. 165.

298 Vgl. Strahl: Bau der Plazenta V, 1888, S. 116 f. Auch Erich Jahrmärker konnte in seiner Dissertation zur Entwicklung des Speiseröhrenepithels durch die „Möglichkeit des Auswählens" (Jahrmärker, Erich: Ueber die Entwicklung des Speiseröhrenepithels beim Menschen, Diss. med., Marburg 1906, S. 6) aus der umfassenden Marburger Sammlung mit besonders hochwertigen Präparaten arbeiten.

299 Vgl. Martin, E.: Ueber die Anlage der Urniere beim Kaninchen, in: Archiv für Anatomie und Entwickelungsgeschichte, 1888, S. 109–123; S. 111.

unzweifelhaft die Zeit kommen, in der manches, was heute scheinbar unnütz beiseite liegt, für diesen verwendet werden kann, weil wir die Stelle wissen werden, an welcher es einzufügen ist.[300]

In dieser Aussage spiegelt sich eine Idee wider, unter der die Gasser-Strahl'sche Sammlung entstanden sein könnte: einen Fundus seltener Arbeitsmaterialien anzulegen, auf die in Zukunft mit neuen und umfassenden Fragestellungen immer wieder zurückgegriffen werden kann.

3.1.1 Chronologie der Sammlungstätigkeit

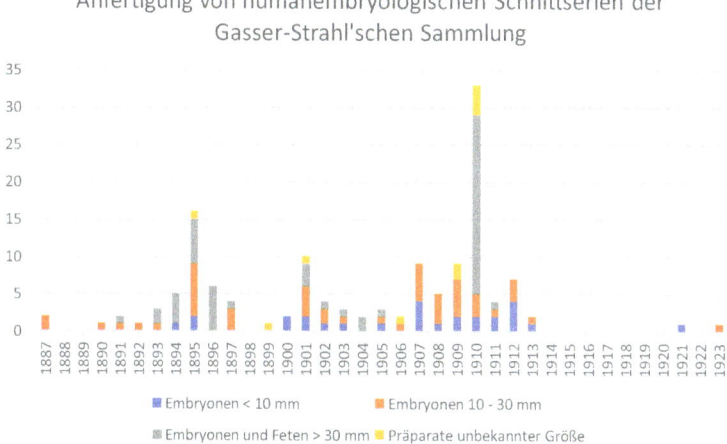

Abbildung 4: Anfertigung von humanembryologischen Schnittserien der Gasser-Strahl'schen Sammlung laut Verzeichnis der menschlichen Schnittserien[301] (eigene Darstellung).

---

300 Strahl, Hans: Die Embryonalhüllen der Säuger und die Placenta, in: Handbuch der vergleichenden und experimentellen Entwickelungslehre der Wirbeltiere – 1. Band. 2. Teil, hrsg. von Oscar Hertwig, Jena 1902, S. 235–368; S. 236.

301 Trotz der Uneinheitlichkeit und Unschärfe bei der Größenmessung von Embryonen, die in Kapitel 2.3 besprochen wurden, soll die im Katalog und auf den Objektträgern der Sammlung angegebene Länge hier als Orientierung zum Alter der Sammlungs-Embryonen und -Feten dienen. Da ein Embryo in der 8. Entwicklungswoche, also kurz vor Beginn der Fetalperiode, bis circa 30 mm misst, wurde diese Länge für die vorliegende Arbeit genutzt, um pragmatisch zwischen mutmaßlichen Embryonal- und Fetalpräparaten der Sammlung zu differenzieren. Embryonen mit einer angegebenen Länge von unter 10 mm stammen sehr wahrscheinlich aus den ersten sechs

Eine erste Spitze erreichte die Herstellung von Schnittserien menschlicher Embryonen in Marburg 1895 (vgl. Abbildung 4). Woher genau die zu dieser Zeit verarbeiteten Präparate stammen, lässt sich in fast allen Fällen nicht rekonstruieren, da einerseits hierzu keine Korrespondenzen an Gasser vorliegen und andererseits die Hälfte der 16 in diesem Jahr angefertigten Schnittserien nur durch ein Datum und teilweise eine Angabe zu Größe und Alter, nicht jedoch durch einen Eigennamen im Schnittserienverzeichnis charakterisiert sind (vgl. Kapitel 3.3.3). Unter den übrigen acht Schnittserien finden sich drei, die nach Mitarbeitern am Anatomischen Institut benannt sind – zwei davon nach Strahl und eine nach Knierim.[302] Wahrscheinlich waren diese bei der Verarbeitung der Präparate zu Schnittserien beteiligt. Zwei weitere Präparate tragen den Namen „Langhans", hierbei handelte es sich wahrscheinlich um Theodor Langhans (1839–1915).[303] Die übrigen drei Präparate tragen die Bezeichnungen „Halle", „Hamburg" und „Dr. Thierbach - Gera"[304] und stammen mutmaßlich aus diesen Städten, was schon eine zu Beginn der Schnittserienanfertigung in Marburg bestehende Vernetzung innerhalb Deutschlands zum Erlangen neuer Präparate nahelegt.

Eine mögliche Erklärung für den Anstieg der Schnittserienproduktion um 1895 bietet die Tatsache, dass dem Anatomischen Institut Mitte der 1890er Jahre Geldmittel aus der Stiftung der Gräfin Bose[305] zuteilwurden, von denen

---

Entwicklungswochen und stellen somit besonders interessante Präparate dar, um die im 19. und frühen 20. Jahrhundert noch wenig erforschten Formwandlungen der ersten Entwicklungswochen nachzuvollziehen. Vgl.: Sadler: Medizinische Embryologie, 2003, S. 94.

302 Ab dem Rechnungsjahr 1904/05 arbeitete ein Dr. Knierim als 1. Assistent am Marburger Anatomischen Institut. Im darauffolgenden Jahr waren ein Dr. G. Knierim als 1. und ein Dr. H. Knierim als 2. Assistent eingestellt. 1906 arbeitete nur noch Dr. G. Knierim am Anatomischen Institut. Vgl. Chronik 1904/05, S. 52; Chronik 1905/06, S. 43; Chronik 1906, S. 54.
303 Vgl. Hessische Biografie: Langhans, Theodor, unter https://www.lagis-hessen.de/pnd/116724161, abgerufen am 12.04.2021. Für mehr Informationen zu Langhans siehe auch Kapitel 3.2.1.
304 Verzeichnis: Gasser-Strahl'sche Sammlung.
305 Louise Wilhelmine Gräfin von Bose (1813–1883), Tochter des späteren Kurfürsten Wilhelm II und seiner Geliebten Emilie Ortlöpp, heiratete 1845 Graf Karl August Bose. Die Gräfin setzte ihr Vermögen für soziale Projekte (Armen- und Krankenpflege) sowie die Förderung von Kunst- und Naturwissenschaften ein. Neben der

zumindest Strahl „kostbarere und schwieriger zu beschaffende Objekte"[306] für seine vergleichend-embryologische Forschung an Plazenten anschaffen konnte. Auch „eine grössere Zahl von Wandtafeln aus dem Gebiete der topographischen und systematischen Anatomie, sowie der Entwicklungsgeschichte"[307] wurde mithilfe von Geld der Stiftung im Rechnungsjahr 1893/94 in Auftrag gegeben.

Nach 1895, als Strahl nach Gießen berufen wurde, fällt die Produktionsrate von humanembryologischen Schnittserien zunächst ab, was auf eine tragende Rolle Strahls bei der Herstellung der ersten Schnittserien hinweist.[308]

Zu Beginn des 20. Jahrhunderts stieg die Produktion von Schnittserien in Marburg wieder an. Dies könnte zum einen durch den Bezug des Neubaus der Anatomie im Jahr 1902 bedingt sein, der bessere räumliche Möglichkeiten zur Sammlungserweiterung zur Verfügung stellte, und zum anderen dadurch, dass um die Jahrhundertwende drei statt zuvor zwei Assistenten im Anatomischen Institut arbeiteten, die mit Anfertigung von Schnittserien beauftragt werden konnten.[309]

Der dritte größere Anstieg in der Fertigung von Schnittserien lässt sich etwa von 1908 bis 1912 verzeichnen. Hierfür könnte das Erscheinen der Normentafel der menschlichen Entwicklung von Keibel und Elze 1908[310] als großes Standardwerk der menschlichen Entwicklung ein Antrieb gewesen sein. Außerdem trat 1909 Otto Veit[311] (1884–1972), der sich in seinen Forschungsarbeiten

---

medizinischen Fakultät der Philipps-Universität Marburg profitierten auch die Frankfurter Senckenbergische Naturforschende Gesellschaft sowie die medizinischen Fakultäten in Jena und Berlin von großzügigen Stiftungen. Vgl. Hessische Biografie: Bose, Louise Wilhelmine Gräfin von, unter https://www.lagis-hessen.de/de/subjects/idrec/sn/bio/id/3996, abgerufen am 21.02.2021; Lemberg, Margret: Gräfin Louise Bose und das Schicksal ihrer Stiftungen und Vermächtnisse (Veröffentlichungen der Historischen Kommission für Hessen 46 Kleine Schriften, Bd. 4), Marburg 1998.

306 Strahl: Bau der Plazenta V, 1888, S. 116.
307 Chronik 1893/94, S. 43.
308 Auch laut Bürkers Nachruf soll Strahl „In seinem Institut [...] die Sammlung anatomischer und besonders embryologischer Präparate durch wertvolle Stücke bereichert" sowie Zeichnungen wichtiger Schnitte angefertigt haben. Vgl.: Bürker: Hans Strahl, 1921, S. 23.
309 Vgl.: Chronik 1899/1900, S. 34; Chronik 1900/01, S. 47; Chronik 1901/02, S. 47.
310 Keibel und Elze: Normentafel, 1908.
311 Otto Veit wurde am 17.10.1884 in Berlin geboren. Er studierte in Marburg und Freiburg Medizin. In Freiburg traf er unter anderem auf den dort als Oberarzt tätigen Franz Keibel. Veit approbierte 1909 und trat eine Assistentenstelle

intensiv mit embryologischen Fragestellungen auseinandersetzte, die Stelle als zweiter Prosektor in Marburg an.[312]

Im Archiv der Marburger Universität vorhandene Korrespondenzen an Gasser, in denen von Ärzten der Versand von Embryonen nach Marburg bestätigt wird, datieren zurück auf die Jahre 1910 bis 1914. Vermutlich war die Spitze der Fertigung von Schnittserien 1910, unter denen sich auch ein Anteil sehr junger Embryonen findet, teilweise den Möglichkeiten von Gassers ausgedehntem Ärztenetzwerk zu verdanken (vgl. dazu Kapitel 3.2).[313] Im Jahr 1911 war die Sammlung auf eine so stattliche Größe angewachsen, dass Gasser den Kurator der Philipps-Universität um Gelder für den Erwerb von Schränken für die humanembryologischen Schnittserien bat:

> In jahrelangem Bemühen ist es mir gelungen, eine sehr umfangreiche Sammlung von Schnittserien aus [?] der menschlichen Embryologie herzustellen, die von grossem Wert für Unterricht und entwicklungsgeschichtliche Studien ist. Es fehlt mir aber die Möglichkeit einer sachgemässen Aufstellung, da kein passender Schrank für mikroskopische Objekte mehr verfügbar ist. Ich bitte deshalb Ew. Hochwohlgeboren dem anatomischen Institut die Summe von M. 275 für die Beschaffung eines solchen Schrankes geneigtest verwilligen zu wollen.[314]

1914 fand die Fertigung von Schnittserien in Marburg mit Ausbruch des Ersten Weltkriegs und Gassers Tätigkeit als Lazarettarzt in Belgien und Russland

---

an der Marburger Anatomie an. 1914 wurde er zum ersten Prosektor ernannt. 1925 wurde Veit an das neue Ordinariat für Anatomie nach Köln berufen, wo er lehrte, bis er im September 1937 durch das nationalsozialistische Regime zwangspensioniert wurde. Nach seiner Wiedereinsetzung publizierte Veit verschiedene Arbeiten zum Wirbeltierkopf und zum Nervensystem, bevor er 1972 in Köln starb. Vgl. Ortmann, R.: Prof. Dr. Otto Veit – Ein Nachruf und ein Stück Geschichte der Kölner Anatomie, in: Acta Anatomica Bd. 94, 1976, S. 161–168; Professorenkatalog der Philipps-Universität Marburg: Veit, Otto Siegfried Karl Johann, unter https://professorenkatalog.online.uni-marburg.de/de/pkat/gsrec/details?current=3&q=veit., abgerufen am 18.12.2020.

312 Vgl. Chronik 1909, S. 55; Ortmann: Otto Veit, 1976; Manny, Astrid: Joseph Hugo Vincenz Disse (1852–1912). Leben und Werk, Diss. med., Marburg 1992.

313 Diese Zeitspanne fällt außerdem in die Zeit vor dem Ersten Weltkrieg, die vom Medizinhistoriker Kurt Quecke als „das goldene Zeitalter der Marburger Medizin" bezeichnet worden ist, in dem die Forschung florierte. Vgl. Quecke, Kurt: Die Geschichte der Medizinischen Fakultät der Universität Marburg, in: Das Gesundheitswesen in Hessen, Trautheim, Mainz 1962, S. 221–238, S. 235.

314 UniA Marburg 310, Nr. 8609: Anatomisches Institut, Brief von Gasser an den Kurator der Philipps-Universität vom 09.07.1911.

ein Ende. Infolge von Gassers Tod 1919 kam die Gasser-Strahl'sche Sammlung humanembryologischer Schnittserien zu Strahl nach Gießen. Nach dessen Tod 1920 wurde die Sammlung zurück nach Marburg gebracht.[315]

3.2 Gassers Netzwerk

Die Gasser-Strahl'sche Sammlung umfasst Schnittserien von über 140 menschlichen Embryonen und Feten, darunter auch solche von seltenen Embryonen der ersten Entwicklungswochen. Um eine so umfassende Sammlung aufstellen zu können, war ein gut ausgebautes Netzwerk nötig, das sowohl quantitativ als auch qualitativ ausreichendes Forschungsmaterial zur Verfügung stellen konnte. Im Folgenden soll das von Gasser koordinierte Netzwerk zur Sammlung von Embryonen vorgestellt werden. Die wichtigsten Informationen zu den in den Embryonenversand involvierten Ärzten sind in einer Tabelle im Anhang dieser Arbeit (siehe 241 S. 199 ff) zusammengetragen.

3.2.1 Verbindungen der Einsendenden nach Marburg

An der Akquise von Embryonen für die Gasser-Strahl'sche Sammlung waren zahlreiche Ärzte in ganz Deutschland beteiligt (siehe Abbildung 5). Dies zeigt sich zunächst an den Bezeichnungen der einzelnen Schnittserien im Katalog der Sammlung: Benannt wurden die Serien nach Ärzten, die an der Sammlung oder Weiterverarbeitung des jeweiligen Präparats beteiligt waren oder nach Orten, aus denen die Präparate verschickt wurden.[316] Außerdem finden sich im Archiv der Philipps-Universität Marburg neben einer Aufstellung über Ärzte, bei denen Versandgefäße für Embryonen untergebracht waren,[317] auch an Gasser gerichtete Briefe aus den Jahren 1910 bis 1914, in denen von nach Marburg gesandten Embryonen berichtet wird. Die meisten dieser Korrespondenzen dürften auf Gassers Initiative hin zu Stande gekommen sein.[318] Wie viele der nach Marburg

---

315 Vgl. Chronik 1916–24, S. 35. Dies war auch testamentarisch so von Strahl festgelegt worden. Vgl. Krug: Anatomenfamilie, 1992, S. 88.
316 Vgl. Verzeichnis: Gasser-Strahl'sche Sammlung.
317 Vgl. UniA Marburg, 308/12, Nr. 14: Leicheneingangsbücher.
318 Vgl.: zum Beispiel UniA Marburg, 308/12, Nr. 63: Korrespondenz von Emil Gasser, Brief von Lehmann (Physiologisches Institut Marburg) an Gasser vom 14.10.1910: Lehmann bestätigte Gasser, dass er „in dem von uns besprochenen Sinne" Dr. med. Breipohl und Dr. med. Keese benachrichtigt hatte. Am 20.10.1910 schickte Keese einen ersten Brief nach Marburg und am 11.11.1910 versandte Breipohl sein erstes Präparat an Gasser. Vgl.: ebd., Brief von Keese an Gasser vom 20.10.1910; Brief von Breipohl an Gasser vom 11.11.1910.

versandten Embryonen, von denen in den an Gasser adressierten Briefen berichtet wird, tatsächlich zu Schnittserien für die Gasser-Strahl'sche Sammlung verarbeitet wurden, lässt sich heute nicht mehr feststellen. Vielfach ist die exakte Zuordnung durch fehlende Datierung und Bezeichnung der Schnittserien oder lediglich eine Benennung nach dem Versandort nicht möglich.

Häufig finden sich in den Curricula der Ärzte, die Embryonen an Gasser sandten, Verbindungen nach Marburg: Friedrich Ahlfeld,[319] nach dem ein Embryo im Katalog benannt ist, war von 1883 bis 1907 Direktor der Entbindungs- und Hebammenlehranstalt sowie von 1883 bis 1909 Professor für Geburtshilfe und Gynäkologie an der Universität Marburg.[320] Die nach Ahlfeld benannte Schnittserie ist nicht datiert, es könnte sich hierbei jedoch um Material aus der Marburger Frauenklinik handeln.

Dr. Paul Guder,[321] nach dem zwei Schnittserien von 1910 im Katalog benannt wurden, wurde 1923 von der Universität Marburg zum Ehrensenator ernannt „für die Zuweisung von wertvollem Sektionsmaterial und von Kranken mit seltenen Krankheitsbildern".[322] Diese Ehrung legt nahe, dass Guder mehrfach Präparate für die anatomische und pathologische Forschung der Universität

---

319 Friedrich Ahlfeld (1843–1929), Deutscher Gynäkologe, studierte Medizin in Greifswald und Leipzig und absolvierte seine Facharztausbildung in Wien und Tübingen. 1873 habilitierte er sich in Leipzig. Ahlfeld entwickelte ein Verfahren zur Händedesinfektion mit Heißwasser und Alkohol und veröffentlichte zahlreiche geburtshilfliche Arbeiten, darunter Werke zur Leitung der Nachgeburtsperiode, zur Hebammenausbildung und zur rechtlichen Stellung des ungeborenen Kindes. Vgl. Ebert, A. und David, M.: Friedrich Ahlfeld und sein Plazentalösungszeichen, in: Geburtshilfe Frauenheilkunde Bd. 75, Nr. 3, 2015, S. 230–231; Professorenkatalog der Philipps-Universität Marburg: Ahlfeld, Johann Friedrich, unter https://professorenkatalog.online.uni-marburg.de/de/pkat/gsrec/details?current=1&q=ahlfeld, abgerufen am 20.12.2020.

320 Vgl. Professorenkatalog der Philipps-Universität Marburg: Ahlfeld, Johann Friedrich.

321 Paul Guder (1855–1925) studierte Medizin in Tübingen und Berlin und promovierte 1880 in Berlin über die Wirkung von Chinin auf das menschliche Hörorgan. Als Assistenzarzt arbeitete er in der Psychiatrischen Universitätsklinik Jena sowie der Provinzial-Irrenanstalt Ueckermühle und wurde 1889 zum Kreisarzt in Laasphe ernannt. Vgl.: Ehrensenatorinnen und Ehrensenatoren der Philipps-Universität Marburg, unter https://www.uni-marburg.de/de/universitaet/profil/geschichte/ehrensenator-innen, abgerufen am 12.04.2021; Guder, Paul: Experimente über die Chinin-Wirkung insbesondere auf das gesunde menschliche Hörorgan, Diss. med., Berlin 1880.

322 Ehrensenatorinnen und Ehrensenatoren der Philipps-Universität Marburg.

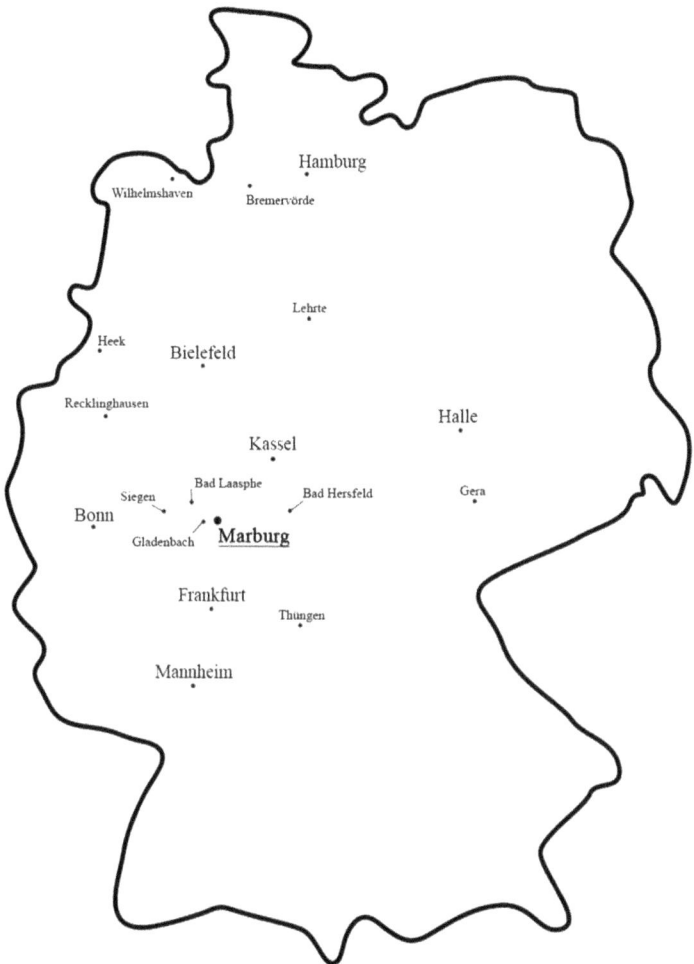

Abbildung 5: Orte, aus denen Gasser Embryonen zugesandt wurden laut Korrespondenzunterlagen, Bezeichnung der Schnittserien und Verzeichnis der Ärzte, bei denen Gefäße für den Embryonenversand untergebracht waren (eigene Darstellung, basierend auf UniA Marburg, 308/12, Nr. 63: Korrespondenz von Emil Gasser 1910–1914; ebd., Nr. 14: Leicheneingangsbücher; Verzeichnis: Gasser Strahl'sche Sammlung menschlicher Embryonen aus dem Anatomischen Institut der Universität Marburg/Lahn (vermutlich erstellt von Wilhelm Harms)).

Marburg bereitstellte. Im Falle des Pathologischen Instituts ist dokumentiert, dass Guder 1914 die Obduktion einer Leiche in Marburg veranlasste.[323] Außerdem erhielt der Marburger Pathologe Beneke mindestens ein Präparat in Form eines ausgetragenen Kindes mit Chondrodystrophie von Guder.[324]

Einen Kontakt, den Gasser vermutlich während seiner Zeit in Bern herstellte, war Theodor Langhans. Langhans habilitierte sich 1868 in Marburg für pathologische Anatomie und wurde 1872 nach Bern berufen.[325] Er half bereits His bei den Vorarbeiten zur *Anatomie menschlicher Embryonen* mit Präparaten aus[326] und auch im Bach-Seefelder'schen Atlas zur Entwicklung des Auges finden sich Embryonen aus Langhans' Sammlung.[327] Für einen Beitrag Strahls von 1902 zur Entwicklung der Eihüllen und der Plazenta in Hertwigs *Handbuch der vergleichenden und experimentellen Entwickelungslehre der Wirbeltiere* stellte Langhans ebenfalls Schnittpräparate einer menschlichen Plazenta zur Verfügung.[328] Langhans war selbst an humanembryologischer Forschung interessiert, denn er unterstützte nicht nur Anatomen, die auf diesem Gebiet forschten, mit Präparaten, sondern veröffentlichte 1882 selbst eine Arbeit über das menschliche Chorion[329] und wurde Namensgeber der Langhans-Zellen, die im ersten Trimester einen Teil der Plazentaschranke bilden.[330] In erster Linie forschte er jedoch auf dem Gebiet der Pathologie, teilweise vergleichend anhand von Tieren.[331] In Marburg findet sich Langhans' Name insgesamt fünfmal als Bezeichnung von Schnittserien der Gasser-Strahl'schen Sammlung wieder. Die betreffenden Serien sind auf die Jahre von 1894 bis 1907 datiert.[332] Da Langhans

---

323 Vgl. Korte, Peter: Die Tätigkeit des Marburger Pathologischen Instituts unter Leonhard Jores und Walther Berblinger 1913–1918, Diss. med., Marburg 2014, S. 90.
324 Vgl. Beneke, Rudolf: Chondrodystrophia foetalis, in: Sitzungsberichte der Gesellschaft zur Beförderung der gesamten Naturwissenschaften zu Marburg, Bd. 43, Nr. 2, 1908, S. 38–41.
325 Vgl. Hessische Biografie: Langhans, Theodor.
326 Vgl. His: Anatomie menschlicher Embryonen, 2. Bd., 1882, S. 88 f.
327 Vgl. Bach, Ludwig und Seefelder, Richard: Atlas zur Entwicklungsgeschichte des menschlichen Auges, Leipzig 1914, S. 3.
328 Vgl. Strahl: Embryonalhüllen, 1902.
329 Vgl. Langhans, Theodor: Über die Zellschicht des menschlichen Chorion, Bonn, 1882.
330 Vgl. Pschyrembel Online: Langhans-Zellen, 2016, unter https://www.pschyrembel. de/Langhans-Zellen/K0CJ9, abgerufen am 02.01.2021.
331 Vgl. Langhans, Theodor: Die Übertragbarkeit der Tuberkulose auf Kaninchen, Marburg 1867; Langhans, Theodor und Wegelin, Carl: Kropf der weissen Ratte: Beitrag zur vergleichenden Kropfforschung, Bern, 1919.
332 Vgl. Verzeichnis: Gasser-Strahl'sche Sammlung.

als Pathologe arbeitete, liegt die Vermutung nahe, dass er Präparate über die Obduktion schwangerer Frauen akquirierte.

Die bis hierhin erwähnten Ärzte sandten aus innereuropäischen Städten Embryonen nach Marburg. Im Gegensatz dazu nimmt mutmaßlich der folgende Fall eine Sonderstellung ein: Der im Katalog als „Justi – China" bezeichnete Embryo könnte tatsächlich aus China stammen, sofern er nach Karl Justi[333] benannt wurde, der in Marburg promovierte und zeitweise als Assistenzarzt dort tätig war. Von 1903 bis 1913 arbeitete Justi als Arzt in der Deutschen Kolonie in Hongkong und Macau. Die auf den 04.04.1911 datierte Schnittserie „Justi – China" fällt in diese Zeitspanne, in der Hongkong britisch[334] und Macau dauerhaft portugiesisch besetzt war.[335] Bei der Bezeichnung „China" könnte es sich um eine zweckmäßige Benennung handeln, wenn beispielsweise die Herkunft eines von Justi aus dem Ausland gesandten Embryonen nicht vollständig nachzuverfolgen war.

Bei der Knüpfung eines Netzwerks zur Sammlung humanembryologischer Präparate waren Gasser gute Beziehungen zu seinen Studenten dienlich. Gasser war bekannt dafür, dass er viel Arbeit und Ressourcen – auch zu Ungunsten der Veröffentlichung eigener Publikationen (vgl. Kapitel 4.1.1.2) – in die

---

333 Karl Justi (1873–1949) studierte Zoologie und Paläontologie in Freiburg/Breisgau, wechselte 1894 zum Medizinstudium und promovierte 1897 in Marburg mit einer prämierten Arbeit über tuberkulöses Granulationsgewebe. Als Assistenzarzt arbeitete er in der Pathologie, Anatomie und Chirurgie sowie geburtshilflich in Hamburg, Marburg und Posen. 1903 bis 1913 arbeitete Justi als Arzt in der Deutschen Kolonie in Hongkong und Macau. Nach seiner Rückkehr nach Deutschland habilitierte er sich in Halle mit einer Arbeit zur tropischen Sprue. 1919 kehrte er nach Marburg zurück, um dort als Arzt zu praktizieren. Vgl. Catalogus Professorum Halensis: Justi, Karl, unter https://www.catalogus-professorum-halensis.de/justikarl.html, abgerufen am 02.12.2020.

334 Vgl. Munziger Online/Länder – Internationales Handbuch: China, Volksrepublik Hongkong, unter https://www.munzinger.de/search/document?index=mol-03&id=03000HGK000&type=text/html&query.key=Low9LPrx&template=/publikationen/laender/document.jsp&preview=, abgerufen am 02.12.2020.

335 Vgl. Munziger Online/Länder – Internationales Handbuch: China, Volksrepublik Macau, unter https://www.munzinger.de/search/document?index=mol-03&id=03000MAC010&type=text/html&query.key=nKqVffQ1&template=/publikationen/laender/document.jsp&preview=, abgerufen am 02.12.2020.

Ausbildung von Studenten investierte. Ernst Göppert schrieb in seinem Nachruf auf Gasser bezüglich dessen Umgang mit Studenten:

> Der tiefe Eindruck, den Gasser bei seinen Schülern erweckte, beruhte aber auch allgemein auf seinem ganzen Wesen. Sie sahen, daß er nur für sie lebte, sein ganzes Können ihnen widmete. Er kannte jeden seiner Studenten nicht nur äußerlich, sondern auch nach seinen Eigenschaften und Eigenarten mit einer immer wieder überraschenden Sicherheit des Urteils. Institut und Studenten ersetzten ihm das Glück einer eigenen Familie, das ihm versagt geblieben ist. Vielen seiner jungen Freunde hat er es ermöglicht, das Studium weiterzuführen, wenn die eigenen Mittel nicht ausreichten.[336]

Die resultierende Verbundenheit ehemaliger Schüler Gassers mit ihrem Lehrer zeigt sich an verschiedenen Stellen in Korrespondenzen. So bezeichnen sich Dr. Kückmann aus Heek und ein in Thüngen praktizierender Arzt, die beide Embryonen nach Marburg sandten, in ihren Briefen selbst als „dankbare Schüler" Gassers.[337] Darüber hinaus blieben viele Studenten, die ihre Dissertationen am Marburger Anatomischen Institut anfertigten, ihrem Professor treu: Zu nennen sind hier Wilhelm Breipohl[338] und Bernhard Keese,[339] die laut Korrespondenzen drei Präparate beziehungsweise einen Embryo und eine Mole nach Marburg verschickten,[340] sowie mutmaßlich Friedrich Wilhelm Lüsebrink.[341] Nach Lüsebrink wurden drei Schnittserien im Katalog benannt, die 1902 und 1907 gefertigt wurden, als er schon nicht mehr in Marburg tätig war. Dies

---

336 Göppert, Ernst: Emil Gasser, in: Anatomischer Anzeiger, Bd. 54, 1921, S. 150–157; S. 154.
337 Vgl. UniA Marburg, 308/12, Nr. 63: Korrespondenz von Emil Gasser, Brief von Dr. med. Kückmann an Gasser vom 06.01. unbekannten Jahres; ebd.: Brief von einem Arzt aus Thüngen an Gasser vom 10.03.1912
338 Vgl. Breipohl, Wilhelm: Die puerperalen Todesfälle der Marburger Universitäts-Frauenklinik in der Zeit vom 1. April 1883 bis zum 31. März 1900, Diss. med., Marburg 1900.
339 Vgl. Keese, Bernhard: Über Campherwirkung auf das Herz und die Gefässe der Säugetiere, Diss. med., Marburg 1906.
340 Vgl. UniA Marburg, 308/12, Nr. 63: Korrespondenz von Emil Gasser, Briefe von Keese an Gasser vom 13.6.1903 und vom 8.1.1911; ebd.: Briefe von Breipohl an Gasser vom 11.11.1910, 4.1.1911 und 31.10.1911.
341 Lüsebrink war ab März 1890 zweiter Assistent am Marburger Anatomischen Institut. 1891 promovierte er über die Entwicklung der Zotten in der Hundeplazenta. Im März 1893 trat er eine Stelle als Assistent am Pathologischen Institut in Bern an. Vgl. Chronik 1890/91, S. 41; Chronik 1891/92, S. 45 f; Chronik 1892/93, S. 52; Chronik 1893/94, S. 42.

deutet darauf hin, dass er eher an der Beschaffung der Präparate als an deren Verarbeitung beteiligt war.

Auch Karl Reuter (1873–1953), der 1900 am Marburger Anatomischen Institut zwei Arbeiten zur Embryologie der Geburtshelferkröte verfasste,[342] wurde der mutmaßliche Namensgeber von 17 humanembryologischen Schnittserien, die von 1901 bis 1911 in Marburg gefertigt wurden. Reuter war ab Oktober 1898 bis zum Jahr 1900 2. Assistent am Marburger Anatomischen Institut, zuvor hatte er dort als Volontärassistent geholfen.[343] Spätestens ab 1903 war Reuter im Allgemeinen Krankenhaus Hamburg-Eppendorf tätig, von wo aus er weiterhin Publikationen mit vergleichend-embryologischer Fragestellung veröffentlichte.[344] Darüber hinaus ist bekannt, dass er später Prosektor des Hafenkrankenhauses in Hamburg wurde und ab 1919 als außerplanmäßiger Extraordinarius für Rechtsmedizin in Hamburg nach Gründung der dortigen Universität wirkte. 1929 wurde Reuter nach Breslau berufen.[345]

3.2.1.1 Ärzte als Multiplikatoren

In zahlreichen Briefen an Gasser finden sich Hinweise darauf, dass sich das Netzwerk von Ärzten, die dem Marburger Anatomischen Institut Embryonen und Feten zur Verfügung stellten, auch ohne Zutun Gassers erweiterte. Dies geschah, indem die Ärzte als Multiplikatoren wirkten und Gassers Gesuch nach Präparaten im Verwandten- und Kollegenkreis verbreiteten. So schrieb Dr. Prölss aus Bremervörde[346] 1912 an Gasser, er habe seinen Neffen Leo Gerken, der zu diesem Zeitpunkt Medizin in Marburg studierte, gebeten, Gasser

---

342 Vgl. Reuter, Karl: Über die Entwicklung der Darmspirale bei Alytes obstetricans, Wiesbaden 1900; Ders.: Über die Rückbildungserscheinungen am Darmkanal der Larve von Alytes obstetricans: Äussere Veränderungen der Organe, Wiesbaden 1900.
343 Vgl. Chronik 1898/99, S. 39; Chronik 1899/1900, S. 34.
344 Vgl. Reuter, Karl: Ein Beitrag zur Frage der Darmresorption, in: Anatomische Hefte, Bd. 21, 1903, S. 122–144.
345 Vgl. Janssen, Werner: Institut für Rechtsmedizin, in: 100 Jahre Universitäts-Krankenhaus Eppendorf 1889–1989, hrsg. von Ursula Weisser, Tübingen 1989, S. 356–359; S. 356.
346 Zu Prölss' Lebensweg ist bekannt, dass er aus der Nähe von Dresden nach Scheeßel in der Nähe von Bremervörde zog, wo er eine Arztpraxis eröffnete. 1904 wurde er zum Kreisarzt von Bremervörde ernannt. Vgl. Müller, Karsten: Alt, aber noch gut in Schuss, Kreiszeitung, 28.08.2016, unter kreiszeitung.de/lokales/rotenburg/scheessel-ort52321/alt-aber-noch-schuss-6686697.html, abgerufen am 12.04.2021.

zu fragen, ob dieser Embryonen für seine Forschung gebrauchen könne. Zuvor hatte Prölss Embryonen nach Göttingen gesandt, da die Ärzte in Hannover von dort Ende des 19. Jahrhunderts eine entsprechende Bitte erhalten hatten. Da sich Prölss' Neffe allerdings nicht getraut hatte, Gasser auf dessen Bedarf an Embryonen anzusprechen, sei die Frage bei Prölss wieder in Vergessenheit geraten, bis er von einem Herrn Professor Seemann[347] in Köln bei einer Fortbildung von Gassers Interesse an Embryonen erfuhr.[348] Außerdem berichtete Dr. Fründ[349] Gasser 1910 von Bonn aus, wie sein Kollege Mehrdorf und er Mehrdorfs Nachfolger überzeugten, weiterhin für Gasser Material zu sammeln.[350] Des Weiteren schrieb ein Arzt aus Thüngen an Gasser am 10.03.1912, dass er bei seinem Vater nach entsprechendem Material schauen wolle.[351] Auch Breipohl berichtete Gasser zum Ende des Jahres 1910, dass er ansässige Kollegen gebeten habe, „alles Brauchbare aufzubewahren"[352]. Knapp zwei Monate später schickte er ein Präparat nach Marburg. Dieses habe „ein hiesiger College zur Verfügung gestellt mit der Angabe, es sei ein Ovolum des 2. Monats"[353]. Darüber hinaus bat Misgeld „verschiedene Collegen"[354] um Mithilfe und Dr. Reuter verwies auf Gasser, als ihm ein Prosektor aus Mannheim ein humanembryologisches Präparat zur Forschung zusenden wollte.[355] Aufgrund der Vielzahl der genannten

---

347 Hierbei könnte es sich um Dr. Seemann handeln, der 1898–1900 als I. Assistent in der Marburger Anatomie gearbeitet hatte. Vgl. Chronik 1898/99, S. 39; Chronik 1899/1900, S. 34; Chronik 1900/01, S. 47.
348 Vgl.: UniA Marburg, 308/12, Nr. 63: Korrespondenz von Emil Gasser, Brief von Prölss an Gasser vom 01.12.1912.
349 Heinrich Fründ arbeitete 1909 als I. Assistent unter Gasser am Marburger Anatomischen Institut. 1937 entfernte er als erster Thromben aus der V. femoralis, um bei einem Patienten eine zweite Lungenembolie zu verhindern. 1946 wurde Fründ Chefarzt der chirurgischen Abteilung im Krankenhaus Stockach. Vgl. Hach, W.: Entwicklung der Venenchirurgie, in: Operative und interventionelle Gefäßmedizin, hrsg. von Eike Sebastian Debus und Walter Gross-Fengels, Berlin, Heidelberg, 2012, S. 3–22; S. 9; Krankenhaus Stockach: Die Geschichte des Hauses, unter https://www.krankenhaus-stockach.de/das-krankenhaus-1/geschichte-des-hauses/, abgerufen am 02.12.2020; Chronik 1909, S. 55.
350 Vgl. UniA Marburg, 308/12, Nr. 63: Korrespondenz von Emil Gasser, Brief von Fründ an Gasser vom 05.05.1910 und vom 07.06.1910.
351 Vgl. ebd.: Brief von einem Arzt aus Thüngen an Gasser vom 10.03.1912.
352 Ebd.: Brief von Breipohl an Gasser vom 11.11.1910.
353 Ebd.: Brief von Breipohl an Gasser vom 04.01.1911.
354 Ebd.: Brief von Misgeld an Gasser vom 25.11.1910.
355 Laut seinem Brief kannte der Prosektor Reuter, weil er mit ihm einige Jahre in Hamburg zusammengearbeitet hatte. Da Reuter sich mit der Entwicklung des Blutes

Fälle liegt die Vermutung nahe, dass Gasser, sobald er Kontakt zu den Ärzten bezüglich des Versands von Präparaten aufnahm, gleichzeitig darum bat, seine Aufforderung an Kollegen weiterzutragen.

Nicht nur Kollegen, auch zahlreiche Hebammen wurden von Ärzten des Netzwerkes instruiert, humanembryologische Präparate für den Versand nach Marburg aufzuheben. Dies geschah, da es für Ärzte oft schwierig war, solche Präparate zu sammeln, waren sie doch meist zum Zeitpunkt des Aborts noch nicht zugegen. So beschrieb Breipohl Gasser 1910 zwei konkrete Fälle, bei denen er nur noch rechtzeitig zum Entfernen der Plazenta gekommen war. „Den Foetus hatten die vorsichtigen Angehörigen schon ins Feuer wandern lassen"[356], erklärte er den Verlust eines wertvollen Forschungsobjekts. Möglich ist, dass es sich in diesem Fall um einen artifiziellen Abort ohne medizinische Indikation, somit einen sogenannten kriminellen Abort gehandelt hat. Woycke schreibt hierzu, dass nach einer erfolgreichen Abtreibung der Fetus meist beerdigt, verbrannt oder versteckt wurde, um der Entdeckung der Tat und damit verbundenen Strafen zu entgehen.[357]

Dr. Keese aus Heppens-Wilhelmshaven beschrieb Gasser in einem Brief von 1910, dass er selbst die Embryonen häufig gar nicht zu Gesicht bekomme, da er erst nach Abgang des Keims wegen der Blutung gerufen werde. Allerdings habe er schon einige Hebammen instruiert, abgegangene Embryonen aufzuheben.[358] Ein Arzt aus Thüngen versicherte Gasser 1912 ebenfalls, dass er „auch die hiesigen Hebammen entsprechend bearbeiten"[359] wolle. Unabhängig davon erhielt Gasser aus Kassel von der Hebamme Sophie Bähr einen undatierten Brief mit

---

beschäftigte, wollte der Prosektor ihm ein Präparat zukommen lassen. Reuter bat ihn jedoch, es an Gasser zu schicken. Vgl. ebd.: Brief vom Prosektor an den städt. Krankenanstalten zu Mannheim an Gasser vom 9.4.1910.

356 Ebd.: Brief von Breipohl an Gasser vom 11.11.1910.
357 Vgl. Woycke: Birth Control, 1988, S. 91. Ein anderes Motiv für das Verbrennen totgeborener Kinder könnte sein, dass deren Aufnahme in die Sammlung eines Anatomischen Instituts und somit Entfernung aus der Familie vorgebeugt werden sollte. Wie Eva Labouvie herausstellte, wurden Fehl- und Frühgeburten in der frühen Neuzeit häufig im Haus der Familie oder in dessen Nähe aufbewahrt beziehungsweise bestattet. Vgl. Labouvie, Eva: Geburt und Tod in der frühen Neuzeit. Letzter Dienst und der Umgang mit besonderen Verstorbenen, in: Rituale der Geburt. Eine Kulturgeschichte, hrsg. von Jürgen Schlumbohm, Barbara Duden, Jacques Gélis und Patrice Veit, München 1998, S. 289–307; S. 297.
358 Vgl. UniA Marburg, 308/12, Nr. 63: Korrespondenz von Gasser, Brief von Keese an Gasser vom 20.10.1910.
359 Ebd.: Brief von einem Arzt aus Thüngen an Gasser vom 10.3.1912.

beiliegendem Präparat, bei dem es sich sehr wahrscheinlich um embryonales Material gehandelt hat.[360]

Gassers Netzwerk zur Akquise von humanembryologischen Präparaten baute zusammengefasst zum großen Teil auf persönlichen Beziehungen auf. Durch sein Engagement bei der Betreuung von Studenten festigte er zahlreiche Kontakte zu späteren Ärzten sowohl in Deutschland als auch im Ausland. Auch alte und neue Kollegen waren oft gewillt, Gasser mit Präparaten auszuhelfen. Ein weiterer großer Teil des Netzwerkes entstand dadurch, dass die kontaktierten Ärzte wiederum auf eigene Beziehungen zu Kollegen und Hebammen zurückgriffen, sodass schlussendlich in Marburg eine eindrucksvolle Sammlung menschlicher Embryonen entstand.

3.2.1.2 Netzwerkbildung zur Embryonen-Akquise im Vergleich

Im Folgenden sollen sich Vergleiche zu den Netzwerken anderer Anatomen, die zur Sammlung embryologischer Präparate dienten, anschließen.

Vorbild für Gassers Vorgehensweise war vermutlich das Netzwerk, das Wilhelm His für seine humanembryologische Forschung schuf. Hopwood zeigte in seinen Arbeiten zu His' embryologischem Wirken, dass dieser, genau wie Gasser, auf ein Netzwerk aus persönlichen Kontakten zurückgriff, um Embryonen zu erhalten. Jedoch spielten auch familiäre Beziehungen in His' Fall eine nicht zu vernachlässigende Rolle: Über seinen Schwager, den Professor für Pathologie Friedrich Miescher-His, und den Mann einer von His' Nichten, den Gynäkologen Johann Jacob Bischoff-Burckardt, erhielt His wichtige Präparate für seine Arbeiten.[361]

Allein von 1880 bis 1882 wurden His Präparate von mehr als 30 verschiedenen Ärzten zugesandt,[362] darunter Friedrich Ahlfeld[363] und Theodor Langhans,[364] die später auch an der Sammlung von Embryonen für die Gasser-Strahl'sche Sammlung beteiligt waren. Die Bedeutung von Netzwerken für Fortschritt auf dem Gebiet der Humanembryologie charakterisierte His 1880 wie folgt:

> Es gibt Aufgaben in der Wissenschaft, zu deren Lösung der Fleiss und die Energie eines Einzelnen nicht ausreichen, denen gegenüber auch die finanziellen Hülfsmittel

---

360 Vgl. ebd.: undatierter Brief von Hebamme S. Bähr an Gasser.
361 Vgl. Hopwood: Producing Development, 2000, S. 38 ff; Ders.: Embryonen auf dem Altar der Wissenschaft, 2002, S. 256.
362 Vgl. His: Anatomie menschlicher Embryonen, 2. Bd., 1882, S. 4.
363 Vgl. Hopwood: Producing Development, 2000, S. 39.
364 Vgl. His: Anatomie menschlicher Embryonen, 2. Bd., 1882, S. 88.

einer wohldotirten Staatsanstalt sich machtlos erweisen, und die nur dann erfolgreich in Angriff zu nehmen sind, wenn ein weiterer Factor kräftig mit eingreift, der Factor wissenschaftlichen Gemeinsinnes. Dieser findet sich da, wo in weiten Kreisen jeder Einzelne den guten Willen und die Aufopferungsfähigkeit besitzt, um an seinem Orte und bei der sich ihm darbietenden Gelegenheit an der Förderung bestimmter Aufgaben mitzuhelfen.[365]

Ganz im Sinne von His' Worten zeigt sich auch in Marburg, dass die Zusammenstellung humanembryologischer Sammlungen nur als Gemeinschaftsprojekt möglich wurde. Die Person, die das Netzwerk koordinierte, machte es sich zur Aufgabe, die Bitte nach geeigneten Präparaten zu verbreiten, unter anderem durch Publikationen über das gesammelte Material. Die Anzahl und Qualität der Präparate andererseits lagen laut His letzten Endes in der Hand der sammelnden Ärzte:

so ist zu hoffen, dass bei weiterer Ausbreitung und Kräftigung des Interesses an diesem Forschungsgebiete auch der Materialzufluss ergiebiger werden wird. An den ärztlichen Collegen wird es liegen, ob wir auf dem Gebiete menschlicher Embryologie langsamere oder raschere Fortschritte machen werden, denn sie allein sind im Stande, uns das sonst unerreichbare Material zu beschaffen.[366]

Insgesamt akquirierte His über seine Kontakte 79 Präparate.[367] Im Vergleich dazu wurden in die Gasser-Strahl'sche Sammlung mit 147 Schnittserien fast doppelt so viele Embryonen und Feten integriert.

Ein Netzwerk zur Sammlung von Embryonen ist auch im Fall von Franklin Paine Mall dokumentiert. Mall war ein Schüler von His und forcierte die Sammlung menschlicher Embryonen am Department of Embryology der Carnegie Institution of Washington in Baltimore, dessen Direktor er 1914 wurde. Basierend auf dieser Sammlung, in die über 50 Jahre hinweg mehr als 10.000 Embryonen integriert wurden, sowie den Arbeiten von Mall und seinem Nachfolger Streeter entstanden bis heute anerkannte und genutzte Normen der menschlichen Entwicklung.[368] Die Vorgehensweise von His und Gasser, bei der Sammlung von Präparaten ehemalige Schüler mit einzubeziehen, findet sich

---

365 His: Anatomie menschlicher Embryonen, 1. Bd., 1880, S. 2.
366 Ebd., S. 3.
367 Vgl. Hopwood: Producing Development, 2000, S. 38; Hopwood: Embryonen auf dem Altar der Wissenschaft, 2002, S. 356.
368 Vgl. Buettner, Kimberley A.: Franklin Paine Mall (1862–1917), in: Embryo Project Encyclopedia, 2018, unter https://embryo.asu.edu/pages/franklin-paine-mall-1862-1917, abgerufen am 21.12.2020; Wellner, Karen: Carnegie Institution of Washington Department of Embryology, in: Embryo Project Encyclopedia, 2010, unter https://embryo.asu.edu/pages/carnegie-institution-washington-department-embryology,

ebenfalls bei Mall. So stammten beispielsweise 27 der 604 bis 1921 aus Krankenhäusern nach Washington gesandten Embryonen aus einem Krankenhaus in Manila, in dem Absolventen der Johns Hopkins Medical School arbeiteten.[369] Als weitere Methode zur Gewinnung von Ärzten für die Zusendung von embryonalem Material schalteten Mall und seine Kollegen Anzeigen in naturwissenschaftlichen Journals wie dem *American Naturalist*. Diese wurden jedoch, so Mall, kaum von Ärzten gesehen. Schlussendlich brachte ein Rundschreiben, das in den meisten medizinischen Zeitschriften Amerikas veröffentlicht wurde, den gewünschten Erfolg. Mit wachsender Anzahl an zugesandten und in die Sammlung integrierten Embryonen wuchs das wissenschaftliche Interesse an der Sammlung. Durch Veröffentlichung von Studien zu Embryonen der Carnegie-Sammlung wurden neue als „Spender" in Frage kommende Ärzte auf das Projekt aufmerksam.[370] Unterstützt wurde die Akquise von Embryonen in Malls Fall außerdem durch die Anpassung politischer Rahmenbedingungen: In einem Bericht vom Gesundheitskommissar an den Bürgermeister und Stadtrat von Baltimore, der 1913 veröffentlicht und an die praktizierenden Ärzte der Stadt gesandt wurde, heißt es in Bezug auf das Gesetz zur Registrierung von Aborten und Totgeburten:

> One word concerning the specimens desired by Dr. Mall of the Johns Hopkins Medical School. We want in every way to assist Dr. Mall in obtaining the specimens that he so much desires [...] Whenever a physician has a specimen to transmit to Dr. Mall, it will not add much to the physician's trouble to stop at the Health Department, which is open at all times, to leave a birth and death certificate and get permission to leave the specimen with Dr. Mall.[371]

Eine weitere Schnittseriensammlung, die sogenannte Humanembryologische Dokumentationssammlung Blechschmidt in Göttingen, entstand Mitte des 20. Jahrhunderts auf die Initiative Erich Blechschmidts hin, der ab 1942 die Leitung des Göttinger Instituts für Anatomie übernahm. Michael Markert, der von 2017 bis 2019 ein Provenienzforschungsprojekt zur Sammlung durchführte, beschreibt, dass bereits ein Jahr später 29 Embryonen und Feten

---

abgerufen am 22.12.2020; Hopwood: Producing Development, 2000, S. 72; Ders.: Normal plates, 2007, S. 22 f; Ders.: Inclusion and exclusion, 2019, S. 2.
369 Vgl. Mall und Meyer: Studies on Abortuses, 1921, S. 14.
370 Vgl. ebd., S. 17.
371 Zitat aus dem Bericht des Kommissars für Gesundheit an den Bürgermeister und Stadtrat von Baltimore von Oktober 1913, wiedergegeben in: Mall und Meyer: Studies on Abortuses, S. 19.

vom Leiter der Gaufrauenklinik in Posen an Blechschmidt gesandt wurden. Ab 1944 erhielt Blechschmidt darüber hinaus regelmäßig Präparate aus der Universitätsfrauenklinik Göttingen „für histologische Untersuchungen durch persönliche Vereinbarung mit Klinikleiter Heinrich Martius (1885–1965)".[372] Auch die Landesfrauenkliniken in Hannover und Celle sowie eine Klinik in Bad Lauterberg am Harz wurden zu „Lieferanten" Blechschmidts.[373] Folglich zeigte sich zu Beginn von Blechschmidts Sammelbestrebungen eine vor allem auf Kliniken fokussierte Kontaktaufnahme. Nach dem Krieg versuchte Blechschmidt zusätzlich über Anzeigen in Fachzeitschriften Ärzte für sein Projekt anzuwerben. Des Weiteren identifiziert Markert unter den Ärzten des Blechschmidt'schen Netzwerks ehemalige Studenten, die – ganz ähnlich wie viele Schüler Gassers – selbst Präparate verschickten oder als Kontaktvermittler wirkten. Blechschmidt erhielt über sein aus mehreren hundert Personen bestehendes Netzwerk Markerts Schätzung zufolge mehrere tausend Embryonen und Feten, von denen 116 ganze Embryonen und Körperteile von circa 170 Feten in Form von insgesamt 430 Schnittserien in die Dokumentationssammlung Blechschmidt eingingen.[374]

3.2.2 Professionen der Einsendenden

Die Ärzte, die an der Sammlung von Embryonen für Gasser mitwirkten, arbeiteten in verschiedenen Fachgebieten. Dr. Kehl[375] sandte in seiner Funktion als Facharzt für Chirurgie 1912 zwei Tubargraviditäten aus Hamburg[376] sowie vier weitere im gleichen Jahr aus der Abteilung für Innere Medizin Prof.

---

372 Markert: Modellierte Individualentwicklung, 2020, S. 493.
373 Vgl. ebd.
374 Vgl. ebd., S. 494.
375 Hermann Kehl, geboren 1886 in Hanau am Main, promovierte 1911 und habilitierte sich 1918 in Marburg. 1911 war er in der Marburger Anatomie unter Gasser tätig. 1912 bis 1913 arbeitete er als Chirurg sowie am Pathologischen Institut in Hamburg und 1913 bis 1924 in chirurgischen Kliniken in Marburg und Heidelberg. 1924 bis 1951 leitete Kehl als Chefarzt die chirurgische Abteilung des Stadt-Krankenhauses Siegen. Er veröffentlichte Werke über Gasbrand, Wundstarrkrampf, parasitäre Erkrankungen der Bauchhöhle und Brust, Zwerchfellverletzungen sowie zahlreiche weitere Abhandlungen zu chirurgischen Themen. Vgl. Hübner, A.: Chirurgenverzeichnis, Berlin, Heidelberg 1958, S. 408.
376 Vgl.: UniA Marburg, 308/12, Nr. 63: Korrespondenz von Emil Gasser, Briefe von Kehl an Gasser vom 27.3.1912 und 15.4.1912.

Schottmüllers.[377] Dr. Andreas[378] war Gynäkologe und Dr. Guder war Kreisarzt, nachdem er seine Ausbildung an psychiatrischen Kliniken durchlaufen hatte. Auch ein Prosektor der städtischen Krankenanstalten zu Mannheim schickte 1910 mindestens einen Embryo nach Marburg.[379]

Aus heutiger Sicht verwundert, dass nicht nur geburtshilflich tätige Ärzte Embryonen nach Marburg schickten. Dies ist der Tatsache geschuldet, dass die Gynäkologie um 1900 noch kein klar abgegrenztes Fach war. Im Falle des Internisten Schottmüller skizziert der Gynäkologe Bernd Hüneke einen Konflikt zwischen den Hamburger Kliniken für Innere und Geburtshilfliche Medizin um die Behandlung septischer Schwangerer:

> Zu dieser Zeit [1928] gab es in der Frauenklinik noch keine abgeschlossene septische oder konservative Station. Auch hatte sie innerhalb Eppendorfs nicht das Monopol auf die Behandlung gynäkologischer Fälle. So bestand eine gewisse Rivalität zur II.

---

377 Vgl. ebd., Brief von Kehl an Gasser vom 12.09.1912; Hugo Schottmüller (1867–1936) studierte in Tübingen, Berlin und Greifswald Medizin. 1906 wurde er leitender Oberarzt der III. medizinischen Abteilung in Eppendorf und 1919 außerordentlicher Professor für Innere Medizin. Schottmüller entdeckte 1900 die Paratyphusbakterien A und B sowie 1903 das Bakterium Streptococcus viridans, einen Erreger der Endocarditis lenta. Außerdem begründete er 1914 die moderne Sepsisdefinition, indem er die Bedeutung von Infektionsherden für septische Krankheitsverläufe herausstellte und forderte, die Sepsistherapie gegen die auslösenden Bakterientoxine zu richten. 1933 unterzeichnete Schottmüller das „Bekenntnis der Professoren an den deutschen Universitäten und Hochschulen zu Adolf Hitler und dem nationalsozialistischen Staat" und strebte später die Einführung eines Führerprinzips in der Deutschen Gesellschaft für Innere Medizin an. Vgl. Pfeiffer, J.: Hirnforschung in Deutschland 1849 bis 1974, Berlin, Heidelberg 2004, S. 1113; Locher, W. und Steger, F.: Ein medizinisches Weltblatt – Große Namen und bedeutende Arbeiten in der MMW, in: MMW – Fortschritte der Medizin, Bd. 150, Nr. 48, 2016, S. 10–25; S. 14; Bloos, F. und Kortüm, A.: Geschichte der Sepsis, in: Deutsche Sepsis-Gesellschaft e.V., 2006, unter https://web.archive.org/web/20081211005348/http:/webanae.med.uni-jena.de/WebObjects/DSGPortal.woa/WebServerResources/sepsis/geschichte.html, abgerufen am 02.12.2020; Deutsche Gesellschaft für Innere Medizin e.V. (Hrsg.): Hugo Schottmüller, in: Gedenken & Erinnern – Die Deutsche Gesellschaft für Innere Medizin in der Zeit des Nationalsozialismus, unter: https://www.dgim-history.de/biografie/Schottm%C3%BCller;Hugo;1011, abgerufen am 01.12.2021.

378 Vgl. UniA Marburg, 308/12, Nr. 63: Korrespondenz von Emil Gasser, Briefe von Andreas an Gasser 1911 und 1912.

379 Vgl. ebd., Brief vom Prosektor an den städt. Krankenanstalten zu Mannheim an Gasser vom 9.4.1910.

Medizinischen Klinik hinsichtlich der Aufnahme von Aborten, die Hugo Schottmüller für seine Sepsisforschung beanspruchte. Bereits in den Jahren 1911 und 1912 hatte Schottmüller auf den Tagungen der Nordwestdeutschen Gesellschaft für Gynäkologie über „Entzündliche Prozesse im Douglas" und „Pathologie und Diagnose der Extrauteringravidität" referiert. 1921 hielt er vor der Gesellschaft einen Vortrag über die „Kurettagebehandlung bei Abort".[380]

Die bei seiner Arbeit mit schwangeren Patientinnen anfallenden embryonalen Präparate sandte Schottmüller zunächst einem Brief von Kehl an Gasser vom 15.4.1912 zufolge „einfach irgendwohin [...] Herr Dr. Schottmüller selbst bekümmert sich darum gar nicht."[381] In Marburg soll laut Kehl zuerst ein Professor Schmidt von Schottmüller Präparate erhalten haben.[382] Kehl drückte seine Hoffnung aus, von Schottmüller für Gasser „einige brauchbare Stücke erlangen zu können."[383] Fünf Monate später sandte er tatsächlich vier Präparate an Gasser, die aus Schottmüllers Abteilung stammten und „bei Ausräumung von Abortfällen"[384] gewonnen seien.

Durch die große räumliche Verteilung von Gassers Kontakten, die diversen medizinischen Disziplinen, in denen die Ärzte tätig waren, sowie deren verschiedenen Positionen (vom Assistenten bis zum Chefarzt) und die Zusammenarbeit mit Hebammen deckte Gassers Netzwerk ein sehr breites Patientinnenspektrum ab. Dieses ermöglichte es, zahlreiche Embryonen für die Sammlung bereitzustellen, darunter seltene Exemplare der ersten Schwangerschaftswochen.

3.2.3 Motive der Einsendenden

In den Gasser-Korrespondenzen finden sich verschiedene Aussagen, die auf Motive der einsendenden Ärzte hinweisen. Ein persönliches Motiv trug

---

380 Hüneke, Bernd: Frauenklinik, in: 100 Jahre Universitäts-Krankenhaus Eppendorf 1889–1989, hrsg. von Ursula Weisser, Tübingen 1989, S. 249–256, S. 250.
381 UniA Marburg, 308/12, Nr. 63: Korrespondenz von Emil Gasser, Brief von Kehl an Gasser vom 15.4.1912.
382 Ebd. Es könnte sich hierbei um Martin Benno Schmidt handeln, der 1911–1912 Professor für Pathologie in Marburg war. Vgl. Pathologisches Institut der Universität Würzburg: Martin Benno Schmidt, unter https://www.pathologie.uni-wuerzburg.de/geschichte/historische-direktoren/martin-benno-schmidt/, abgerufen am 12.04.2021.
383 UniA Marburg, 308/12, Nr. 63: Korrespondenz von Emil Gasser, Brief von Kehl an Gasser vom 15.4.1912.
384 Ebd., Brief von Kehl an Gasser vom 12.9.1912.

möglicherweise bei Prölss zum Senden von Präparaten bei, da sein Neffe in Marburg Medizin studierte. Mutmaßlich sah er im Bereitstellen von Präparaten für den Direktor der Anatomie eine Möglichkeit, seinen Neffen zu protegieren. Darüber hinaus sei es „schade wenn das schöne Material hier so verkommt"[385].

Auch Gassers Engagement bei der Ausbildung und Unterstützung seiner Studenten trug zur Dankbarkeit vieler ehemaliger Schüler Gasser gegenüber bei, die in vielen Fällen in Versand von Embryonen beziehungsweise Vermittlung von Kontakten mündete (vgl. Kapitel 3.2.1).

Für das Zusenden von Embryonen erhielten Ärzte verschiedene Gegenleistungen von Gasser. Zunächst kam er für Ausgaben auf, die mit dem Versand in Verbindung standen. Beispielsweise erhielten die Mediziner, die sich zum Aufbewahren von Embryonen bereiterklärten, Kannen mit Fixierflüssigkeit.[386] So notierte Gasser auf einem Brief von Andreas, dass eine „Versandkiste geschickt"[387] sei. In einem Brief von Prölss sind dessen Auslagen für ein Versandgefäß sowie Formollösung aufgelistet,[388] um deren Erstattung er bat. Laut dem Mobiliarverzeichnis des Anatomischen Instituts von 1905 waren in diesem Jahr drei größere und sechs kleinere Versandkannen mit Schloss vorhanden, bei denen es sich um Gefäße für Embryonenversand handeln könnte.[389] Eventuell wurden Kannen zum Materialversand sogar regelmäßig an die Ärzte verschickt: Fründ bat 1911 darum, keine Kanne an Mehrdorf zu senden, da dieser für drei Wochen im Urlaub sei.[390]

Über den Ausgleich der Versandkosten hinaus finden sich in den Korrespondenzen weitere Bitten. So fragte Misgeld Gasser, ob er ihm für den Anatomieunterricht der Sanitätskolonne, den er seit drei Jahren gab, Lehrmittel überlassen könnte, zum Beispiel Skelettstücke, Schädel oder Injektionspräparate.[391] In einem folgenden Brief bedankte sich Misgeld für eine „kostbare Zuwendung"[392]: scheinbar bewilligte Gasser ihm die erbetenen Präparate. Des

---

385 Ebd., Brief von Prölss an Gasser vom 01.12.1912.
386 Vgl.: UniA Marburg, 308/12, Nr. 14: Leicheneingangsbücher, Verzeichnis von Ärzten, bei denen Versandgefäße für Embryonen untergebracht sind.
387 UniA Marburg, 308/12, Nr. 63: Korrespondenz von Emil Gasser, Brief von Andreas an Gasser vom 05.01.1912.
388 Vgl. ebd., Brief von Prölss an Gasser vom 07.04.1914.
389 Vgl. UniA Marburg 308/12, Nr. 27: Mobiliarverzeichnisse des Anatomischen Instituts 1904–1906.
390 Vgl. UniA Marburg, 308/12, Nr. 63: Korrespondenz von Emil Gasser, Brief von Fründ an Gasser vom 28.08.1911.
391 Vgl. ebd., Brief von Misgeld an Gasser.
392 Ebd., Brief von Misgeld an Gasser vom 25.11.1910.

Weiteren berichtete Andreas am 10.12.1912, dass er zu Weihnachten nach Marburg komme, und bat darum, dort an einer Leiche die „Totalextirpation des Uterus nach Wertheim"[393] vornehmen zu dürfen, vermutlich zu Übungszwecken.

Eine große Motivation für das Sammeln von Embryonen war außerdem das eigene wissenschaftliche Interesse einzelner Ärzte. Schottmüller fragte Gasser 1912, ob die Zellen der beiliegenden, frühzeitig abgestorbenen Embryonen „eine Degeneration erlitten haben"[394]. Er erhoffte sich also eine histologische Einschätzung des Kollegen in Bezug auf eine eigene Fragestellung.[395] Fründ erhielt leihweise Bücher, Zeichnungen und sogar Mikrotomteile von Gasser.[396] Außerdem bat er in einem Brief darum, zur Korrektur von Geheimrat Garrès[397] Arbeit zur Lungenchirurgie[398] Fotografien von Brust-Querschnitten der

---

393 Ebd., Brief von Andreas an Gasser vom 10.12.1911. 1898 entwickelte der Gynäkologe Ernst Wertheim (1864–1920) eine abdominale Radikaloperation zur Entfernung des Uterus. Im Laufe des 20. Jahrhunderts wurden verschiedene Verfahren eingeführt, um die Mortalität bei diesem Eingriff zu vermindern. Heute ist eine modifizierte Variante (Wertheim-Meigs-Operation) die am häufigsten durchgeführte Operation beim invasiven Zervixkarzinom. Vgl.: Bergbauer, Florian; Maaßen, Volker und Pietschmann, Diethard: Atypische Veränderungen und maligne Tumoren der Cervix uteri, in: Duale Reihe Gynäkologie und Geburtshilfe, hrsg. von Thomas Weyerstahl und Manfred Stauber, 4. Aufl., Stuttgart 2013, S. 234–244; Wagner, Uwe: Erweiterte Radikale Abdominale Hysterektomie, in: Operationsatlas gynäkologische Onkologie, hrsg. von Uwe Wagner, Rainer Hoffmann und Detlef Bartsch, Berlin, Heidelberg 2013, S. 109–118; S. 110.
394 UniA Marburg, 308/12, Nr. 63: Korrespondenz von Emil Gasser, Brief von Schottmüller an Gasser vom 03.11.1912.
395 Schottmüllers Forschungsthemen umfassten 1912 gynäkologische Fragestellungen zur Diagnose und Behandlung von Extrauteringraviditäten und entzündlichen Prozessen im Douglasraum. Vgl. Hüneke: Frauenklinik, 1989, S. 250.
396 Vgl. UniA Marburg, 308/12, Nr. 63: Korrespondenz von Emil Gasser, Briefe von Fründ an Gasser vom 05.05.1910, 07.06.1910 und 24.01.1911.
397 Carl Alois Philipp Garrè (1857–1928) war ein Schweizer Chirurg. Er studierte Medizin in Zürich und Leipzig. 1886 habilitierte er sich in Basel. Als Professor für Chirurgie war er in Tübingen, Rostock, Basel, Königsberg und Breslau tätig. 1907–1926 arbeitete er als ordentlicher Professor für Chirurgie in Bonn. Vgl. Catalogus Professorum Rostochiensium: Carl Garré, unter http://cpr.uni-rostock.de/resolve/id/cpr_person_00002908, abgerufen am 02.12.2020.
398 Hierbei handelt es sich wahrscheinlich um Garré, Carl und Quincke, H.: Lungenchirurgie, Jena 1912.

Marburger Sammlung machen zu dürfen.[399] Der Gynäkologe Ahlfeld veröffentlichte in den 1880er Jahren eine Abhandlung mit Atlas über *Die Missbildungen des Menschen*[400] sowie 1906 einen Leitfaden zur rechtlichen Situation des ungeborenen Kindes.[401] In diesem beschrieb er zu Beginn die physiologische menschliche Entwicklung. Jedoch ist aufgrund fehlender Datierung der nach Ahlfeld benannten Schnittserie im Verzeichnis der Gasser-Strahl'schen Sammlung nicht mehr herzuleiten, ob diese aus der Zeit stammte, in der Ahlfeld sich mit menschlichen Fehlbildungen beschäftigte, oder aus späteren Jahren, in denen er die physiologische Embryogenese in seinen Werken behandelte. Die im Katalog der Sammlung als „Esch I" und „Esch II" bezeichneten Embryonen verweisen vermutlich auf den Gynäkologen Peter Esch,[402] der 1922 gemeinsam mit Otto Veit den Embryo „Esch I" eingehend beschrieb (siehe Kapitel 4.1.1.6).[403]

Die Hebamme Sophie Bähr erhielt wahrscheinlich Bezahlung für die Einsendung ihres Präparates, so findet sich auf ihrem Schreiben an Gasser ein in einer anderen Handschrift geschriebener Vermerk: „M.4 bezahlt."[404] Ob auch die Ärzte Geld als Gegenleistung für den Versand von Embryonen erhielten, ist nicht bekannt. In den Rechnungsbüchern des Anatomischen Instituts aus den Jahren 1903 bis 1905 finden sich in der Kategorie sonstiger Ausgaben „Embryonen" als Posten, der am 22.10. und 3.12.1903 von „Brühl" sowie am 15.11.1905

---

399 Vgl. UniA Marburg, 308/12, Nr. 63: Korrespondenz von Emil Gasser, Brief von Fründ an Gasser vom 28.08.1911.
400 Ahlfeld, Friedrich: Die Missbildungen des Menschen – eine systematische Darstellung der beim Menschen angeboren vorkommenden Missbildungen und Erklärung ihrer Entstehungsweise, Leipzig 1880.
401 Vgl. Ahlfeld: Nasciturus, 1906.
402 Peter Esch (1874–1952) studierte Medizin in München, Leipzig und Berlin und arbeitete als Assistenzarzt in den Frauenkliniken Marburg und Greifswald. In Greifswald habilitierte er sich 1908 für Frauenheilkunde und Geburtshilfe. 1910 bis 1922 arbeitete er in der Frauenklinik Marburg, bevor er 1923 nach Münster berufen wurde. Vgl. Professorenkatalog der Philipps-Universität Marburg: Esch, Peter, unter https://professorenkatalog.online.uni-marburg.de/de/pkat/gsrec/details?current=1&q=esch, abgerufen am 12.04.2021.
403 Vgl. Veit, Otto und Esch, Peter: Untersuchung eines in situ fixierten, operativ gewonnenen menschlichen Eies in der vierten Woche, in: Zeitschrift für Anatomie und Entwicklungsgeschichte, Bd. 63, 1922, S. 343–414.
404 UniA Marburg, 308/12, Nr. 63: Korrespondenz von Gasser, Brief von Hebamme S. Bähr an Gasser. Einer Vermutung Hopwoods zufolge könnte His den Leipziger Hebammen, durch die er 22 Präparate erhielt, ebenfalls im Austausch eine Bezahlung angeboten haben. Vgl. Hopwood: Embryos in wax, 2002, S. 69.

von „Kuhl" für je 34,40 und 14,25 Mark in Rechnung gestellt wurde. Jedoch ist nicht sicher, ob es sich hierbei um menschliche Präparate handelte. Im Rechnungsbuch des Jahres 1906 ist neben 6,50 und 3,10 Mark, die für Eier von Salamandern und anderen Tieren an „Leffler" bezahlt wurden, auch der Erwerb von Mäuseuteri von Kuhl verzeichnet, was dafür spricht, dass auch die Einträge von 1903 und 1905 den Ankauf tierischer Embryonen dokumentieren.[405] Weitere Posten zum Erwerb von Embryonen finden sich in den Rechnungsbüchern nicht.

Insgesamt war Gasser bemüht, die Aufwendungen seiner Zusender gering zu halten, und stellte ihnen, sofern Nachfrage aufkam, Lehr- und Forschungsmaterialen zur Verfügung. Darüber hinaus trieb eigenes Interesse an embryologischer Forschung einige Mediziner dazu, Gasser bei der Sammlung von Embryonen auszuhelfen. Zumindest im Fall der Hebamme Sophie Bähr scheint eine Bezahlung als Gegenleistung für das Zusenden von Präparaten wahrscheinlich.

3.2.3.1 Motive zum Embryonenversand im Vergleich

Bei der Akquise von Embryonen agierte His Hopwood zufolge mit Zuckerbrot und Peitsche,[406] um Mediziner zum Embryonenversand zu motivieren: Diejenigen, die ihm Präparate zur Verfügung stellten, belohnte er, indem er die Embryonen nach ihnen benannte. Die Ärzte jedoch, die mit unzureichender Expertise selbst embryologische Forschung mit ihren Präparaten betreiben wollten, verurteilte er: „Strong words punished those he claimed had been waisting or ruining valuable specimens through insufficient or incompetent analysis."[407] His selbst schrieb in Bezug auf die Ärzte, die ihm regelmäßig Präparate zur Verfügung stellten:

> Ich fühle mich durch diese Vertrauensbeweise in hohem Grade verpflichtet und glaube allen den Herren, die mir so freundlich zu Hülfe gekommen sind, meinen Dank dadurch am besten abzustatten, dass ich das anvertraute Gut nach Kräften ausnütze.[408]

---

405 Vgl. UniA Marburg 308/12, Nr. 16: Rechnungsbücher des Anatomischen Instituts 1900–1924.
406 Im Original: „His wielded stick and carrot." Hopwood: Embryos in wax, 2002, S. 69.
407 Ebd. Vgl. hierzu auch Kapitel 2.4.2 zu His' Einstellung in Bezug auf Expertise als Voraussetzung für embryologische Forschung.
408 His: Anatomie menschlicher Embryonen, 2. Bd., 1882, S. 4.

Folglich stellte His hier die Publikation von Arbeiten über das eingesandte Material bereits als ausreichende Belohnung dar.

Mall und seine Kollegen etablierten einen regelrechten „Diagnostik-Service" für die Ärzte, die ihnen Präparate zukommen ließen: Es wurde den Einsendern stets eine Beschreibung „ihres" Embryos bereitgestellt. Mall empfahl sogar denjenigen, die eine ähnliche Sammlung aufbauen wollten, ihr Vorhaben als „kostenloses Pathologie-Labor" zu betrachten, um Ärzte zur Bereitstellung von Präparaten zu motivieren:

> It may prove helpful to others who are making embryological collections to state that the task will probably be simplified if they will focus most of their efforts upon the immediate territory. In this way a collector can doubtless secure all the specimens he can use and, in a way, pay his debt to the local profession by running a gratuitous pathological laboratory. The collection will thus be made a central point of interest for the physicians of the community who are scientifically inclined.[409]

Um Hemmungen bei der Zusendung von Embryonen zu mindern und Interesse an der Sammlung zu steigern, riet Mall darüber hinaus, den Ärzten vorzuführen, wie ein Embryo im Labor behandelt und weiterverarbeitet wurde.[410]

Darüber hinaus erhielten die Ärzte von Mall Fixierlösungen und Drucke embryologischer Arbeiten. Obwohl er sich bemühte, den Einsendern in seinen Veröffentlichungen zu danken, machten die große Anzahl der beitragenden Ärzte und die Tatsache, dass viele von ihnen unbekannt waren, eine lückenlose direkte Danksagung unmöglich. Aus seiner Sicht war die Bereitstellung von Präparaten durch einen Arzt „entirely altruistic"[411] – ganz in His' Sinne konnten die entstandenen Mühen Mall zufolge nur entlohnt werden, wenn die darauf aufbauenden Publikationen wissenschaftlichen Fortschritt ermöglichten.[412]

3.3 Vom Embryo zur Schnittserie

Im Folgenden sollen die verschiedenen Vorgehensweisen behandelt werden, über die Embryonen für die Gasser-Strahl'sche Sammlung akquiriert, für den Versand vorbereitet und verarbeitet wurden.

---

409 Mall und Meyer: Studies on Abortuses, 1921, S. 18.
410 Vgl. ebd.
411 Ebd., S. 22.
412 Vgl. ebd.

3.3.1 Akquise embryonaler Präparate

Bei der Frage nach der Herkunft der Gasser-Strahl'schen Embryonen ist zu beachten, dass vielfach im Katalog nicht angegeben ist, ob das entsprechende Präparat aus einem Abort, einer Operation oder einer Sektion stammte. Auch in den Briefen an Gasser hielten sich die sendenden Ärzte häufig mit Informationen zur Akquise des Materials oder Informationen zur Mutter zurück. Somit kann für einen Großteil der Präparate nicht festgelegt werden, unter welchen Umständen sie gewonnen wurden. Nichtsdestotrotz sollen in diesem Kapitel die Informationen, die sich zur Akquise der humanembryologischen Präparate in der Sammlung finden lassen, zusammengetragen und eingeordnet werden.

3.3.1.1 Aborte

Waren Aborte bei His noch die Hauptquelle embryonalen Materials zu Forschungszwecken,[413] so findet sich im Verzeichnis der menschlichen Schnittserien in der Marburger Sammlung nur ein einziger Embryo mit dem Vermerk „Abort", namentlich der Embryo „24–25 mm Lüsebrink 02.07.1907".[414] Beim Embryo „8 mm Reuter-Leyding 27.10.1902", der den kleinsten der Sammlung zuzurechnen ist, handelt es sich der Normentafel von Keibel und Elze zufolge um den spontanen Abort einer Patientin mit eitriger Nierenbeckenentzündung.[415] In Gassers Korrespondenzen finden sich Hinweise darauf, dass mindestens neun Aborte an Gasser verschickt wurden,[416] darunter ein von Andreas 1912 gesandtes Präparat aus einem künstlichen Abort „bei schwerer Hysterie".[417] Das Phänomen der „Hysterie" (von griechisch hystera = Gebärmutter) wurde ursprünglich einem im Körper der Patientin umherwandernden Uterus zugeschrieben. Im Laufe der Zeit wurden verschiedene psychiatrische Krankheitsbilder (Konversionsstörung, dissoziative Störung, histrionische

---

413 Von den 79 Embryonen in His' Sammlung wurden nur fünf bei der Zergliederung von Uteri gewonnen und bei einem weiteren Präparat handelte es sich um eine Extrauteringravidität. Vgl. Hopwood: Producing Development, 2000, S. 38 f.
414 Verzeichnis: Gasser-Strahl'sche Sammlung.
415 Vgl. Keibel und Elze: Normentafel, 1908, S. 106 f.
416 Vgl. UniA Marburg, 308/12, Nr. 63: Korrespondenz von Emil Gasser, Brief von Breipohl an Gasser vom 04.01.1911; ebd., Brief von Breipohl an Gasser vom 31.10.1911; ebd., Brief von Römer an Gasser vom 10.09.1912; ebd., Brief von Sophie Bähr an Gasser; ebd.: Brief von Kehl an Gasser vom 12.09.1912; ebd., Brief von Keese an Gasser vom 13.06.1903; ebd.: Brief von Andreas an Gasser vom 24.10.1912.
417 Ebd.: Brief von Andreas an Gasser vom 24.10.1912.

Persönlichkeitsstörung, et cetera) mit dem gemeinsamen Merkmal einer „extremen Empfindlichkeit des Nervensystems"[418] unter dem heute dafür nicht mehr gebräuchlichen Begriff zusammengefasst. In seinem Werk über die Hysterie von 1904 bezeichnete der Psychiater Otto Binswanger (1852–1929) die Hysterie als funktionellen Krankheitszustand der Hirnrinde, der vor allem mit Psychotherapie, gegebenenfalls durch diätetisch-physikalische Behandlung ergänzt, behandelt werden sollte.[419] Gynäkologische Operationen sollten nur durchgeführt werden, sofern ein lokales Krankheitsgeschehen stattfinde:

> so wird man zum Beispiel bei einem Myom, welches Menorrhagien hervorruft, einer hysterischen und neurasthenischen Frau schon eher die operative Entfernung anrathen […] Im allgemeinen sollen aber bei einer bestehenden Hysterie und Neurasthenie örtliche therapeutische Maassnahmen an den Genitalien möglichst eingeschränkt werden.[420]

In Bezug auf die medizinische Indikation der Abtreibung erklärte Binswanger, diese sei „bei gewissen schweren Formen der Hysterie und bei schweren neurasthenischen Zuständen in Erwägung zu ziehen […], wenn jede antinervöse Behandlung ohne Erfolg ist."[421] Beispielsweise wenn sich ein hysterisches Erbrechen durch die Schwangerschaft bedrohlich verschlimmerte und dadurch Hungererscheinungen auftraten, konnte die Indikation zur Abtreibung gegeben sein, sofern andere Therapien versagten.[422] Ein künstlicher Abort war somit nur als ultima ratio und unter unbedingter Voraussetzung einer medizinischen Indikation in Betracht zu ziehen.[423]

---

418 Ronel, Joram; Noll-Hussong, Michael und Lahmann, Claas: Von der Hysterie zur F45.0, in: Psychotherapie im Dialog, Bd. 9, Nr. 3, 2008, S. 207–216; S. 208.
419 Vgl. Binswanger, Otto: Die Hysterie, Wien 1904, S. 848.
420 Ebd., S. 945.
421 Binswanger: Hysterie, 1904, S. 945.
422 Vgl. ebd., S. 566.
423 Wie bereits in Kapitel 3.3.1.1 erwähnt, war ein artifizieller Abort zu dieser Zeit generell nur erlaubt, wenn eine medizinische Indikation dazu vorlag. Soziale Indikationen allein reichten zur Rechtfertigung des Eingriffs nicht aus. Möglicherweise wurde, wie Katharina Grote es für den ähnlich gelagerten Fall der Sterilisierung im 19. und frühen 20. Jahrhundert belegt, die soziale Indikation durch eine medizinische Diagnose maskiert, um einen Abort ungestraft durchführen zu können. Siehe hierzu auch Kapitel 3.3.1.3. Woycke zufolge wurden sozial indizierte Aborte um 1900 unter verschiedenen medizinischen Diagnosen durchgeführt. Die Bedeutung psychiatrischer Diagnosen wie der Hysterie ist hierbei nicht klar. Vgl. Grote, Katharina: Die Frage der Sterilisierung vom ausgehenden 19. Jahrhundert bis 1933 unter besonderer Berücksichtigung der sozialen Indikation aus ärztlicher Sicht. Diss. med., Marburg 2012, S. 62; Woycke: Birth Control, 1988, S. 96.

Der Gynäkologe Heinrich Fritsch (1844–1915) beschrieb die Indikationsstellung zur Abtreibung bei Hysterie als sehr diffizil, da sie in eine Gruppe von Krankheiten falle, die „so verwickelte Situationen [geben], daß es oft recht schwer ist, den Fall richtig zu beurteilen." So berichtete Fritsch von einer schwangeren Patientin, die ihn um einen Abort bat, da sie sich immerfort erbrechen müsse, sodass sie innerhalb von vier Wochen 37 Pfund abgenommen hatte. Da keine andere Therapie – „Bettruhe, Isolierung, subcutane Salzwasserinfusionen, die kompliziertesten Nährklystiere"[424] – anschlug, sah der Arzt die medizinische Indikation gegeben und führte den Abort durch. Nach der Abtreibung, so Fritsch, soll die Frau ihre Behandler ausgelacht und gesagt haben, dass sie das Erbrechen hätte vermeiden können, wenn sie gewollt hätte: „Mit größter Energie, wie es ja bei Hysterischen nicht selten ist, durch Hungern und absichtliches Erbrechen hatte die Patientin ihren Zweck erreicht."[425] Aus anderen Erfahrungen mit Frauen, die Briefe fälschten und drohten, illegal abtreiben zu lassen, wenn Fritsch den Abort nicht durchführe, zog er die Lehre: „Eine energische, verzweifelte Frau ist zu allem fähig!"[426]

Da Andreas Gasser keine weiteren Informationen zur Mutter mitteilte, bleibt fraglich, inwiefern die Einleitung des Aborts damals medizinisch indiziert gewesen war.

3.3.1.2 Sektionen

Mindestens ein Präparat aus der Sektion einer Schwangeren fand seinen Weg in die Marburger Sammlung: Auf dem ersten Objektträger des Embryos „15 mm Reuter-Hahnekraut 16.IX.03" findet sich folgende Notiz: „Frau H. 28 Jahre alt. † am 4.XI.01 3 h. p.m. plötzl. a. d. Straße" (siehe Abbildung 6). Über die genauen Umstände der Gewinnung des Präparates lassen sich nur Mutmaßungen anstellen, da nicht bekannt ist, wo Reuter 1901 und 1903 arbeitete. Reuter arbeitete, wie bereits erwähnt (vgl. Kapitel 3.2.1), bis 1900 als Assistent im Marburger Anatomischen Institut, wurde aber ab dem Rechnungsjahr 1900/01 nicht mehr in der Chronik als Mitarbeiter des Anatomischen Instituts aufgeführt. 1903 war Reuter in Hamburg tätig, spätestens 1919 als Rechtsmediziner. Wahrscheinlich ist, dass er das Präparat bei der Obduktion einer Schwangeren akquirierte. Der Name Hahnekraut könnte der eines Kollegen, der an der

---

424 Fritsch: Der künstliche Abort, 1904, S. 1760.
425 Ebd.
426 Ebd.

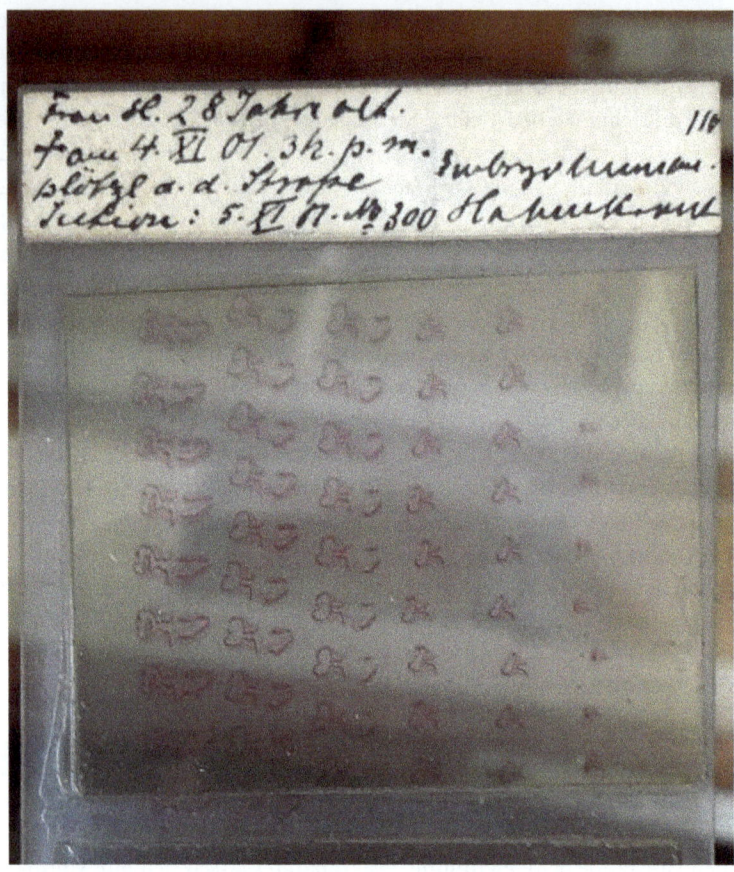

Abbildung 6: Erste Platte der Schnittserie „15 mm Reuter-Hahnekraut 16.IX.03" (eigene Aufnahme).

Obduktion beteiligt war, oder sogar – angesichts des passenden Initials – der Name der Mutter des Embryos gewesen sein.

3.3.1.3 Operationen

Laut Sammlungsverzeichnis wurden fünf Embryonen durch „Auskratzung" oder „Curettement" gewonnen,[427] von denen zwei „mechanisch verletzt" und

---

427 Vier davon sind als „v. Both" bezeichnet, vermutlich nach dem Gynäkologen Hans von Both. Insgesamt sind 9 Präparate nach von Both benannt, bei den übrigen ist

ein Präparat am „Kopf lädiert" wurde. Bessere Präparate schienen sich herstellen zu lassen, wenn sie „operativ" oder „durch Laparotomie gewonnen" wurden:[428] Von den sechs im Katalog so bezeichneten Embryonen wurden drei in der Normentafel von Keibel und Elze beschrieben[429] und ein weiterer, „Esch I", diente 1922 Veit und Esch als Grundlage für eine Publikation über früheste Prozesse der menschlichen Entwicklung.[430] Hier finden sich konkrete Informationen zur Gewinnung des Präparates: Der Embryo wurde einer 36-jährigen Patientin am 15.03.1912 in der Marburger Frauenklinik entnommen.[431] Die erste ausgebliebene Monatsblutung war zum 03.03.1912 erwartet worden. Bei der Operation handelte es sich um einen künstlich eingeleiteten Abort mit vaginaler Uterusextirpation zwecks Sterilisierung bei Lungentuberkulose. Weitere Informationen zur Mutter teilten Veit und Esch nicht mit. Sofort nach der Entnahme des Uterus wurde die Gebärmutterhöhle mit einem Gemisch aus Müller'scher Flüssigkeit und Formol (9:1) gefüllt und anschließend als Ganzes darin eingelegt. Nach etwa einer Stunde wurde das Präparat in eine Formol-Alkohol-Lösung überführt und einige Wochen mit steigendem Alkoholgehalt gehärtet, bevor der Uterus eröffnet und der Embryo geborgen wurde.[432]

Bei der Operation der Patientin trafen günstige Umstände für die Präparategewinnung zusammen: Zunächst war es eine sehr frühe Schwangerschaft, die sich erst wenige Tage zuvor durch das Ausbleiben der Monatsblutung gezeigt hatte. Zum anderen handelte es sich bei dem Keim vermutlich um einen Embryo mit physiologischer Entwicklung, da die Operation in erster Linie wegen

---

    jedoch keine Gewinnungsmethode verzeichnet. Vgl. Verzeichnis: Gasser-Strahl'sche Sammlung.

428 Vgl. ebd.

429 Nr. 10, Nr. 21 und Nr. 81; die ersten beiden sind als „in jeder Hinsicht vorzüglich" gekennzeichnet. Vgl. Keibel und Elze: Normentafel, 1908, S. 96 f, 104 f, 148 f.

430 Vgl. Veit und Esch: Untersuchung eines menschlichen Eies, 1922.

431 Die Marburger Frauenklinik stellte vermutlich in mindestens zwei Fällen die Quelle für Präparate der Marburger Sammlung dar (Embryo „Esch I" und die nach Ahlfeld benannte Schnittserie). Zum einen war die räumliche Nähe ideal zur schnellen Konservierung und Verarbeitung der Präparate, zum anderen fanden hier um 1900 viele gynäkologische Operationen statt: 1892 wurden in der Marburger Frauenklinik 454 Schwangere aufgenommen und 37 „größere gynäkologische Operationen" durchgeführt. Diese Zahl stieg bis 1906 auf 124 an. 1911 erreichte die Anzahl großer gynäkologischer Operationen in Marburg unter Zangemeister als Direktor mit 292 ein Höchstniveau vor dem Ersten Weltkrieg. Vgl. Chronik 1892/93, S. 65; Chronik 1906, S. 73; Chronik 1911, S. 79.

432 Vgl. Veit und Esch: Untersuchung eines menschlichen Eies, 1922, S. 344.

einer mütterlichen Erkrankung durchgeführt wurde.[433] Außerdem war das Ziel einer längerfristigen Konservierung des Operationspräparates angesichts der direkten Überführung in Fixationslösungen wahrscheinlich schon vor der Operation gefasst. Somit konnten Zersetzungsprozesse des Materials schnellstmöglich unterbunden werden. Es ist anzunehmen, dass auch andere der von Gasser zur Embryonensammlung instruierten Ärzte sich während oder vor entsprechenden Operationen – Laparotomien bei Tubargraviditäten, Uterusextirpationen, Kürettagen – auf die Gewinnung eines Präparates vorbereiteten. So konnten sie früh einsetzende Verwesungsprozesse verhindern und qualitativ hochwertige Präparate liefern. Womöglich beeinflusste das Ziel der Gewinnung von Präparaten für die Forschung sogar den Ablauf von Operationen, indem auf den bestmöglichen Erhalt des entnommenen Materials geachtet wurde und noch im Operationssaal Fixierlösung zum Einsatz kam. Das letztere Vorgehen findet sich bei Embryo „Esch I", zum Ersteren gibt es Hinweise in Gassers Korrespondenzen. So schrieb Prölss am 1.12.1912 an Gasser, „es finden sich immer derartige [Präparate] wenn man sich bei der Entwickelung Mühe giebt die Frucht zu schonen."[434]

Erschreckend ist in diesem Zusammenhang eine Formulierung, die Kehl in einem Brief an Gasser vom 15.04.1912 nutzte. Seine Bitte nach einer Reservekanne zum Versand von Embryonen erklärte er damit, dass „die Großzügigkeit des hiesigen Betriebes [...] stündlich brauchbare Objekte [zeitigen kann]. Man rechnet hier im Jahre 50 Tubargraviditäten die zur Operation kommen."[435] Solche Formulierungen, die gynäkologische Kliniken mit Fabriken gleichsetzen

---

433 Ende des 19. Jahrhunderts machte die Lungentuberkulose >80 % der medizinischen Indikationen zur operativen Sterilisation von Frauen aus. Dies lag zum einen an der hohen Prävalenz der Erkrankung, zum anderen an der vorherrschenden ärztlichen Ansicht, Tuberkulose verschlimmere sich durch Schwangerschaft, Geburt und Wochenbett. Vor allem Frauen aus niedrigen sozialen Schichten, die sich keine angemessene Therapie leisten konnten, konnten von dieser „Behandlungsmöglichkeit" profitieren. Auch eine Übertragung auf das Neugeborene sollte verhindert werden. Vgl. Grote: Sterilisierung, 2012, S. 55 f. Die kongenitale Übertragung von Tuberkulose geschieht nach heutiger Erkenntnis erst spät in der Schwangerschaft über die Plazenta oder im Rahmen der Geburt über Verschlucken von Fruchtwasser. Vgl. Mittal, H.; Das, S. und Faridi, M.: Management of newborn infant born to mother suffering from tuberculosis: Current recommendations & gaps in knowledge, in: The Indian Journal of Medical Research, Bd. 140, Nr. 1, 2014, S. 32–39.

434 UniA Marburg, 308/12, Nr. 63: Korrespondenz von Emil Gasser, Brief von Prölss an Gasser vom 1.12.1912.

435 Ebd., Brief von Kehl an Gasser vom 15.04.1912.

und Patientinnen auf das zu gewinnende Forschungsmaterial reduzieren, sind bei der Zusammenstellung humanembryologischer Sammlungen keineswegs ein Relikt des frühen 20. Jahrhunderts. So zitiert Markert einen Arzt, der in den 1960er Jahren Präparate für die Dokumentationssammlung Blechschmidt in Göttingen bereitstellte:

> Am 01.10.1965 werde ich diese Abteilung hier selbst übernehmen und werde dann noch besser in der Lage sein, Sie zu versorgen. Ich komme mir vor wie ein Holzlieferant, der einen Bildhauer beliefert – aber ohne Holz wäre ja auch der Bildhauer schlecht dran![436]

Bezüglich der Kürettage ist zu sagen, dass sie sich in den 1870er Jahren zu einer häufig eingesetzten Therapieform bei Abortus incompletus entwickelte, jedoch auch zur Auslösung eines artifiziellen Aborts eingesetzt werden konnte.[437] Woycke beschreibt sogar, wie Hebammen und Ärzte beim medizinisch nicht indizierten und deshalb zur damaligen Zeit kriminellen Abort zusammenwirken konnten: Die Hebamme löste bei der Schwangeren eine Blutung aus und schickte sie mit dieser zu einem Arzt, der die Blutung als inkompletten Abort behandelte. Auf diese Weise wurde die Aufdeckung der Tat erschwert:

> The advantage of this strategy was that it diffused responsibility for the abortion in the event of detection. After all, the doctor had treated uterine bleeding or incomplete abortion; he had not actually induced abortion but had merely treated a patient in need. The midwife could explain her action in almost any fashion since little trace of her manipulation would remain after the doctor's treatment.[438]

Es ist nicht bekannt, wie groß der Anteil von kriminellen Aborten war, die in Verbindung mit Kürettagen standen. Zudem lassen sich zu den Präparaten der Marburger Sammlung keinerlei Informationen bezüglich der weiteren Umstände der Kürettagen finden. Von daher kann im Rahmen dieser Arbeit keine Aussage darüber getroffen werden, ob es sich hierbei um ein Phänomen handelte, das häufig zur Akquise embryonaler und fetaler Präparate für Sammlungen führte.

Sterilisationen, unter anderem in Fällen von Tuberkulose, wurden zu Beginn des 20. Jahrhunderts vermutlich gehäuft bei Frauen der ärmeren Schichten durchgeführt. Katharina Grote identifiziert in ihrer Dissertation zur Sterilisation vom 19. Jahrhundert bis 1933 zusätzliche Kinder bei ärmeren Familien

---

436 Zentrum Anatomie, Archiv Blechschmidt, E3, A., Salzgitter, an Blechschmidt, 17.01.1965 zitiert in: Markert: Modellierte Individualentwicklung, 2020, S. 496.
437 Vgl. Woycke: Birth Control, 1988, S. 97.
438 Ebd., S. 96.

als finanzielle Belastung. Aufgrund der hohen Kosten, der niedrigen Sicherheit und geringen Akzeptanz von Verhütungsmitteln stellte die Sterilisierung eine Alternative zum Verhindern erneuter Schwangerschaften dar.[439] Da eine medizinische Indikation die Voraussetzung für die Sterilisierung war, musste eine zu Grunde liegende soziale Indikation unter dem „Deckmantel" einer Diagnose – beispielsweise einem chronischen Erschöpfungszustand – verborgen werden.[440] Doch auch körperliche Krankheiten, die eine Sterilisierung im 19. und frühen 20. Jahrhundert rechtfertigten, betrafen nicht alle sozialen Schichten gleichermaßen: Die Lungentuberkulose, die auch beim bereits erwähnten Embryo „Esch I" die Indikation der Sterilisierung darstellte, befiel zum großen Teil die ärmere Bevölkerung in Städten.[441] Insgesamt machte die Lungentuberkulose laut einer Statistik der Königsberger Klinik fast 30 % der Indikationen zur Sterilisation aus.[442] Arme Schwangere, die an Tuberkulose erkrankten, konnten es sich in der Regel nicht leisten, die Krankheit nach dem damaligen Stand der Medizin mittels Kur zu behandeln. Gerade bei diesen Frauen war die Sterilisation vermutlich ein gelegenes Mittel, um eine Verschlimmerung der Krankheit durch Schwangerschaft und Wochenbett zu verhindern.[443]

3.3.1.4 Akquise embryonaler Präparate im Vergleich

Präparate aus gynäkologischen Operationen finden sich auch in später angelegten humanembryologischen Sammlungen als bevorzugte Forschungsobjekte. So gibt Mall an, dass der größte Teil seiner Sammlung zwar von niedergelassenen Ärzten stammte, die am besten erhaltenen Exemplare jedoch in Kliniken akquiriert wurden. Hier gab es nicht nur die Möglichkeit zu gynäkologischen Operationen, sondern es war auch eine direkte Zusammenarbeit zwischen Chirurgen, die für Operationen zuständig waren, und Pathologen, die sich mit der Vorbehandlung von Präparaten auskannten, möglich. „Only in this way can we secure human embryos in as good preservation as those from the lower animals"[444], hob Mall die Bedeutung dieser Kooperation hervor. In Bezug auf Aborte bemerkte er, dass solche, die von Frauen aus ärmeren Klassen

---

439 Vgl. Grote: Sterilisierung, 2012, S. 46 f.
440 Vgl. ebd., S. 62 f.
441 Vgl. ebd., S. 55 f.
442 Vgl. Frommels Jahresberichte und Zentralblatt für Gynäkologie 1897–1917, zitiert in: Grote: Sterilisierung, 2012, S. 94 f.
443 Vgl. Grote: Sterilisierung, 2012, S. 55 f.
444 Mall und Meyer: Studies on Abortuses, 1921, S. 16.

stammten, meist im zweiten Schwangerschaftsdrittel abgingen und normal anmuteten, während Aborte aus höheren Klassen jünger seien und öfter pathologisch schienen.[445]

Bezüglich Informationen zu den Müttern zeigten Mall und seine Kollegen hohes Interesse. Von Beginn der Sammlungstätigkeit an suchten sie anhand von Daten, die ihre ärztlichen Kollegen ihnen zu den Patientinnen bereitstellten, das Alter des Embryos und gegebenenfalls den Grund des Aborts festzustellen. Später stellten sie ihren Einsendern ein ausführliches Formular zur Verfügung, damit diese systematisch alle relevanten Informationen dokumentieren konnten.[446]

Unter den Präparaten, die Blechschmidt für seine Sammlung in Göttingen akquirierte, finden sich Markert zufolge ebenfalls Präparate aus Hysterektomien und Extrauteringraviditäten. Letztere traten gerade in den Jahren nach dem Zweiten Weltkrieg aufgrund der sich verbreitenden Gonorrhoe gehäuft auf.[447] Hinweise auf einen Unrechtskontext in Bezug auf die Herkunft der Embryonen und Feten der Göttinger Sammlung konnte Markert im Rahmen seines Provenienzforschungsprojekts nicht finden.[448] Für die Patientinnen, von denen die Embryonen stammten, interessierte Blechschmidt sich kaum. Er bat sogar die einsendenden Ärzte, auf ein Begleitschreiben der Einfachheit halber zu verzichten.[449]

3.3.2 Vorbehandlung

Das Vorgehen der Ärzte, die für Gasser Embryonen sammelten, war nicht standardisiert. Besonders weit divergierten die angewandten Fixiermethoden. Kehl setzte sich zum Beispiel eingehend mit der „richtigen" Fixierlösung auseinander: 1912 schickte er ein Präparat nach Marburg, eingelegt in ihm

---

445 Vgl. ebd., S. 18.
446 Auf dem Formular wurden abgefragt: Name und Alter der Patientin, Rasse und Nationalität der Eltern, Ehedatum, Anzahl der Reifgeburten und Aborte, Informationen zu vorausgehenden Schwangerschaften, Datum des ersten Tages der letzten Periode, Ursache des aktuellen Aborts, Geschlechtskrankheiten und Aborte in der Familie, Anschrift des Arztes, Fixierlösung, in die der Embryo gegeben wurde, zwischen Abort und Überführung in die Fixierlösung vergangene Zeit, sowie bei Tubargraviditäten Zustand von Uterus und Adnexe, vgl. ebd., S. 21.
447 Vgl. Markert: Modellierte Individualentwicklung, 2020, S. 495.
448 Vgl. ebd., S. 485.
449 Vgl. ebd., S. 495.

zugesandter Müller'scher Lösung,[450] der er noch 10 g einer 40 %igen Formaldehydlösung zugesetzt hatte. In seinem Anschreiben bat er um Rückmeldung, falls Gasser mit diesem Vorgehen nicht einverstanden sei. Außerdem fragte er, ob die in seiner Krankenhausapotheke gefertigte Müller'sche Lösung, bestehend aus 86 g Natriumsulfat, 120 g Kaliumbichromat und mit destilliertem Wasser auf 5.000 g aufgefüllt (siehe Abbildung 7), ebenfalls zum Konservieren der Embryonen in Frage kam. Kehl sei „überhaupt jedes Konservierungsmittel zugängig"[451], sodass Gasser frei wählen könne, welches sich für seine Zwecke am besten eignete. Gleichzeitig schlug Kehl vor, dass Gasser ihm verschiedene Gläser zukommen lassen könne, damit er zum einen mehr Präparate bis zum Versand aufbewahren und zum anderen verschiedene Methoden zur Konservierung der Präparate durchführen konnte.[452]

Ein Prosektor aus Mannheim, der sich aufgrund seines Berufes mit Fixierlösungen ausgekannt haben musste, versandte 1910 einen Fetus, den er einige Wochen in mehrfach gewechselter 4 %iger Formalinlösung aufbewahrt hatte.[453] Auch 2- und 10 %ige Formollösungen wurden zur Fixierung und zum Versand von Präparaten genutzt.[454] Des Weiteren schickte Andreas 1912 einen 6 Wochen alten Embryo in Chloroform[455] und „einige ältere Präparate, die College Knoop

---

450 Müller'sche Lösung, auch Müller'sche Flüssigkeit, beschreibt eine wässrige Lösung von Natriumsulfat und Kaliumbichromat, die Anfang des 20. Jahrhunderts standardmäßig zur postmortalen Fixation biologischer Gewebe genutzt wurde. Vgl. Meyers Großes Konversations-Lexikon. Ein Nachschlagwerk des allgemeinen Wissens: Mikroskopische Präparate, Bd. 13, 6. Aufl., Leipzig, Wien 1908, unter http://www.zeno.org/Meyers-1905/A/Mikroskopische+Präparate, abgerufen am 12.04.2021. Auch heute noch wird Müller'sche Flüssigkeit in der Histologie als Fixierungsflüssigkeit genutzt in Verbindung mit Eisessig, Sublimat und Formalin als sogenanntes Zenker'sches Gemisch oder auch mit Quecksilberchlorid, Formol und Osmiumsäure als sogenanntes Maximow'sches Gemisch zur Fixierung von Blut(bildungsorganen) und Fett. Vgl. Mulisch und Welsch: Mikroskopische Technik, S. 547 f.
451 UniA Marburg, 308/12, Nr. 63: Korrespondenz von Emil Gasser, Brief von Kehl an Gasser vom 15.04.1912.
452 Vgl. ebd.
453 Vgl. ebd., Brief vom Prosektor an den städtischen Krankenanstalten zu Mannheim an Gasser vom 09.04.1910.
454 Vgl. ebd., Brief von Prölss an Gasser vom 01.12.1912 und Brief von Kehl an Gasser vom 12.09.1912.
455 Chloroform ($CHCl_3$) diente um 1900 als Lösemittel für Fette, Öle und Harze sowie als Intermedium bei der Paraffineinbettung und als Zusatz in Fixierlösungen. Vgl.

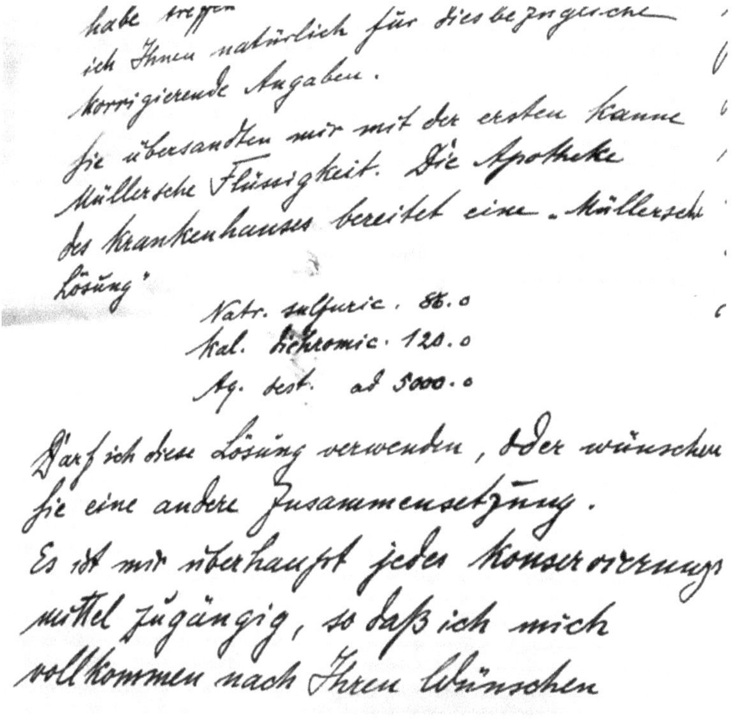

[Handschriftlicher Brief:]

habe treffen
ich Ihnen natürlich für dies bezügliche
korrigierende Angaben.
Sie übersandten mir mit der ersten Kanne
Müller'sche Flüssigkeit. Die Apotheke
des Krankenhauses bereitet eine "Müller'sche
Lösung"
    Natr. sulfuric. 86.0
    Kal. bichromic. 120.0
    Ag. dest. ad 5000.0
Darf ich diese Lösung verwenden, oder wünschen
Sie eine andere Zusammensetzung.
Es ist mir überhaupt jedes Konservierungs-
mittel zugängig, so daß ich mich
vollkommen nach Ihren Wünschen

Abbildung 7: Brief von Kehl an Gasser vom 05.04.1912 (UniA Marburg, 308/12, Nr. 63: Korrespondenz von Emil Gasser).

schon mehrere Jahre in Alkohol aufgehoben"[456] hatte. Einige Monate später versandte Andreas ein weiteres Präparat, welches für einige Stunden in Wasser aufgehoben wurde, dann 24 Stunden in der von Gasser übersandten Konservierungsflüssigkeit (mutmaßlich Müller'sche Lösung). Anschließend wurde der Embryo lediglich in Papier und angefeuchteter Watte verpackt nach Marburg geschickt, da das ursprüngliche Transportgefäß gesprungen war.[457]

    Ehrlich, Paul et al. (Hrsg.): Chloroform, in: Enzyklopädie der Mikroskopischen Technik Band I A-K, 2. Aufl., Berlin, Wien 1910, S. 208–209.
456 UniA Marburg, 308/12, Nr. 63: Korrespondenz von Emil Gasser, Brief von Andreas an Gasser vom 05.03.1912.
457 Vgl. ebd., Brief von Andreas an Gasser vom 24.10.1912.

Die Diversität der Flüssigkeiten, die zur Fixierung von den Ärzten genutzt wurden, spricht dafür, dass Gasser keine allzu strikten Vorgaben diesbezüglich machte. Die Qualität der versandten Präparate dürfte somit Schwankungen unterlegen haben. Da sich jedoch die erwähnten Präparate nicht eindeutig Schnittserien im Katalog der Sammlung zuordnen lassen, lässt sich nicht nachvollziehen, wie Gasser mit ihnen verfahren ist und ob einzelne Stücke überhaupt zur Weiterverarbeitung geeignet waren. Die Tatsache, dass Gasser, wenn überhaupt, nur vage Angaben bezüglich der gewünschten Fixierung zu machen schien, deutet darauf hin, dass der Versand von Präparaten an sich eine deutlich höhere Priorität hatte als eine bestimmte Vorverarbeitung. Vermutlich wollte er den Versand der Präparate für die Ärzte möglichst unkompliziert gestalten, zumal es zu Beginn des 20. Jahrhunderts kein „Standardmittel" zur Fixierung von embryologischen Präparaten gab.[458] Zwar sind einige Fälle dokumentiert, in denen Ärzten von Gasser Fixierlösung zugeschickt wurde, aber die Diversität der Präparate-Vorbehandlung spricht dafür, dass Gasser diese häufig den Einsendern überließ.

Bezüglich des Fixierungszeitpunktes zeigten Strahl zufolge in situ fixierte Embryonen eine deutlich bessere Qualität als solche, die vor Fixierung aus dem Uterus isoliert wurden. Er appellierte deshalb an seine ärztlichen Kollegen:

> *Forscher, welche in den Besitz von Uteris kommen, in denen sie eine Gravidität früher Zeit annehmen zu müssen glauben, möchten den Versuch machen, die Uteri mit einem der modernen, schnell durchdringenden Mittel im ganzen zu fixieren, und das die Fruchtblase enthaltende Stück auch uneröffnet dem Mikrotom überliefern.*[459]

Diese Vorgehensweise führte im Falle der Marburger Sammlung beispielsweise zum Präparat des Embryos „Esch I". Strahls Aussage unterstreicht überdies zusätzlich die Bedeutung von Operationen zur Gewinnung humanembryologischer Präparate (vgl. Kapitel 2.2).

Darüber hinaus schien Gasser in seiner Bitte um die Zusendung von Embryonalmaterial nicht spezifisch in Bezug auf die Gewebeart gewesen zu sein. Beispielsweise schickte Keese 1911 eine Mole[460] an Gasser mit der Frage, ob er

---

458 Vgl. Ballowitz: Embryologische Technik, 1910, S. 311 ff.
459 Strahl: Embryonalhüllen, 1902, S. 330.
460 Eine Blasenmole (komplette Mole) bezeichnet das Produkt aus der Befruchtung einer kernlosen Eizelle mit einem haploiden Spermium. Sie enthält keine fetalen Strukturen und kann maligne entarten. Vgl. Uhl, Bernhard: Komplette Mole (Blasenmole), in: Ders. (Hrsg.): Gynäkologie und Geburtshilfe compact, Stuttgart 2013, S. 92.

sich für solche Präparate auch interessiere.[461] Kehl stellte Gasser 1912 „etwa 1l Blutkoagula"[462] in Aussicht, sofern ihm eine Milchkanne zugesandt würde, und Prölss fragte 1913 in einem Brief, ob auch Präparate aus Eileiterschwangerschaften eingesandt werden sollten.[463] Die Kollegen versuchten folglich, Gasser alles Material, was potentiell von Nutzen sein könnte, zukommen zu lassen. In die Sammlung wurden allerdings – abgesehen von einer von einem Dr. Kramer aus Frankfurt zugesandten Blasenmole – nur Schnittserien von Embryonen und Feten aufgenommen, teilweise mit zugehörigen Eihäuten oder Teilen von Uterus und Eileitern.[464]

3.3.2.1 Vorbehandlung embryologischer Präparate im Vergleich

Wie bereits in Kapitel 2.4 dargestellt wurde, musste auch His einen Kompromiss finden zwischen der seiner Meinung nach idealen Vorbehandlung embryonaler Gewebe einerseits und einer niedrigen Schwelle für die Zusendung von Präparaten durch Laien auf dem Gebiet der Fixierung andererseits. Offenbar blieb in der Lösung dieses Konflikts – sowohl in His' als auch in Gassers Fall – für eine Kommunikation strikter Vorschriften zur Behandlung der Präparate kein Raum, wenn man eine repräsentative Sammlung von ohnehin schon schwer zugänglichen menschlichen Embryonen zusammenstellen wollte.

Zu Beginn von Malls Sammeltätigkeit fanden vor allem mangelhaft konservierte Embryonen ohne jegliche Informationen zu den Umständen der Gewinnung ihren Weg in die Sammlung. Nichtsdestotrotz waren er und seine Kollegen dankbar um jedes Präparat, das sie erhielten. Außerdem, so bemerkte Mall, nahm die Qualität der zugesandten Embryonen eines Arztes mit deren Anzahl zu, da sich dessen Wissen zur korrekten Vorbehandlung von Präparaten und sein Interesse am Projekt mehrten.[465]

Blechschmidt wies die Ärzte, die ihm Präparate zukommen ließen, explizit darauf hin, ihm auch möglicherweise unzureichende Präparate zuzusenden, um durch mehr verfügbares Material insgesamt mehr brauchbare Präparate

---

461 Vgl.: UniA Marburg, 308/12, Nr. 63: Korrespondenz von Gasser, Brief von Keese an Gasser vom 08.01.1911.
462 Ebd., Brief von Kehl an Gasser vom 27.03.1912.
463 Vgl. ebd., Brief von Prölss an Gasser vom 19.07.1913.
464 Vgl. Verzeichnis: Gasser-Strahl'sche Sammlung. Ausgenommen hiervon sind ca. 20 Präparate von Neugeborenen und Kindern sowie eine Reihe spezieller Organpräparate, die ebenfalls im Verzeichnis der Gasser-Strahl'schen Sammlung aufgelistet sind. Vgl. hierzu auch Kapitel 4.2.
465 Vgl. Mall und Meyer: Studies on Abortuses, 1921, S. 18.

zu erhalten. Eine Vielzahl der eingesandten Embryonen und Feten ging jedoch tatsächlich aufgrund von Mängeln wie pathologischen Abweichungen von der Norm oder mangelhafter Fixierung nicht in die Sammlung ein.[466]

3.3.3 Verarbeitung

In den folgenden Abschnitten sind Informationen zur weiteren Verarbeitung der Präparate in Marburg zusammengetragen.

3.3.3.1 Fixierung, Einbettung und Färbung

Nur sehr vereinzelt ist im Katalog eine Fixiermethode – Formol, Alkohol et cetera – oder eine Färbemethode – Boraxcarmin[467] oder Azocarmin[468] – angegeben. Als Medium zur Einbettung ist einmal, bei der dritten Serie des Embryos „17 mm Langhans" vom 18.12.1894, Celloidin aufgeführt. Bei 16 der Schnittserien von Embryonen und Feten sowie einem Neugeborenen ist laut Katalog ein „Paraffinblockrest" vorhanden, was für Paraffin als Standard-Einbettungsmedium in Marburg spricht.[469]

Den Rechnungsbüchern des Anatomischen Instituts der Marburger Universität aus den Jahren 1900 bis 1917 ist häufig nicht zu entnehmen, welche Chemikalien zur Konservierung und Verarbeitung von Präparaten genutzt wurden,

---

466 Vgl. Markert: Modellierte Individualentwicklung, 2020, S. 494.
467 Boraxcarmin, beispielsweise nach Grenacher als Lösung aus Borax, Carmin und 70 %igem Alkohol, war aufgrund der guten Handhabbarkeit in Kombination mit einem guten Farbergebnis ein um 1900 gerne genutztes Mittel zum Färben mikroskopischer Präparate. Nachteile waren die schlechte Durchdringung des Gewebes und die zuweilen ausfallenden Präzipitate. Vgl. Mayer, P.: Carmin, in: Enzyklopädie der Mikroskopischen Technik Band I A-K, hrsg. von Ehrlich et al., 2. Aufl., Berlin, Wien 1910, S. 167–172; S. 169. Boraxcarmin wird auch heute noch in der mikroskopischen Technik, beispielsweise zum Färben kleiner zoologischer Objekte, genutzt. Vgl. Mulisch und Welsch: Mikroskopische Technik, 2015, S. 347.
468 Azocarmin B ist das Natriumsalz der Phenylrosindulintrisulfosäure. Es ist gut wasserlöslich und als Färbemittel lichtecht, jedoch empfindlich gegenüber Säuren und Alkalien. Als Lösung in Alkohol wurde es zur Färbung von mikroskopischen Präparaten genutzt, allerdings bildeten sich häufig störende Niederschläge. Vgl. Ehrlich, Paul et al. (Hrsg.): Azocarmin B, in: Enzyklopädie der Mikroskopischen Technik Band I A-K, 2. Aufl., Berlin, Wien 1910, S. 101.
469 Vgl. Verzeichnis: Gasser-Strahl'sche Sammlung.

da häufig nur der Erwerb von „Chemikalien" oder „Verschiedenes" vermerkt ist.[470]

Einige Anhaltspunkte bezüglich der in Marburg verwendeten Fixiermittel und Färbungen finden sich in Publikationen, die auf Präparaten der Gasser-Strahl'schen Sammlung basieren. Joseph Disse[471] (1852–1912) betonte in seiner 1909 erschienenen Arbeit zur Entwicklung der Grundsubstanz des Zahnbeins die Wichtigkeit einer frühen Fixierung der Präparate:

> An Material, das zu spät nach dem Tode fixiert wurde, sind die geschilderten Veränderungen der Knochen- und Zahnbein liefernden Zellen nicht zu sehen; ebensowenig treten sie hervor, wenn man z.B. in Müllerscher Lösung fixiert hat […] menschliche Embryonen von 130–150 mm Länge sind sehr zu empfehlen, wenn man das Glück hat, ganz tadellos fixiertes Material zu erhalten.[472]

Disse untersuchte für die oben genannte und eine Reihe weiterer Arbeiten humanembryologische Zahn- und Knochenpräparate, die in Formol-Alkohol im Verhältnis 9:1 oder auch in Zenkerscher Lösung oder Pikrinsäure-Sublimat fixiert worden waren. Für seine speziellen Untersuchungen zur Entwicklung von Zahnbein und Knochen war vor dem Einbetten ein Entkalken der Präparate mit 10 %iger Kochsalzlösung und Zusatz von Salzsäure notwendig.[473]

---

470 Vgl. UniA Marburg 308/12, Nr. 16: Rechnungsbücher des Anatomischen Instituts 1900–1924.
471 Disse studierte in Würzburg, Göttingen, München und Erlangen Medizin. 1875 promovierte er in Erlangen mit einer Arbeit über den Kehlkopf und war von 1875 bis 1880 in Erlangen als Assistent unter Joseph von Gerlach (1820–1896) und in Straßburg unter Wilhelm von Waldeyer (1836–1921) tätig. Nachdem Disse von 1880 bis 1887 in Tokio als ordentlicher Professor für Anatomie gearbeitet hatte, habilitierte er sich 1889 in Göttingen bei Friedrich Merkel für Anatomie. Disse war 1889 bis 1895 Professor in Göttingen und Halle, bevor er 1895 Strahls Stelle als Prosektor und außerordentlicher Professor in Marburg übernahm. Vgl. Professorenkatalog der Philipps-Universität Marburg: Disse, Joseph Hugo Vincenz, unter https://professorenkatalog.online.uni-marburg.de/de/pkat/gsrec/details?current=1&q=disse, abgerufen am 12.04.2021.
472 Disse, Joseph: Wie entsteht die Grundsubstanz des Zahnbeins?, in: Anatomischer Anzeiger, Bd. 35, 1909, S. 305–318; S. 318. Tatsächlich hatte Disse 1907 noch mit in Müllerscher Lösung eingebetteten Präparaten zur Zahnentwicklung geforscht. Vgl. Disse, Joseph: Ueber die Bildung des Zahnbeins, in: Sitzungsberichte der Gesellschaft zur Beförderung der gesamten Naturwissenschaften zu Marburg, Bd. 42, Nr. 6, 1907, S. 135–144.
473 Vgl. Disse: Wie entsteht die Grundsubstanz des Zahnbeins?, 1909, S. 318; Ders.: Die Entstehung des Knochengewebes und des Zahnbeins, in: Archiv für mikroskopische Anatomie, Bd. 73, 1909. S. 563–606; S. 570, 591.

Die Färbung wurde ebenfalls noch vor der Paraffineinbettung mit Hämalaun durchgeführt. Disses Präparate wurden in der Regel 5µm dick geschnitten und nachgefärbt mit einer Lösung aus Alkohol, Rubin, Orange und Glyzerin. Nach einer Spülung mit Alkohol und Aufhellen mit Origanumöl[474] waren die Präparate bereit zum Eindecken mit Xylol-Balsam.[475]

Weitere, beispielsweise von Moritz Budde in Marburg genutzte Substanzen zur Fixierung humanembryologischer Präparate waren Salpeter-, Pikrin- und Osmiumsäure.[476] Zusätzlich angewandte Färbungen waren Borax-Karmin, Cochenillealaun[477] und Hämatoxylin(-Eosin),[478] wie Zumstein in seiner Publikation zur Entwicklung des Venensystems beim Menschen 1896 beschrieb.[479]

---

474 Hierbei handelte es sich um das durch Destillation gewonnene Öl von griechischem oder kretischem Oregano. Vgl. Ehrlich, Paul et al. (Hrsg.): Origanumöl, in: Enzyklopädie der Mikroskopischen Technik Band II L-Z, 2. Aufl., Berlin, Wien 1910, S. 328.
475 Vgl. Disse: Entstehung des Knochengewebes und des Zahnbeins, 1909, S. 570; Disse: Ueber die Bildung des Zahnbeins, 1907, S. 128; Ders.: Ueber die Bildung des Knochengewebes, in: Sitzungsberichte der Gesellschaft zur Beförderung der gesamten Naturwissenschaften zu Marburg, Bd. 43, Nr. 5, 1908, S. 111–121; S. 113. Xylol konnte zum Lösen von Canadabalsam genutzt werden, der vermutlich als Standard-Medium zum Eindecken in Marburg verwendet wurde (s.u.). Vgl. Ehrlich, Paul et al. (Hrsg.): Xylol, in: Enzyklopädie der Mikroskopischen Technik Band II L-Z, 2. Aufl., Berlin, Wien 1910, S. 619–620; S. 620.
476 Vgl. Budde: Lagebeziehungen Harnblase, 1901, S. 9.
477 Cochenille war ein aus der Cochenilleblattlaus gewonnener scharlachroter Farbstoff, der zur Stückfärbung mikroskopischer Präparate eingesetzt werden konnte. Vor allem eine Vorbehandlung mit Pikrinsäure führte zu guten Farbergebnissen. Aus Cochenille konnte darüber hinaus der Farbstoff Carmin hergestellt werden. Vgl. Spuler, A.: Cochenille, in: Enzyklopädie der Mikroskopischen Technik Band I A-K, hrsg. von Ehrlich et al., 2. Aufl., Berlin, Wien 1910, S. 238–242; Mayer, P.: Carmin, 1910.
478 Hämatoxylin, der färbende Stoff des Blauholzes, wurde in Kombination mit unter anderem Aluminium, Chrom, Eisen und Kupfer als histologisches Färbemittel genutzt. Auch heute noch ist Hämatoxylin ein sehr häufig für Kernfärbungen eingesetzter Farbstoff. Nach wie vor wird es oft in Kombination mit Eosin als Cytoplasmafarbstoff eingesetzt. Vgl. Mayer, P.: Hämatoxylin, in: Enzyklopädie der Mikroskopischen Technik Band I A-K, hrsg. von Ehrlich et al., 2. Aufl., Berlin, Wien 1910, S. 598–602; Rosin, Heinrich: Eosin, in: Enzyklopädie der Mikroskopischen Technik Band I A-K, hrsg. von Ehrlich et al., 2. Aufl., Berlin, Wien 1910, S. 355–358; Mulisch und Welsch: Mikroskopische Technik, 2015, S. 187, 193 f.
479 Vgl. Zumstein, Jacob: Zur Anatomie und Entwickelung des Venensystems des Menschen, in: Anatomische Hefte, Bd. 6, 1896, S. 571–608; S. 589.

In einigen Fällen erhielten Präparate, „zumal die wichtigeren"[480], bei Budde eine Nachfärbung mit Eosin oder van Gieson'scher Lösung.[481]

Eine Reihe weiterer Informationen dazu, wie in Marburg bei der Fixierung und Einbettung von humanembryologischen Präparaten vorgegangen sein könnte, finden sich in einer 1910 von Hermann Schridde veröffentlichten Arbeit aus dem Anatomischen Institut Marburgs. Schridde gab hier auf eigenen Versuchen basierende Empfehlungen zur Fixierung und Einbettung embryologischer Präparate wieder. Der Fokus der vorausgehenden Arbeiten Schriddes lag auf der embryonalen Blutbildung.[482]

Die Einwirkung von Zenker-Formol-Lösung als Fixans zeigte bei Schridde an Präparaten von Fisch- und Vogelembryonen Artefaktbildung im Zytoplasma einerseits und keine genügende Darstellung von Zellkernen andererseits. Auch von Celloidin als Mittel zur Einbettung riet Schridde ab, da es eine präzise Färbung der Schnitte verhindere.[483] Als das am besten geeignete Mittel zur Fixierung embryonaler Präparate identifizierte Schridde eine Mischung von Müller'scher Lösung mit Formol im Verhältnis 9:1, die er auf 40° C erwärmte. Die im Idealfall noch lebenswarmen Präparate gab er in die Fixierlösung und lagerte sie, je nach Größe vier bis 24 Stunden, in einem Ofen bei 36° C. Nach zwölf Stunden empfahl Schridde einen Wechsel der Flüssigkeit. Als Nächstes wurden die Präparate zwischen drei und zwölf Stunden in fließendem Wasser gespült und dann in 50 %igen Alkohol überführt, in dem sie auch einige Zeit gelagert werden konnten. Danach wurden die Präparate – am besten im Dunkeln – in einer aufsteigenden Alkoholreihe jeweils 20 bis 45 Minuten pro Alkohol gehärtet und anschließend über Nacht in Zedernöl gegeben, um sie leichter schneidbar zu machen. Zur Entfernung des Öls empfahl Schridde, Toluol oder Xylol 20 Minuten bis eine Stunde auf die Präparate einwirken zu lassen. Die Präparate, die nun bereit zum Einbetten waren, wurden bei Schridde für etwa

---

480 Budde: Lagebeziehungen Harnblase, 1901, S. 9.
481 Bei der Van-Gieson-Färbung handelt es sich um eine heute noch oft angewendete Trichromfärbung (Färbung mit drei Farbstoffen). Zur Kernfärbung wird Eisenhämatoxylin nach Weigert eingesetzt, bevor mit Pikrofuchsin, einem Zwei-Farbstoffgemisch aus Pikrinsäure und Säurefuchsin nachgefärbt wird. Die Van-Gieson-Färbung eignet sich besonders gut zur Darstellung von kollagenem Bindegewebe. Vgl. Mulisch und Welsch: Mikroskopische Technik, 2015, S. 203.
482 Vgl. Schridde, Hermann: Methoden zur Fixierung und Einbettung von embryologischem Materiale, in: Zeitschrift für wissenschaftliche Mikroskopie und für mikroskopische Technik, Bd. 27, 1910, S. 360–365; S. 360.
483 Vgl. ebd., S. 361.

30 Minuten in reines Paraffin mit einem Schmelzpunkt zwischen 42 und 44° C gegeben, anschließend gegebenenfalls in Paraffin mit einem Schmelzpunkt zwischen 48 und 50° C und zuletzt in Paraffin mit Schmelzpunkt zwischen 54 und 56° C überführt. Für die Einbettung in Letzteres nutzte Schridde einen 15 bis 20 mm hohen Metallrahmen auf einer erwärmten Glasplatte, in den er das Paraffin goss und das Präparat hineinlegte. Anschließend überführte er die Glasplatte in kaltes Wasser, sodass das Paraffin schnell aushärtete. Seine Methode erprobte Schridde an Embryonen von Fischen, Vögeln und Säugern sowie auch an größeren Organen. Insgesamt lobte er vor allem die gute Darstellung von Granula in Blutzellen, die seine Fixierung in Kombination mit hämatologischen Färbungen wie Methylgrün-Pyronin und polychromem Methylenblau ermöglichte.[484]

In der Normentafel von Keibel und Elze finden sich zu einigen der 13 dort aufgenommenen Marburger Präparate weitere Informationen, die auf eine größere Bandbreite der eingesetzten Fixiermethoden hindeuten – vermutlich in Folge der nicht standardisierten Fixierung durch die Ärzte, die Embryonen akquirierten und nach Marburg schickten (vgl. Kapitel 3.3.2). Als Fixantien sind hier Salpetersäure, Zenker'sche Flüssigkeit, Formol-Müller'sche Flüssigkeit und zweimal Formol-Alkohol angegeben.[485] Als Färbungen wurden bei den Marburger Präparaten in der Normentafel Eisen-Hämatoxylin, Parakarmin, zweimal Boraxkarmin, und dreimal Hämatoxylin-Orange mit einigen Schnitten Wasserblau-Orcein-Safranin nach Schridde durchgeführt.[486]

In einer Reihe von Arbeiten, die auf Präparaten der Gasser-Strahl'schen Sammlung basieren und um das Jahr 2000 veröffentlicht wurden (siehe auch Kapitel 4.1.3.2), ist als Fixans der untersuchten Präparate das sogenannte

---

484 Vgl. ebd., S. 362–365.
485 Vgl. Keibel und Elze: Normentafel, 1908, S. 96 f, 104–107, 112–115, 148–151. Bei den genannten Substanzen handelt es sich der Enzyklopädie der mikroskopischen Technik von Ehrlich et al. von 1910 zufolge um geeignete Mittel zur Fixierung von Präparaten, beispielsweise um mikroskopische Untersuchungen an Blut durchzuführen. Vgl. Ballowitz: Embryologische Technik, 1910, S. 310 f; Poll, H.: Chromsaure Salze, in: Enzyklopädie der mikroskopischen Technik Band I A-K, hrsg. von Ehrlich et al., 2. Aufl., Berlin, Wien 1910, S. 225–231; Strassmann, F.: Blut, in: Enzyklopädie der mikroskopischen Technik Band I A-K, hrsg. von Ehrlich et al., 2. Aufl., Berlin, Wien 1910, S. 110–137.
486 Vgl. Keibel und Elze: Normentafel, 1908, S. 96 f, 104–107, 114 f, 148–151.

Schaffersche Gemisch angegeben, eine Lösung aus Formalin und 80 %igem Ethanol (Verhältnis 1:2).[487]
Die Fixierung tierischer Embryonen zur vergleichend-embryologischen Forschung in Marburg wurde vor allem mit Pikrin-Schwefelsäure-Lösung,[488] Sublimatlösung[489] oder im Fall von Plazentapräparaten mit Müller'scher Lösung[490] durchgeführt. Gefärbt wurde vor dem Schneiden häufig mit Boraxkarmin, Hämatoxylin oder Cochenille-Alaun.[491] In einigen Fällen kam Saffranin zur

---

487 Vgl. Aumüller, Gerhard et al.: Neurogenic origin of human prostatic endocrine cells, in: Urology, Bd. 53, 1999, S. 1041–1048; S. 1042; Lichte-Schneider, Sandra: Immunhistochemische Studien zur Entwicklung der Innervation und der Verteilung neuroendokriner Zellen im weiblichen Genitalsystem des Menschen. Diss. med., Marburg 2002, S. 9; Durrer, Nicole: Immunhistochemische Studien zur fetalen Entwicklung der Innervation und Verteilung der neuroendokrinen Zellen und neuroepithelialen Körperchen in der menschlichen Lunge, Diss. med., Marburg 2007, S. 14. Tatsächlich wurden sowohl Formol als auch Ethanol und Gemische der Substanzen zur Fixierung angewandt. Prinzipiell ist es möglich, dass es sich hierbei oft um die Lösung nach Schaffer gehandelt hat, allerdings konnte im Rahmen dieser Arbeit für die meisten Fälle das genaue Verhältnis von Formol zu Alkohol nicht geklärt werden.
488 Vgl. beispielsweise Carius, Friedrich: Ueber die Entwicklung der Chorda und der primitiven Rachenhaut bei Meerschweinchen und Kaninchen, Diss. med., Marburg 1888, S. 9; Martin: Urniere beim Kaninchen, 1888, S. 111; Bersch, Carl: Die Rückbildung des Dottersackes bei Lacerta agilis, in: Anatomische Hefte, Bd. 2, 1893, S. 475–501; S. 483; Disse, Joseph: Untersuchungen über die Umbildung der Kloake und die Entstehung des Kloakenhöckers bei Talpa europaea, in: Anatomische Hefte, Bd. 27, Nr. 2, 1904, S. 479–534; S. 494.
489 Vgl. beispielsweise Bersch: Dottersack Lacerta agilis, 1893, S. 483; Bergfeldt, Alfred: Chordascheiden und Hypochorda bei Alytes obstetricans, in: Anatomische Hefte Bd. 7, Nr. 21, 1897, S. 53–102; S. 56; Kraatz, Alfred: Zur Entstehung der Milz, Diss. med., Marburg 1897, S. 16; Seemann, John: Ueber die Entwicklung des Blastoporus bei Alytes obstetricans, in: Anatomische Hefte, Bd. 33, Nr. 100; 1907, S. 315–410; S. 320.
490 Vgl. beispielsweise Strahl, Hans: Untersuchungen über den Bau der Plazenta IV. Die histologischen Veränderungen der Uterusepithelien in der Raubthierplazenta, in: Archiv für Anatomie und Physiologie, 1890, S. 118–134; S. 119 f; Lüsebrink: Zotten in der Hunde-Placenta, 1892, S. 180.
491 Vgl. beispielsweise Strahl und Martin: Parietalauge, 1888, S. 148; Strahl, Hans: Untersuchungen über den Bau der Placenta I. Die Anlagerung des Eies an die Uteruswand, in: Anatomischer Anzeiger, Bd. 4, 1889, S. 213–230; S. 214; Bersch: Dottersack Lacerta agilis, 1893, S. 483; Kraatz: Entstehung der Milz, 1897, S. 16; Disse: Kloake Talpa, 1904; S. 494.

Nachfärbung der Schnitte zum Einsatz.[492] Auch Hämalaun und die Färbung nach van Gieson kamen zum Einsatz.[493] Die Einbettung erfolgte in der Regel in Paraffin,[494] vereinzelt auch in Celloidin.[495]

Zusätzlich finden sich in den Schubladen, in denen die entsprechenden Schnittserien untergebracht sind, einige lose Notizzettel, auf denen für jeweils ein Präparat das genaue Vorgehen bei Fixierung, Einbettung und Färbung beschrieben ist. Diese Zettel korrespondieren zu zwei Präparaten, die 1912 geschnitten wurden und nach von Both benannt sind,[496] sowie zu einigen Präparaten von Hoden und Ovarien von Neugeborenen, die nach Reuter benannt sind. Das Vorgehen bei diesen Embryonen und Feten unterscheidet sich insofern von Schriddes „Idealvariante" einer Fixierung und Einbettung, als dass Boraxcarmin, Jod, Säure- und Pikrinalkohol als zusätzliche Reagenzien genutzt wurden und Zedernöl nicht verwendet wurde. In Bezug auf die zeitliche Dimension zeigt sich anhand der Notizen, dass mindestens eine Woche Vorbehandlung nötig war, ehe das Präparat eingebettet werden konnte (siehe Abbildung 8 und Abbildung 9).

Zusätzlich sind in den Kartons, in denen Fotographien der Gasser-Strahl'schen Embryonen und Feten untergebracht sind, für einen „Homo Formolalkohol 25.III.1899" und einen „Homo männlich Sublimat-Pikrinsäure,

---

492 Vgl. beispielsweise Strahl: Bau der Placenta I, 1889, S. 214; Seemann: Blastoporus, 1907, S. 231.
493 Vgl. beispielsweise Reuter: Rückbildungserscheinungen, 1900, S. 667; Disse: Kloake Talpa, 1904, S. 494.
494 Vgl. beispielsweise Lüsebrink: Zotten in der Hunde-Placenta, 1892, S. 180; Reuter: Rückbildungserscheinungen, 1900, S. 667; Disse: Kloake Talpa, 1904, S. 494.
495 Vgl. beispielsweise Disse, Joseph: Die erste Entwickelung des Riechnerven, in: Anatomische Hefte, Bd. 9, 1897, S. 255–300; S. 274; Kraatz: Entstehung der Milz, 1897, S. 16.
496 Zum Präparat „18 mm v. Both 1.3.1912" ergibt sich bei Betrachtung des zugehörigen Notizzettels (siehe Abbildung 9), dass das im Katalog vermerkte Datum nicht das der Schnittserienanfertigung sein kann. Die Behandlung des Präparates mit Boraxcarmin, Säure- und Pikrinalkohol erfolgte Ende März 1912, sodass die Schnittserie folglich erst danach angefertigt worden sein kann. Das im Katalog und auf der Überschrift des Notizzettels vermerkte Datum vom 1.3.1912 könnte beispielsweise der Tag gewesen sein, an dem der Embryo bei einer Kürettage gewonnen wurde, oder der, an dem das Präparat in Marburg eintraf. Vermutlich handelt es sich hierbei um ein Versehen, da im Verzeichnis der Schnittserien eindeutig das „Datum der Serie" zur Charakterisierung der Präparate aufgelistet wird. Vgl. Verzeichnis: Gasser-Strahl'sche Sammlung.

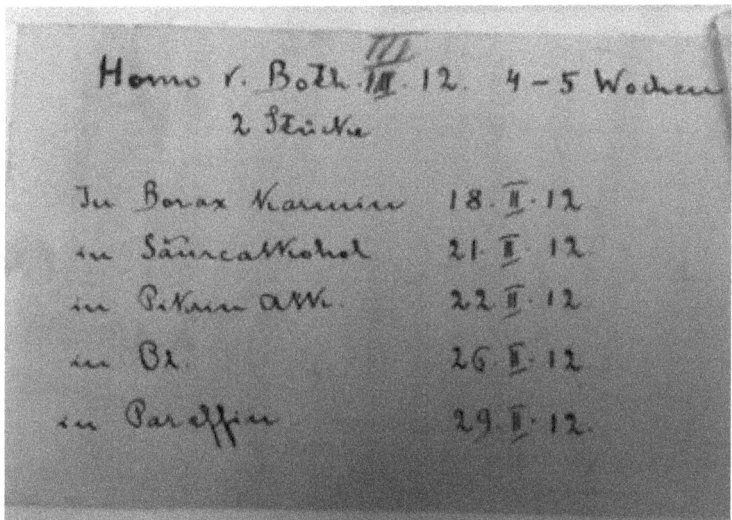

Abbildung 8: Notizzettel mit Informationen zur Fixierung des Präparats „13 mm v. Both 05.03.1912" (eigene Aufnahme).

Jod. Heilbrun" ähnliche Notizzettel vorhanden, die neben der Vorbehandlung der Präparate auch Ergebnisse von Größenmessungen dokumentieren (siehe Abbildung 10). Demnach wurden in beiden Fällen die Längen zwischen Nase und Steiß, Scheitel und Steiß, Nacken und Steiß sowie Schulter und Steiß gemessen. Bei diesen beiden Präparaten wurde, wie von Schridde empfohlen, Zedernholzöl vor der Überführung in Paraffin eingesetzt.

Aus dem Präparat „Homo männlich Sublimat-Pikrinsäure, Jod. Heilbrun"[497] wurde vermutlich die Serie „65 mm männl. Heilbrun 04.05.1910", wobei die gebogen gemessene Steiß-Scheitel-Länge als einzige der vier gemessenen Längen in den Katalog übernommen wurde.[498] Dem Präparat „Homo Formolalkohol 25.III.1899" könnte eine Schnittserie durch Ovar und Tube vom 2.3.1899

---

497 Verzeichnis: Gasser-Strahl'sche Sammlung.
498 Die Scheitel-Steiß-Länge war und ist in der Regel die Länge, über die die Größe eines Embryos ab dem zweiten Monat kommuniziert wird (vgl. hierzu Kapitel 2.3). Vgl. Sadler: Taschenlehrbuch Embryologie, 2014, S. 129, 149. Unklar ist, inwiefern die in diesen zwei Fällen zusätzlich gemessenen Längen (Nase-Steiß, Nacken-Steiß und Schulter-Steiß) zu den Standard-Messungen zu dieser Zeit gehörten. Darüber hinaus handelt es sich hier um zwei Präparate von Feten mit 65 beziehungsweise

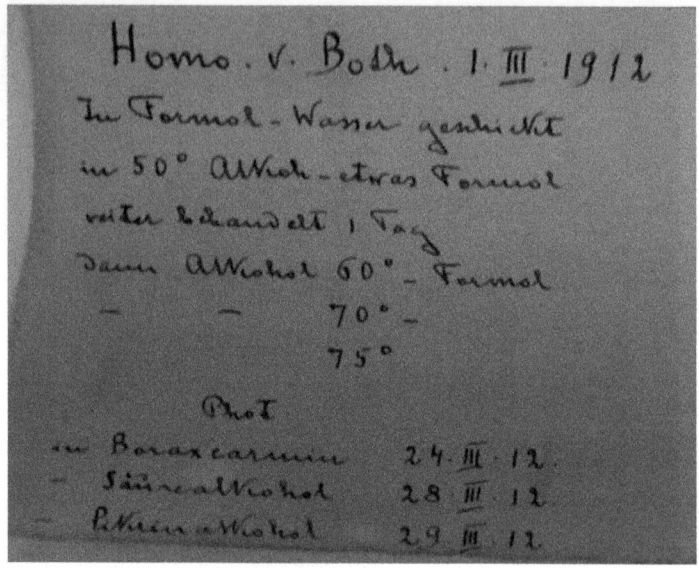

Abbildung 9: Notizzettel mit Informationen zur Fixierung und Färbung des Präparats „18 mm v. Both 01.03.1912" (eigene Aufnahme).

entsprechen, eine sichere Zuordnung ist aufgrund fehlender weiterer Informationen im Verzeichnis der Schnittserien jedoch nicht möglich.

Vor dem Schneiden wurden in einigen Fällen Fotografien der Präparate angefertigt. Diese dienten sowohl zur Dokumentation als auch wahrscheinlich als Hilfsmittel zur dreidimensionalen Rekonstruktion (vgl. Kapitel 3.5).

Zur Anfertigung von Serienschnitten der Gasser-Strahl'schen Embryonen sind kaum Informationen erhalten. Für einige Schnittserien ist im Katalog oder in der Normentafel von Keibel und Elze eine Schnittdicke von 10 oder 15 μm angegeben, vermutlich trifft dies auf die meisten der Serien zu.[499] Strahl beschrieb in einer Rede von 1910 über anatomische Methodik, dass die am Mikrotom gefertigten Schnitte erst in eine Schale mit Terpentin und dann

---

72 mm Scheitel-Steiß-Länge. Ob alle vier Längen auch bei deutlich kleineren Embryonen gemessen wurden, ist fraglich.
499 Vgl. Verzeichnis: Gasser-Strahl'sche Sammlung; Keibel und Elze: Normentafel, 1908, S. 105, 115, 149, 151.

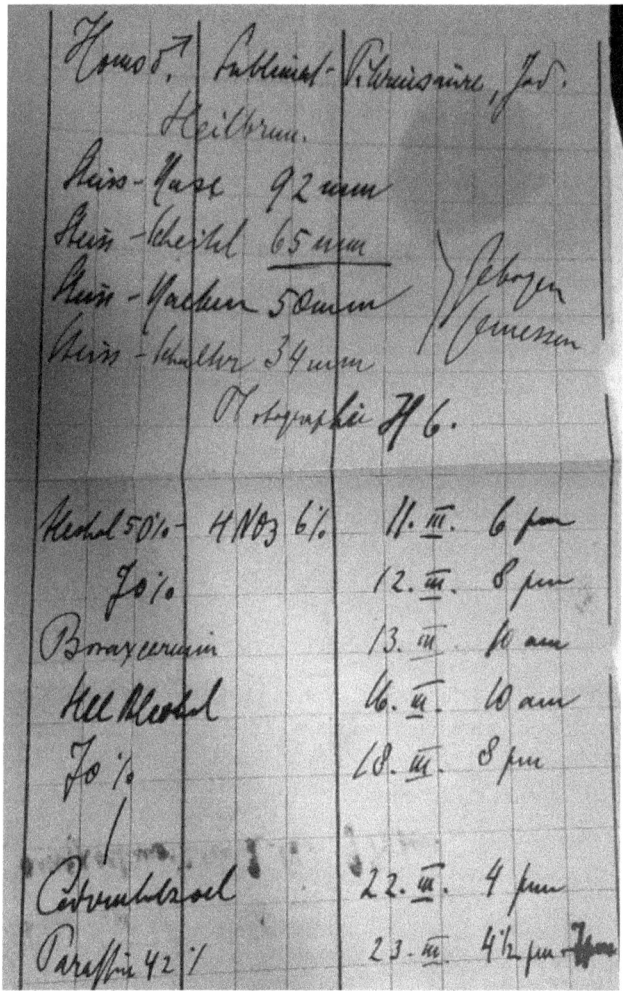

Abbildung 10: Notizzettel mit Dokumentation der Größenmessung und Vorbehandlung eines fetalen Präparats (eigene Aufnahme).

präzise per Hand auf Objektträger aufzubringen seien.[500] Vermutlich war dieses Vorgehen in Marburg der Standard.

---

500 Vgl. Strahl: Anatomische Methodik, 1910, S. 15.

Laut Verzeichnis der Schnittserien sind mindestens drei der Präparate in zwei bis drei Stücken geschnitten worden. Die Zerteilung eines embryonalen Präparates vor dem eigentlichen Zerlegen in Schnitte war ein bereits von His genutztes Vorgehen, um Kopf und Rumpf getrennt voneinander nach ihrer jeweiligen Längsachse im Mikrotom zu schneiden.[501] An der Trennungslinie ergab sich His zufolge eine „sehr präcise Reconstructionsbasis"[502] für den Kopf, also eine Art Hilfsfläche für die Rekonstruktion des Präparates. Eine weitere Erklärung für die in mehreren Stücken geschnittenen Präparate der Marburger Sammlung könnte sein, dass die von Ärzten eingeschickten Embryonen und Feten, je nach Gewinnungsmethode und Versand, nicht in einem Stück in Marburg eintrafen. So war ein bei einer Kürettage gewonnener und nach von Both benannter 12 mm großer Embryo, der 1911 geschnitten wurde, laut Verzeichnis der Schnittserien „mechanisch verletzt"[503].

Die zum Eindecken der Präparate verwendete Substanz dürfte in den meisten Fällen Canadabalsam gewesen sein. Zum einen war dies neben Dammarlack eine Standard-Substanz für diesen Zweck[504] und zum anderen ist im Rechnungsbuch des Institutes für den 13. und 14.5.1901 explizit der Erwerb von Canadabalsam zum Preis von 6,05 und 4,55 Mark aufgelistet.[505]

3.3.3.2 An der Verarbeitung beteiligte Personen

Einige Mediziner, nach denen Embryonen im Katalog der Marburger Sammlung benannt sind, arbeiteten zeitweise unter Gasser, darunter neben den bereits erwähnten Justi, Lüsebrink, Reuter (vgl. Kapitel 3.2.1) und Knierim (vgl. Kapitel 3.1), ein Dr. Lieberknecht[506] und Alfred Benninghoff.[507] Auch nach

---

501 Vgl. His: Anatomie menschlicher Embryonen, 3. Bd., 1885, S. 8.
502 Ebd.
503 Vgl. Verzeichnis: Gasser-Strahl'sche Sammlung.
504 Vgl. Ballowitz: Embryologische Technik, 1910, S. 322.
505 Vgl. UniA Marburg 308/12, Nr. 16: Rechnungsbücher des Anatomischen Instituts 1900–1924.
506 1906 arbeitete Lieberknecht als zweiter Assistent in der Marburger Anatomie. Vgl. Chronik 1906, S. 54.
507 Alfred Benninghoff (1890–1953) studierte in Heidelberg und München Medizin und arbeitete 1914 als Medizinalpraktikant am Anatomischen Institut Marburgs. 1919 promovierte er in Heidelberg und war von 1919 bis 1924 zweiter Prosektor an der Marburger Anatomie, wo er sich 1921 habilitierte. Ab 1924 wechselte er an die Universität Kiel. 1941 trat er dem Nationalsozialistischen Deutschen Ärztebund sowie der NSDAP bei und wurde zum Direktor des Anatomischen Instituts in Marburg ernannt. Benninghoff wirkte als Gau-Dozentenführer. Vgl. Hessische

Zumstein ist eine Schnittserie benannt, die laut Katalog von ihm geschnitten wurde. Nach Strahl wurden elf Embryonen benannt, von denen fünf nach 1895 geschnitten wurden,[508] also nachdem Strahl dem Ruf an die Universität Gießen gefolgt war.[509] Im Rahmen der für diese Arbeit getätigten Recherchen konnte nicht nachverfolgt werden, wer diese Schnittserien anfertigte. Es lassen sich lediglich diesbezügliche Hypothesen aufstellen: Vermutlich waren die Ärzte, die während der Fertigung „ihrer" Schnittserien in der Marburger Anatomie arbeiteten (Knierim, Lieberknecht, Benninghoff, Zumstein und Strahl), am Prozess der Fixierung, Einbettung oder des Schneidens beteiligt. Möglicherweise wurden diese Aufgaben jedoch auch an Hilfskräfte oder Anatomiediener vergeben.[510] Hierfür spricht, dass laut Bürker Strahl, der am Marburger Anatomischen Institut um das Jahr 1880 aushalf, bei der Erstellung von Schnittserien zur Reptilienentwicklung für Entnahme, Konservierung und Schneiden der Embryonen zuständig war.[511]

Göppert schrieb Gasser einen wesentlichen Beitrag an der Herstellung der humanembryologischen Schnittserien zu. Sie seien „zum allergrößten Teil von Gasser persönlich hergestellt"[512]. Auch in einem Brief an den Kurator der Universität, in dem Gasser um Geld für die Anschaffung von Schränken für die Sammlung bat, bezeichnete er die humanembryologischen Schnittserien als von ihm selbst angefertigt (vgl. Kapitel 3.1).[513] Wie viele der Schnittserien

---

Biografie: Benninghoff, Alfred, unter https://www.lagis-hessen.de/pnd/116121505, abgerufen am 28.12.2020; Grundmann, Kornelia und Aumüller, Gerhard: Marburger Anatomen während des Dritten Reichs – Parteigenossen oder Karteigenossen?, in: Medizinhistorisches Journal, Bd. 31, 1998, S. 322–357.

508 Vgl. Verzeichnis: Gasser-Strahl'sche Sammlung.
509 Bürker zufolge erweiterte Strahl „In seinem Institut […] die Sammlung anatomischer und besonders embryologischer Präparate durch wertvolle Stücke". Ob Strahl Präparate über ein ähnliches Netzwerk wie das von Gasser Embryonen und Feten akquirierte, ob er nur Präparate sammelte, um sie in die Gasser-Strahl'sche Sammlung in Marburg zu integrieren oder eine größere Anzahl von Präparaten in Gießen vorhielt und inwiefern er am Verarbeitungsprozess der Präparate beteiligt war, geht nicht hervor. Vgl. Bürker: Hans Strahl, 1921, S. 23.
510 In den Chroniken der Philipps-Universität der Rechnungsjahre 1887 bis 1924 finden sich allerdings keine Hinweise auf speziell hierzu eingestellte Personen.
511 Vgl. ebd., S. 14.
512 Göppert: Emil Gasser, 1921, S. 155.
513 Vgl. UniA Marburg 310, Nr. 8609: Anatomisches Institut, Brief von Gasser an den Kurator der Philipps-Universität vom 09.07.1911.

tatsächlich von Gasser hergestellt wurden, lässt sich aufgrund der fehlenden Dokumentation nicht nachvollziehen.

3.3.3.3 Bezeichnung der Schnittserien

Nach den Schneide-, Färbe- und Einbettungsprozessen waren die Schnittserien fertiggestellt und konnten in die Sammlung integriert werden. Bei einem so umfangreichen Projekt wie der Gasser-Strahl'schen Sammlung war es unbedingt notwendig, ein System zur eindeutigen Bezeichnung der Präparate zu etablieren.[514]

Im *Verzeichnis der Gasser-Strahl'schen Sammlung menschlicher Embryonen*, einem maschinengeschriebenen Katalog der Marburger Sammlung, sind die Schnittserien der Gasser-Strahl'schen Sammlung tabellarisch aufgelistet. Für jede Schnittserie sind Spalten für Größe, Alter, Bezeichnung nach Herkunft, Plattenanzahl, Datum der Serie und Bemerkungen vorhanden. Das Verzeichnis ist nicht datiert und wurde vermutlich in den 1950er Jahren vom Zoologen Wilhelm Harms (1885–1956) angelegt, der nach seiner Pensionierung einige Jahre im Anatomischen Institut als Gastwissenschaftler arbeitete.[515]

Bis auf wenige Ausnahmen sind alle Schnittserien der Gasser-Strahl'schen Sammlung mit einem oder mehreren Daten der Anfertigung und meist auch einem Eigennamen oder einem Ort als Bezeichnung versehen, die in Zusammenschau die Identifizierung eines Präparates ermöglichen. Bei 42 der 147 Schnittserien von Embryonen und Feten ist jedoch kein Eigenname als Bezeichnung im Katalog eingetragen.[516] Ein Grund hierfür könnte sein, dass zwar die Embryonen, die von Ärzten nach Marburg geschickt wurden, den Namen des Einsendenden als Bezeichnung bekamen, nicht jedoch die Präparate, die von Hebammen eingesandt wurden.[517] Dieses Vorgehen ist im Fall der His'schen Embryonensammlung dokumentiert.[518] Auch Unkenntnis über die Identität

---

514 Zur Klassifikation als Charakteristikum sammelnder Wissenschaften vgl. Kohler, Robert E.: Finders, Keepers: Collecting Sciences and Collecting Practise, in: History of Science, Bd. 45, 2007, S. 428–454; S. 447 f.
515 Für diesen Zusammenhang dankt die Verfasserin Prof. Gerhard Aumüller.
516 Vgl. Verzeichnis: Gasser-Strahl'sche Sammlung.
517 Beispielsweise findet sich kein Embryo, der nach der Hebamme Sophie Bähr benannt wurde. Vgl. Verzeichnis: Gasser-Strahl'sche Sammlung.
518 His bezeichnete die von Ärzten eingesandten Präparate mit dem Namenskürzel des Einsenders und von Hebammen akquirierte Präparate mit griechischen Buchstaben. Vgl. His: Anatomie menschlicher Embryonen, 2. Bd., 1882, S. 7 ff; Hopwood: Producing Development, 2000, S. 39.

der Einsendenden könnte dazu geführt haben, dass einigen Präparaten keine Bezeichnung gegeben wurde, zumal sich Gassers Netzwerk zur Akquise von Embryonen durch das Wirken vieler Ärzte als Multiplikatoren von selbst erweiterte (vgl. Kapitel 3.2.1).[519]

Die Anzahl der Platten ist bei allen Serien im Katalog aufgeführt. Während die Größe bei 120 der 147 Schnittserien von Embryonen und Feten angegeben ist, findet sich eine Angabe zum mutmaßlichen Alter nur bei 12 der 147 Serien. Dies dürfte der einfacheren Bestimmung der Größe im Vergleich zum Alter geschuldet sein (vgl. Kapitel 2.3). Bei den 20 Schnittserien von Kindern und der eines Erwachsenen hingegen, die zusätzlich zu den embryonalen und fetalen Serien im Verzeichnis der Gasser-Strahl'schen Sammlung aufgeführt sind, ist konsequent statt einer Größe das Alter zur Einordnung angegeben. Das Geschlecht ist fast durchgängig bei allen Feten und Embryonen aufgeführt, die größer als 20 mm gemessen wurden. Zu den Hodenpräparaten, Beckensagittalschnitten und Spezialpräparaten zur Augenentwicklung, die im Verzeichnis genannt sind, sind keine weiteren Informationen vorhanden.[520]

In zwei weiteren Katalogen, beide mit dem Titel *Verzeichnis von Schnittserien aus dem Anatomischen Institut der Universität Marburg/Lahn*, sind die Schnittserien zur Entwicklung verschiedener Tiere aufgeführt, die zur Anatomischen Sammlung Marburgs gehören. Allerdings finden sich auf der letzten Seite des einen Katalogs vier Schnittserien menschlicher Feten von 7,5 bis 17,2 cm Länge, von denen drei 1927 gefertigt wurden, und eine in einem unbestimmten Jahr nach 1900.[521] Es ist fraglich, ob diese Schnitte der eigentlichen Gasser-Strahl'schen Sammlung zuzuordnen sind, da mindestens drei der vier Serien deutlich später als die meisten Schnittserien im Verzeichnis der Gasser-Strahl'schen Sammlung angefertigt wurden (vgl. Kapitel 3.1).

---

519 Auch hier findet sich ein analoger Fall bei His: Den Absender des Embryos „LVII", den er 1881 aus Russland erhielt, konnte His nicht ausfindig machen. Die Adresse des Absenders war bei der Post verblieben und im Paket selbst befand sich kein weiterer Hinweis auf den Absender. Vgl. His: Anatomie menschlicher Embryonen, 2. Bd., 1882, S. 91.
520 Vgl. Verzeichnis: Gasser-Strahl'sche Sammlung.
521 Vgl. Verzeichnis von Schnittserien.

3.3.3.4 Anfertigung und Bezeichnung humanembryologischer Schnittserien im Vergleich

Mall und seine Kollegen benannten die Embryonen ihrer Sammlung zunächst nach den Ärzten, die sie eingeschickt hatten. Dieses System wurde jedoch nach etwa 100 gesammelten Embryonen zugunsten einer praktikableren Durchnummerierung verlassen.[522]

Die Embryonen der Dokumentationssammlung Blechschmidt wurden zweckmäßig charakterisiert nach ihrer Länge, einem geschätzten Alter und einem Datum.[523] Markert zufolge stellte die technische Assistentin Ilse Waßmann den größten Teil der humanembryologischen Schnittserien der Sammlung her. Anhand des Präparats „26.10.1945, 7,5mm" zeigt Markert den Weg vom Embryo zur Schnittserie in Göttingen: Nach Ankunft eines Embryos im Anatomischen Institut der Universität Göttingen wurde zunächst die Fixierlösung gewechselt sowie die Länge gemessen. Über die nächsten Tage härtete man das Präparat in einer aufsteigenden Alkoholreihe, gab es dann in Benzol und bettete es schließlich in Paraffinwachs ein. Mit einem Mikrotom wurde der Embryo in 10 μm dünne Schnitte zerlegt. Anschließend löste man das Paraffin und stellte das Präparat mit einer Azanfärbung und der Bedeckelung fertig.[524]

3.4 Anfertigung bildlicher Darstellungen menschlicher Embryonen

Bis Ende des 18. Jahrhunderts dominierte in der Embryologie die sogenannte „chronologische Tradition".[525] Hier diente das Bild zur Dokumentation von Beobachtungen und zum Vergleich der untersuchten Embryonen. Der Vergleich mit bereits veröffentlichten Ergebnissen stellte, wie in jeder anderen Wissenschaft auch, eine essentielle Methode der Embryologie dar. Der einzelne Humanembryologe hatte eine nur sehr überschaubare Menge an Forschungsmaterial zur Verfügung, da Präparate menschlicher Embryonen rar waren. Der Vergleich von Präparaten ermöglichte – trotz eines Großteils an potentiell fehlerhaftem Material aus Aborten – die Identifizierung wichtiger Entwicklungsschritte, bot bessere Möglichkeiten bei der Auswahl

---

522 Vgl. Mall und Meyer: Studies on Abortuses, 1921, S. 13.
523 Vgl. Markert: Modellierte Individualentwicklung, 2020, S. 507.
524 Vgl. ebd., S. 501.
525 Wellmann: Form des Werdens, 2010, S. 270.

von „Standardembryonen" und minimierte die Lücken zwischen einzelnen bekannten Stadien.

Um anderen Forschenden eine reliable Vergleichsbasis bieten zu können, war es wichtig, die eigenen Veröffentlichungen objektiv zu halten. Pander betonte in seinen Beiträgen zur Entwicklungsgeschichte des Huhns die Wichtigkeit der sachlichen Darstellung für unvoreingenommene Forschung. In der im frühen 18. Jahrhundert bereits vorhandenen Fülle an Beschreibungen der Hühnerentwicklung fanden sich zahlreiche Widersprüche. Dies veranlasste Pander dazu, sich um möglichst unvoreingenommene Darstellungen seiner Beobachtungen zu bemühen, „unbekümmert um jede mögliche physiologische Deutung"[526]. Hervorhebung vermied er: Keinem Teil sollte mehr oder weniger Aufmerksamkeit im Prozess des Zeichnens zukommen, als einem anderen Teil.[527] Auf diese Weise sollte sich nach vielfacher Untersuchung und Vergleich mit den Werken anderer Embryologen das abzeichnen, was für die Hühnerentwicklung von Bedeutung war.

Die chronologische Tradition wurde laut Janina Wellmann gegen Ende des 18. Jahrhunderts von der sogenannten „epigenetischen Ikonographie"[528] abgelöst. Visualisierungstechniken waren obligater Bestandteil im Erforschungsprozess der als dynamisch verstandenen Natur. Durch das Bild sollten nicht mehr nur verschiedene Zustände des Embryos festgehalten, sondern auch der Entwicklungsprozess vermittelt werden.[529] Die Darstellung von Entwicklung in bildlicher Form diente Wolff im Streit mit dem von der Präformationstheorie überzeugten Haller (vgl. Kapitel 2.1) als Beweis für die sukzessive Formwerdung des Embryos.[530] Während das Bild in Hallers embryologischen Arbeiten in chronologischer Tradition zur Dokumentation und zum Vergleich diente, nutzte Wolff es als „rein bildliche Evidenz"[531]. Durch den Aufbau seiner Zeichnungen aus kleinen Kreisen als wiederkehrendes Motiv brachte Wolff aufeinanderfolgende Darstellungen laut Wellmann auf einen „bildlichen Nenner"[532], wodurch die Entwicklung zwischen den aufeinanderfolgenden Formen in den

---

526 Pander: Hühnchen im Eye, 1817, S. 29.
527 Vgl. ebd., S. 29 f.
528 Wellmann: Form des Werdens, 2010, S. 267 ff.
529 Vgl. ebd., S. 296.
530 Vgl. ebd. Für mehr Informationen zur sogenannten Haller-Wolff-Debatte vgl.: Schmuck: Baltische Genesis, 2009, S. 17, 30 f; Roe: Matter, Life and Generation, 1981, S. 156.
531 Wellmann: Form des Werdens, 2010, S. 292.
532 Wellmann: Form des Werdens, 2010, S. 293.

Vordergrund trat. Entwicklung zeigte sich in dem, was *zwischen* den Bildern stattfand, also in der Relation der Bilder zueinander.[533]

3.4.1 Entwicklungsreihen

Samuel Thomas Soemmerring (1755–1830) veröffentlichte 1799 bemerkenswert präzise Darstellungen isolierter menschlicher Embryonen in Serienform. In seinen beiden Tafeln der *Icones embryonum humanorum* stellte er insgesamt 20 Feten und Embryonen, größtenteils in Lebensgröße sowie mit Blick zur rechten Seite, dar (siehe Abbildung 11).[534]

Wellmann ordnet Soemmerrings Tafel wie auch Marcello Malpighis (1628–1694) Darstellungen von Hühnerembryonen und Fabricius' (1533–1619) *De formatione ovi et pulli* der chronologischen Abbildungstradition zu: Das ordnende Element dieser Reihen war die Zeit.[535] Aus einem banalen Grund zählt Wellmann Soemmerrings Tafel nicht zu den epigenetischen Entwicklungsreihen: Die Embryonen in Soemmerrings Tafel sind unterschiedlichen Geschlechts und könnten somit keine kontinuierliche Entwicklung darstellen. Die Abbildungen IX, X, XI, XV und XVI stellen männliche, Abbildung VI sowie VII, VIII, XII, XIII, XIV und XVII weibliche Embryonen und Feten dar.[536] Unter der „natürlichen Ordnung"[537], die er der Reihenfolge seiner Abbildungen zu Grunde legte, verstand Soemmerring das Anordnen der Embryonen nach Größe respektive dem geschätzten Alter.[538] Im Gegensatz zu „echten" Entwicklungsreihen bezeichnet Wellmann Soemmerrings Reihe aus diesem Grund auch als „Größenfolge".[539]

---

533 Vgl. ebd., S. 296.
534 Vgl. Enke: Einleitung Soemmerring, 2000, S. 90.
535 Vgl. Wellmann: Form des Werdens, 2010, S. 282.
536 Vgl. ebd., S. 289.
537 Soemmerring: Embryologie und Teratologie, 2000, S. 173.
538 Vgl. ebd.
539 Wellmann: Form des Werdens, 2010, S. 290.

Anfertigung bildlicher Darstellungen menschlicher Embryonen 129

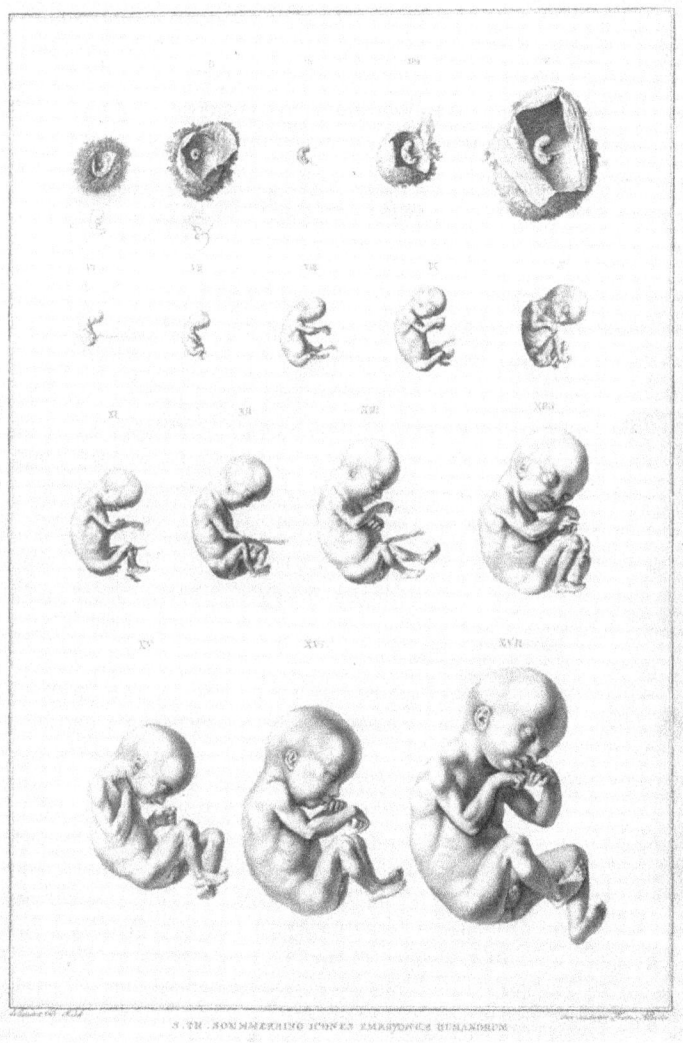

Abbildung 11: Die erste Tafel aus: Soemmerring, Samuel Thomas: Icones Embryonum Humanorum, Frankfurt 1799.

Ulrike Enke hingegen, die sich in mehreren Projekten eingehend mit Soemmerrings Werken –insbesondere mit den *Icones embryonum humanorum* – beschäftigte,[540] erkennt in Soemmerrings lebensgroßen Abbildungen morphologische Wandlungen. Wie Wellmann bei Wolff deutet Enke die Bildserie bei Soemmerring als Argument für die epigenetische Theorie.

> Damit unterstützt diese besondere Form der Visualisierung das epigenetische Entwicklungsmodell nicht nur, sondern wird im Bild und durch das Bild zum Beweis dieser Theorie[541]

Nick Hopwood wiederum nimmt eine Zwischenposition ein, indem er schreibt, Soemmerrings Entwicklungsreihe vermittle für geschulte Augen „a sense of true development rather than mere growth".[542]

Tatsächlich lassen sich bei genauerem Hinsehen Umformungen der dargestellten Embryonen erkennen. Aus kleinen Knospen entstehen Arme und Beine und Gesichtszüge bilden sich heraus. Ob Soemmerring solche Wandlungen tatsächlich beobachtete oder ob er das Gesehene als Sichtbarwerden feinerer Strukturen durch Wachstum im Sinne der Präformation ansah, ist heute schwierig festzulegen. Soemmerring bekannte sich zu keiner der beiden Entwicklungstheorien explizit.[543] Die verschiedenen Interpretationen zwischen Epigenese

---

540 Vgl. zum Beispiel Enke: Einleitung Soemmerring, 2000; Dies.: Von der Schönheit der Embryonen. Samuel Thomas Soemmerrings Werk Icones embryonum humanorum, in: Geschichte des Ungeborenen. Zur Erfahrungs-. und Wissenschaftsgeschichte der Schwangerschaft im 17.-20. Jahrhundert, hrsg. von Barbara Duden, Jürgen Schlumbohm und Patrice Veit, Göttingen 2002, S. 205–235; Dies.: Vom Präparat zur Bilderfolge. Die Visualisierung der Regelhaftigkeit im Werk Samuel Thomas Soemmerrings, in: Anatomie und Anatomische Sammlungen im 18. Jahrhundert. Anlässlich der 250. Wiederkehr des Geburtstages von Philipp Friedrich Theodor Meckel (1755–1803), hrsg. von Rüdiger Schultka und Josef Neumann, Berlin 2007, S. 251–268; Dies.: Embryologie und Fehlbildungslehre im 18. und 19. Jahrhundert – Präparate aus der Sammlung des Museum Anatomicum, in: Das Marburger Medizinhistorische Museum – Museum Anatomicum, hrsg. von Kornelia Grundmann und Gerhard Aumüller (Marburger Stadtschriften zur Geschichte und Kultur, Bd. 98), Marburg 2012, S. 97–118; Dies.: Kurigers embryologische Wachstafel, 2014; Dies.: „Schöne Embryonen" zwischen Wissenschaft und Bürgerstub: Zur Entstehung von Soemmerrings Icones embryonum humanorum und ihrer Rezeption im 19. Jahrhundert, in: Visualisierung des Ungeborenen, hrsg. von Daniel Hornuff und Heiner Fangerau, Paderborn 2020, S. 197–222.
541 Enke: Kurigers embryologische Wachstafel, 2014, S. 170.
542 Hopwood: Producing Development, 2000, S. 34.
543 Vgl. Wellmann: Form des Werdens, 2010, S. 291.

und Präformation, die sich heute noch aus Soemmerrings Tafel ableiten lassen, verdeutlichen, in welchem Umbruch sich die Embryologie um 1800 befand. Fest steht, dass Soemmerring mit seinen Icones embryologische Darstellungen revolutionierte. In Zusammenarbeit mit dem Zeichner Christian Koeck schuf er ein Tafelwerk, das die embryologische Darstellungstradition bis heute prägt. Den Einfluss, den solche Entwicklungsreihen auf die Embryologie einerseits und auf die Vermittlung früher Embryonalentwicklung auf breite Bevölkerungsschichten andererseits hatten, fasst Hopwood wie folgt zusammen:

> Embryologists' major products have been developmental series: successions of progressively more advanced embryos, in the form variously of drawings, specimens in spirits, models, photographs, posters, sonograms, videos, and flip-charts. All work in embryology has depended on, and most has in its turn generated, these material representations of development. The representation of developing embryos has constituted the science by producing objects that embryologists could manipulate; displaying such series has communicated development widely.[544]

Die in Marburg angefertigten Darstellungen hatten, wie im Folgenden gezeigt wird, nicht mehr die Vermittlung der Formwerdung eines ganzen Embryos zum Ziel, sondern stellten Lagebeziehungen von Organen in ausgesuchten Entwicklungsstadien dar sowie die feinere Morphologie bestimmter Zellen und Gewebe.

3.4.2 Zeichnungen

Als Fähigkeiten eines guten Zeichners mikroskopischer Präparate identifizierten Ehrlich et al. Geschicklichkeit „vornehmlich der rechten Hand nebst Handgelenk und Unterarm"[545] sowie „schlanke Finger, biegsame Gelenke und empfindliche Haut, verbunden mit der allgemeinen körperlichen Fähigkeit, längere Zeit ruhig sitzen zu können"[546]. Das Präparat wurde am besten bei Tageslicht gezeichnet und war im Idealfall dünn geschnitten sowie nicht zu stark gefärbt, da es sonst schwierig wurde, die Zeichenspitze beim Skizzieren dunkler Flächen zu sehen.[547] Gezeichnet wurde mit Bleistift oder bei feineren Strukturen mit Schreibfeder. Auch farbige Stifte konnten genutzt werden.

---

544 Hopwood: Producing Development, 2000, S. 31.
545 Cowl, W.: Zeichnen und Zeichenapparate, in: Enzyklopädie der Mikroskopischen Technik Band II L-Z, hrsg. von Ehrlich et al., 2. Aufl., Berlin, Wien 1910, S. 621–629; S. 626.
546 Ebd.
547 Vgl. ebd., S. 626 f.

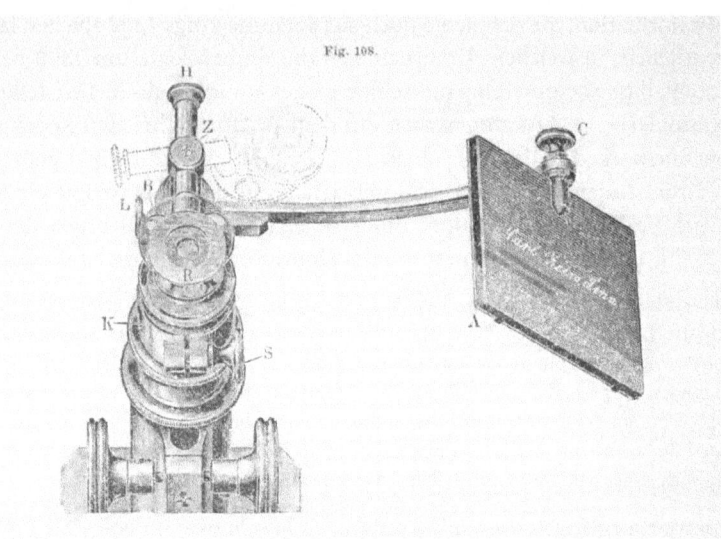

Abbildung 12: Zeichenapparat nach Abbé, angefertigt von der Firma Zeiss (aus: Cowl, W.: Zeichnen und Zeichenapparate, in: Enzyklopädie der Mikroskopischen Technik Band II L-Z, hrsg. von Paul Ehrlich, Rudolf Krause, Max Mosse, Heinrich Rosin und Karl Weigert, 2. Aufl., Berlin, Wien 1910, S. 621–629; S. 624).

In Marburg wurden Zeichnungen menschlicher und tierischer Embryonen mithilfe eines Zeichenapparates nach Abbé angefertigt (siehe Abbildung 12).[548] Dieser Apparat ermöglichte mithilfe einer sogenannten Camera lucida, einem Prisma, welches für das Auge des Zeichnenden die Zeichenfläche und das Mikroskopbild übereinanderlegte, sowie einem zusätzlichen, im 45° zum Horizont stehenden Spiegel ein unverzerrtes Abzeichnen des Mikroskopierten.[549]

In Abhängigkeit von der jeweiligen Fragestellung sind die Zeichnungen eigener Präparate in embryologischen Publikationen aus dem Marburger

---

548 Vgl. Vogt: Triton cristatus, 1909, Erklärung der Abbildungen ohne Seitenangabe; Disse: Kloake Talpa, 1904, S. 494; Vogt, Walther: Ueber Zellbewegungen und Zelldegenerationen bei der Gastrulation von Triton cristatus, in: Anatomische Hefte, Bd. 48, Nr. 1, 1913, S. 5–60; Erklärung der Figuren ohne Seitenangabe; Disse, Joseph: Weitere Mitteilungen über das Verhalten des Schleimes im Magen von menschlichen Embryonen und Neugeborenen, in: Beiträge in der Klinik der Tuberkulose, Bd. 4, 1905, S. 227–238; S. 238.
549 Vgl. Cowl: Zeichnen und Zeichenapparate, 1910, S. 624.

Anatomischen Institut aus den Jahren 1887 bis 1922 entweder schematisch oder eher detailliert gehalten. Zwei Beispiele für schematisch gehaltene Zeichnungen sind in Abbildung 13 und Abbildung 14 zu sehen. Die Darstellungen zeigen die Lageverhältnisse der Blase bei einem männlichen, 80–85 mm und einem weiblichen, 115 mm großen Feten und sind entnommen aus *Untersuchungen über die Lagebeziehungen und die Form der Harnblase beim menschlichen Foetus*, der Dissertation Moritz Buddes von 1901. Insgesamt sind in der Arbeit acht solcher Figuren auf vier aufeinanderfolgenden Seiten dargestellt. Pro Doppelseite sind vier Schnitte jeweils eines Feten in absteigender Höhe zu sehen. Die Schnittbilder geben eine schnelle Übersicht über die Lageverhältnisse der fetalen Blase, vermitteln durch die aufeinanderfolgende Darstellung von Schnitten verschiedener Höhen eine gewisse räumliche Information und über den Vergleich der Verhältnisse bei einem männlichen und einem weiblichen Fetus werden geschlechtsspezifische Unterschiede offenbar.[550]

Auch Zumstein wählte für seine 1896 erschienene Publikation *Zur Anatomie und Entwickelung des Venensystems des Menschen* eine schematische Darstellungsweise. Das Besondere bei seinen Zeichnungen der Lageverhältnisse von Venae cardinales, Vena cava inferior und Aorta bei sechs unterschiedlich alten Embryonen war, dass sie nicht bloß Schnittbilder waren, sondern Übersichtsbilder, die Informationen aus mehreren Schnitten integrierten (vgl. Abbildung 15). Hierfür hatte Zumstein nach Skizzierung der Schnitte mithilfe eines Zeichenapparates graphische Rekonstruktionen angefertigt – „Es ergaben sich sehr instruktive Bilder".[551]

Zur graphischen Rekonstruktion standen um 1900 verschiedene Techniken zur Verfügung. Die laut der *Enzyklopädie für mikroskopische Technik* älteste Methode war die projektive Konstruktion nach His. Hierfür teilte man ein Blatt Papier in parallele Zonen, die der jeweils vergrößerten Schnittdicke entsprechen sollten. Von einer senkrecht zu den Zonen stehenden Grundlinie aus, deren Position im Schnitt man kannte (zum Beispiel eine Markierung, die man vor dem Schneiden des Paraffinblocks angebracht hatte), wurden anschließend

---

550 In diesem Fall fand Budde keine größeren Unterschiede der Lagebeziehungen der Blase bei männlichen und weiblichen Feten. Er bemerkte lediglich, dass beim weiblichen Fetus ein größerer Abschnitt als beim männlichen Fetus in den Beckenboden integriert ist. Vgl. Budde: Lagebeziehungen Harnblase, 1901, S. 50.
551 Zumstein: Venensystem, 1896, S. 590.

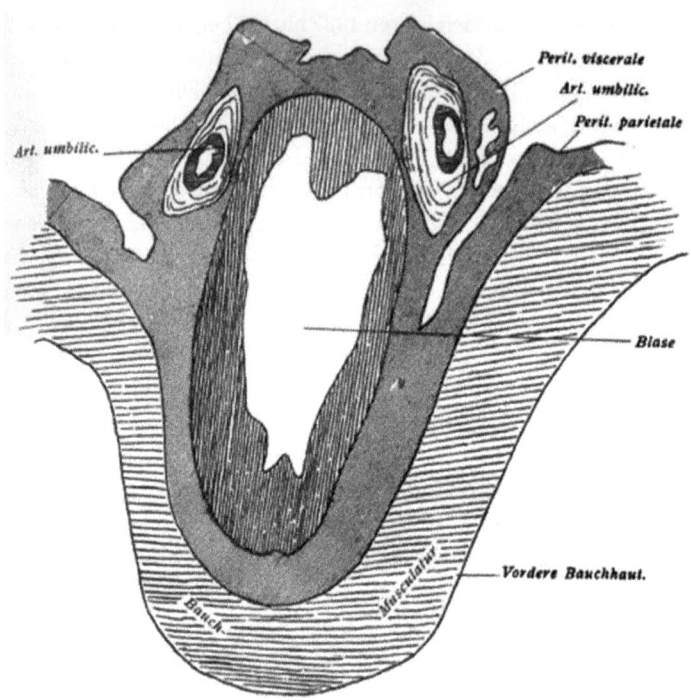

Abbildung 13: Schematische Darstellung der Lagebeziehungen der Blase knapp oberhalb der Symphyse bei einem 80–85 mm großen männlichen Feten. (aus: Budde, Moritz: Untersuchungen über die Lagebeziehungen und die Form der Harnblase beim menschlichen Foetus. Diss. med., Marburg 1901, Fig. IV).

für jeden Schnitt die maßstabsgerechten Distanzen verschiedener Strukturen markiert. Durch das Verbinden der markierten Punkte ergab sich ein senkrecht zur eigentlichen Schnittebene stehendes Schnittbild.[552] Ein Beispiel für eine

---

552 Vgl. Peter, K.: Rekonstruktionen, in: Enzyklopädie der Mikroskopischen Technik Band II L-Z, hrsg. von Ehrlich et al., 2. Aufl., Berlin, Wien 1910, S. 451–469, S. 460. Bei Ehrlich et al. sind einige weitere Methoden zur graphischen Rekonstruktion von Schnittserien angegeben, wie beispielsweise die „Pausenkombination", bei der auf durchsichtigem Papier gezeichnet wurde, sodass die Zeichnungen, übereinandergelegt und gegen eine Lichtquelle gehalten, eine dreidimensionale Vorstellung der Lageverhältnisse vermittelten. Auch die Anfertigung von sogenannten Plattendiagrammen oder die stroboskopische Betrachtung von Zeichnungen, ähnlich einem Daumenkino, wurden als Methoden zur graphischen Rekonstruktion angewandt. Vgl. ebd. S. 460–462. Welche Methode im Fall von Zumsteins graphischen Rekonstruktionen angewandt wurde, war im Rahmen dieser Arbeit nicht herauszufinden.

Anfertigung bildlicher Darstellungen menschlicher Embryonen 135

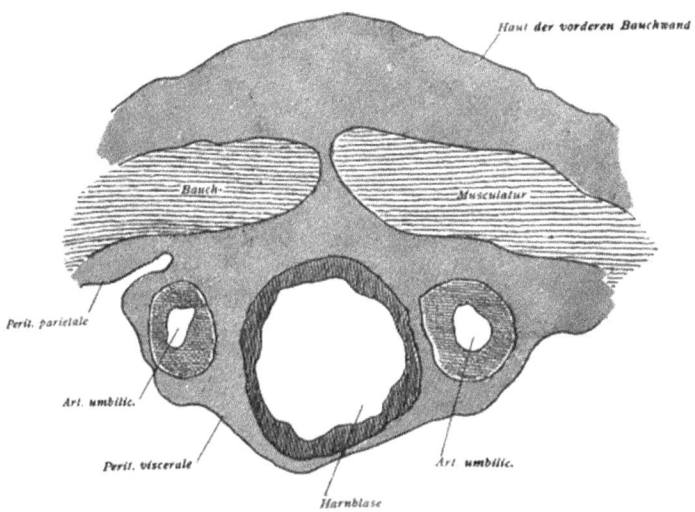

Abbildung 14: Schematische Darstellung der Lagebeziehungen der Blase knapp oberhalb der Symphyse bei einem 115 mm großen weiblichen Feten. (aus: Budde, Moritz: Untersuchungen über die Lagebeziehungen und die Form der Harnblase beim menschlichen Foetus. Diss. med., Marburg 1901, Fig. VIII).

solche Methode ist in Abbildung 16 zu sehen, die der 1904 erschienenen und am Marburger Anatomischen Institut angefertigten Arbeit von A. Reinhardt zum Thema *Die Hypochorda bei Salamandra maculosa* entnommen ist.[553] Besonders anschaulich sind hier die den Schnitten entsprechenden parallelen Zonen zu erkennen. Abbildung 17 zeigt ein weiteres Beispiel für die Rekonstruktion eines Medianschnittes in einer vergleichend-embryologischen Arbeit von 1904 aus dem Marburger Anatomischen Institut zur Entwicklung des Kloakenhöckers beim europäischen Maulwurf von Joseph Disse.[554] Da hier keine Interpolation zwischen den markierten Punkten unternommen wurde, sind auch ohne Hilfslinien die durch die Schnittdicke bedingten Zonen zu erkennen.

---

553 Reinhardt, A.: Die Hypochorda bei Salamandra maculosa, in: Gegenbaurs morphologisches Jahrbuch, Bd. 32, 1904, S. 195–231.
554 Disse, Joseph: Ueber die Entwicklung des Cloakenhöckers bei Talpa europaea, in: Sitzungsberichte der Gesellschaft zur Beförderung der gesamten Naturwissenschaften zu Marburg, Nr. 5, 1904, S. 45–55.

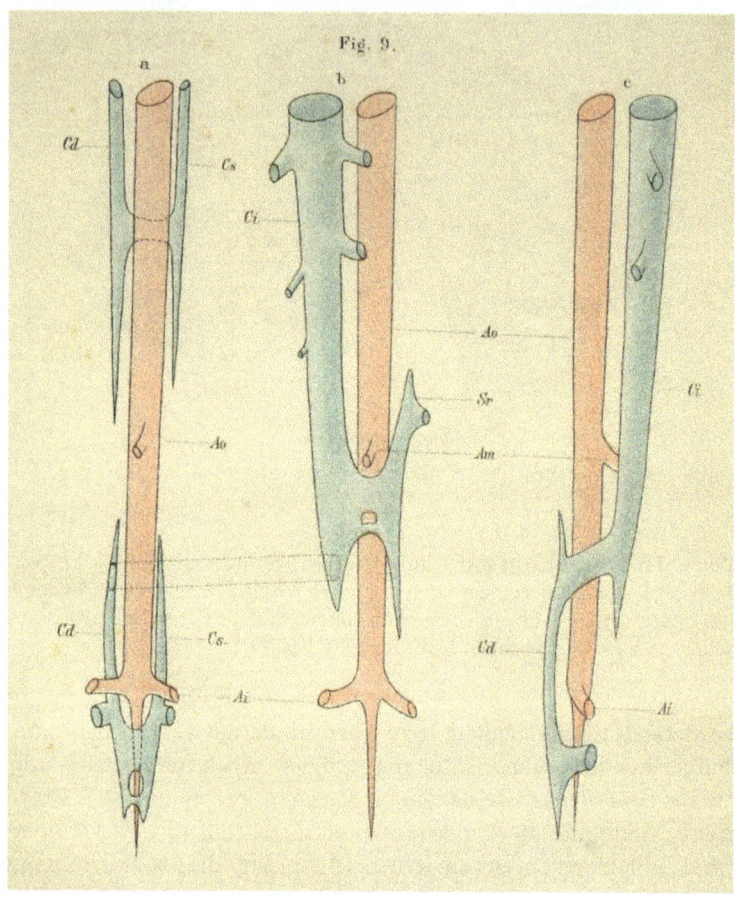

Abbildung 15: Rekonstruktion der Beziehungen zwischen Aorta, unterer Hohlvene und Kardinalvenen bei einem 16 mm großen Embryo. (a: Kardinalvenen von vorne; b: Vena cava inferior von vorne; c: rechte Kardinalvene und Vena cava inferior von rechts; aus: Zumstein, Jacob: Zur Anatomie und Entwickelung des Venensystems des Menschen. In: Anatomische Hefte, Bd. 6, 1896, S. 571–608. Fig. 9).

Otto Veit, der 1909 aus dem Marburger Anatomischen Institut eine Arbeit zum Vorkommen von Vornierenrudimenten beim Menschen veröffentlichte,[555]

---

555 Vgl. Veit, Otto: Ueber das Vorkommen von Vornierenrudimenten und ihre Beziehungen zur Urniere beim Menschen, in: Sitzungsberichte der Gesellschaft zur Beförderung der gesamten Naturwissenschaften zu Marburg, Bd. 44, Nr. 7, 1909, S. 193–223.

Anfertigung bildlicher Darstellungen menschlicher Embryonen 137

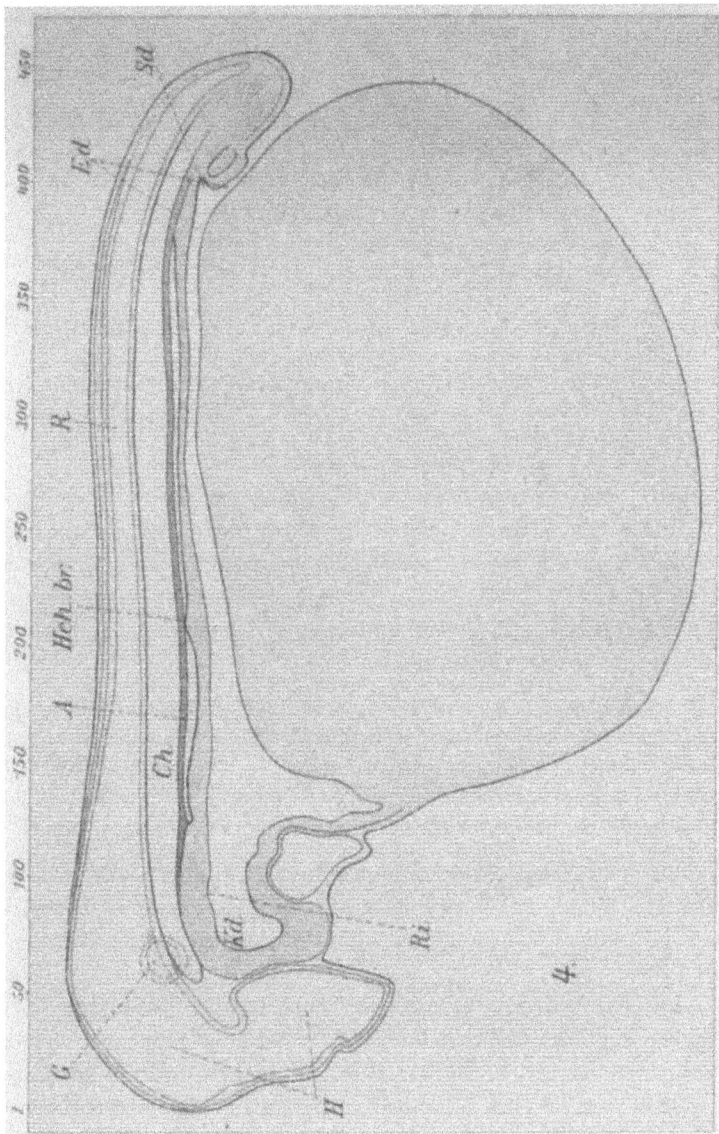

Abbildung 16: Graphische Rekonstruktion eines 7,5 mm großen Embryos von Salamandra maculosa (aus: Reinhardt, A.: Die Hypochorda bei Salamandra maculosa. In: Gegenbaurs morphologisches Jahrbuch, Bd. 32, Leipzig 1904, S. 195–231).

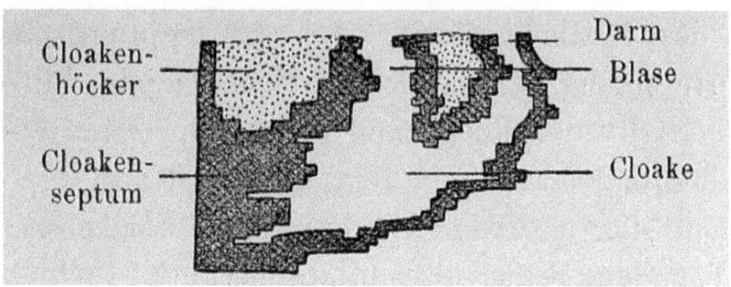

Abbildung 17: Konstruktion des Medianschnitts von Kloake und Kloakenhöcker bei einem Embryo von Talpa europaea (aus: Disse, Joseph: Über die Entwicklung des Cloakenhöckers bei Talpa europaea. In: Sitzungsberichte zur Beförderung der gesammten Naturwissenschaften zu Marburg, Bd. 39, Nr. 5, 1904. S. 53).

arbeitete mit verschiedenen Arten von Rekonstruktionen humanembryologischer Schnittserien. Veit schrieb, dass bereits zu Beginn seiner Arbeiten graphische Rekonstruktionen zu einigen Serien vorhanden gewesen waren, er teilweise aber auch selbst neue graphische und plastische Rekonstruktionen anfertigte. Vor- und Nachteile von zwei- und dreidimensionalen Rekonstruktionen fasste er wie folgt zusammen:

> Solche [graphischen] Rekonstruktionen müssen zwar halbschematisch gehalten werden, damit die einzelnen Teile sich nicht gegenseitig decken, haben aber gegenüber den plastischen Rekonstruktionen den Vorteil des Zeitgewinnes und auch der Anschaulichkeit, da von dreidimensionalen Rekonstruktionen doch in der Abbildung schematische Projektionen gemacht werden müssten um alles zeigen zu können.[556]

Nichtsdestotrotz waren dreidimensionale Rekonstruktionen auch in Marburg wichtige Forschungs- und Lehrobjekte, die gerne von externen Forschenden für Demonstrationen und Publikationen in Anspruch genommen wurden (vgl. Kapitel 4.1).

Im Gegensatz zu den bisher gezeigten schematischen Bildern, die Arbeiten entnommen sind, die Lagebeziehungen verschiedener Organe untersuchten, sind die Arbeiten aus dem Marburger Anatomischen Institut, die den zellulären Aufbau von Geweben behandeln, mit detaillierteren Abbildungen illustriert. Beispiele hierfür finden sich sowohl in vergleichend-embryologischen Arbeiten als auch in humanembryologischen Publikationen aus den Jahren um

---

556 Ebd., S. 195.

Anfertigung bildlicher Darstellungen menschlicher Embryonen 139

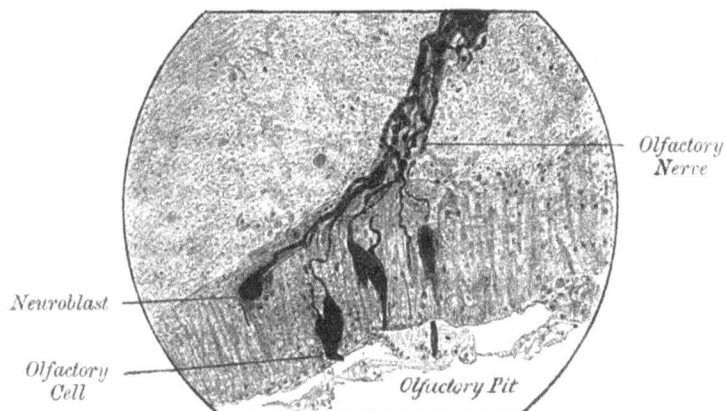

Abbildung 18: Riechnerv und Riechgrube eines Hühnerembryos (aus: Disse, Joseph: On the early development of the Olfactory Nerve, in: Proceedings of the Anatomical Society of Great Britain and Ireland, Bd. 32, Nr. 1, 1897. S. XII).

1900, die den Feinbau eines Gewebes oder besondere Zellarten in den Vordergrund stellen. Disse untersuchte 1897, ob die Fasern des Riechnerven aus den Epithelzellen der Riechgrube oder doch einem Ganglion im Mesoderm entspringen (siehe Abbildung 18). 1907 beschäftigte er sich mit der Frage, welche Zellen am Aufbau der Grundsubstanz des Zahnbeins beteiligt sind (siehe Abbildung 19). Abbildung 20 stammt aus einer Arbeit Herrmann Schriddes und zeigt das Speiseröhrenepithel eines 17 Wochen alten Fetus mit einer Scheitel-Steiß-Länge von 100–105 mm, welches nach einer von Gasser hergestellten Mikrofotografie gezeichnet wurde. Abzüge der Fotografie wurden auf der Tagung der Deutschen Pathologischen Gesellschaft im September 1906 in Stuttgart präsentiert.[557]

3.4.3 Fotographien

Im Vergleich zu Zeichnungen wurden Fotographien nur selten in embryologischen Publikationen um 1900 wiedergegeben. Strahl schrieb beispielsweise

---

557 Vgl. Schridde: Entwicklungsgeschichte des Speiseröhrenepitheles, 1907, S. 13. Eine bestimmte Schnittserie der Gasser-Strahl'schen Sammlung kann diesem von Schridde untersuchten Präparat nicht zugeordnet werden.

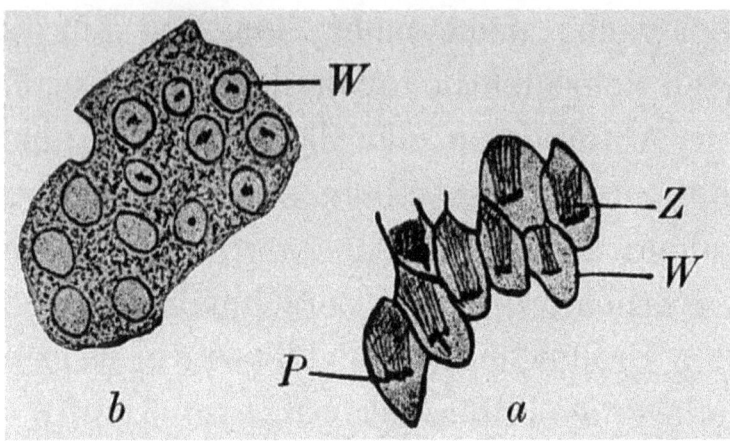

Abbildung 19: Schräger Flächenschnitt durch einen embryonalen Molarzahn. a: innerster Abschnitt der Zahnkanälchen, b: Zahnkanälchen in der Mitte der Dentinschicht (aus: Disse, Joseph: Ueber die Bildung des Zahnbeins. In: Sitzungsberichte der Gesellschaft zur Beförderung der gesamten Naturwissenschaften zu Marburg, Nr. 6, 1907. S. 142).

1902 in einem Beitrag über *Die Embryonalhüllen der Säuger und die Plazenta*, dass seine zahlreichen Textfiguren zwar auf Fotographien basierten, jedoch entweder abgezeichnet oder zumindest durch Zeichnungen ergänzt wurden.[558] Primär hatte die Fotographie für Strahl in vielen Fällen „nur den Wert der Unterlage für die Zeichnung"[559].

Gründe für Strahls Vorgehen finden sich in der *Enzyklopädie der Mikroskopischen Technik* von Ehrlich et al.: Zeichnungen waren im Gegensatz zu Fotographien immer auch ein Stück weit subjektiv und genau dies war ihr Vorzug. Die (Mikro-)Fotographie als mittlerweile etablierte Methode war objektiv, beweiskräftig, schnell angefertigt sowie kostengünstig. Die Zeichnung hingegen war von Vorstellungen und Fähigkeiten des Zeichners geprägt. Ein begabter Zeichner wusste aus dem Gesehenen auszuwählen, was er dem Betrachter vermitteln wollte. Wichtige Teile konnte er farblich oder zeichnerisch hervorheben und unwichtige Teile weglassen. Auch beschädigte oder mangelhafte

---

558 Vgl. Strahl: Embryonalhüllen, 1902, S. 238.
559 Ebd.

Anfertigung bildlicher Darstellungen menschlicher Embryonen 141

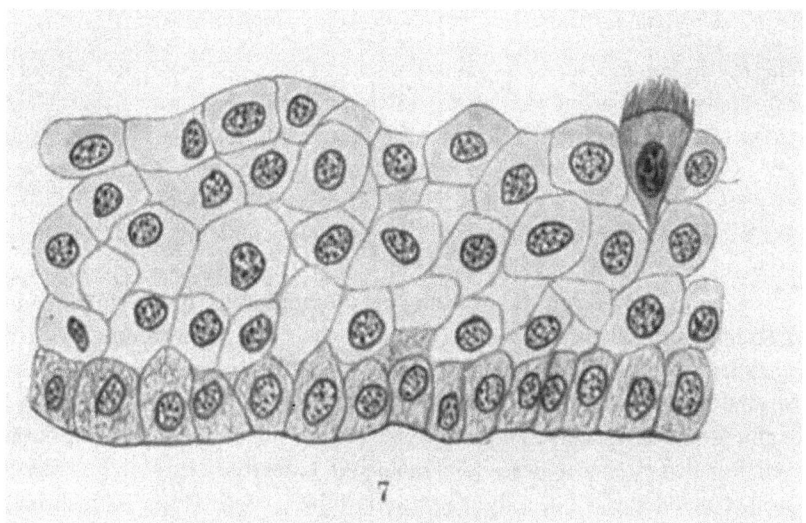

Abbildung 20: Zeichnung des Speiseröhrenepithels eines Fetus von 100–105 mm Länge, basierend auf einer von Gasser angefertigten Mikrofotographie (aus: Schridde, Hermann: Die Entwicklungsgeschichte des menschlichen Speiseröhrenepithels und ihre Bedeutung für die Metaplasielehre, Wiesbaden 1907, Fig. 7).

Präparate konnten so als Grundlage für anschauliche Bilder dienen.[560] Die drei entscheidenden Vorteile, die Ehrlich et al. im Zeichnen zur Dokumentation mikroskopischer Objekte sahen, waren:

> 1. durch fortgesetzte Beobachtung eine subjektive sowohl wie eine objektive Kontrolle auszuführen, 2. Undeutliches in und neben der eingestellten Bildebene fortzulassen, 3. das beobachtete Objekt in seiner Gesamtform, bzw. seinem Verlauf durch ununterbrochen aufeinanderfolgende Einstellung einer Reihe optischer Ebenen darstellen zu können.[561]

Darüber hinaus konnten eine Abstraktion in Form von schematischen Darstellungen, wie sie häufig in Publikationen aus dem Marburger Anatomischen Institut zu finden sind (vgl. Kapitel 3.4.2), nur zeichnerisch hergestellt werden.

---

560 Vgl. Kaiserling, Carl: Mikrophotographie, in: Enzyklopädie der Mikroskopischen Technik Band II L-Z, hrsg. von Ehrlich et al., 2. Aufl., Berlin, Wien 1910, S. 125–153; S. 125.
561 Cowl: Zeichnen und Zeichenapparate, 1910, S. 621.

3.4.3.1 Umfang der humanembryologischen Fotographien in Marburg

Wie viele Fotographien humanembryologischer Präparate in Marburg ursprünglich angefertigt wurden, lässt sich nicht mehr bestimmen, da im Verzeichnis der Gasser-Strahl'schen Sammlung teilweise nur das Vorhandensein von „Kästen" mit Fotographien angegeben ist. Tatsächlich ist ein Großteil der Papierumschläge, die Positive, Negative sowie Abzüge enthalten, in etwa 10x15x30 cm messenden Holzkisten gelagert (siehe Abbildung 21). Ein weiterer Teil befindet sich in einem circa 15x20x40 cm großen Karton.

Insgesamt sind derzeit 322 Negative makroskopischer Fotographien in der Sammlung vorhanden, davon 305 im Format 9x12 cm und 17 im Format 13x18 cm. Hinzu kommen noch 17 Diapositive. 75 der 322 Negative und 14 der 17 Diapositive sind nicht eindeutig Präparaten im Verzeichnis zuzuordnen. Die Serie mit den meisten makroskopischen Fotographien ist „Strahl 06.03.1912" mit 53 Negativen. Von den meisten anderen fotographierten Embryonen sind ein bis circa 20 Negative vorhanden. Es liegt die Vermutung nahe, dass die Präparate mehrmals fotographiert wurden, um mindestens eine Fotographie mit guter Bildqualität sicherzustellen und die restlichen gegebenenfalls verwerfen zu können.

Auf den meisten Fotographien sind die Embryonen als Ganzes zu sehen. Teilweise sind die Präparate mit Maßstab, teils mit und teils ohne Eihüllen oder dem eröffneten Uterus dargestellt. In der Regel wurden die Embryonen von der Seite fotographiert, einige Bilder wurden jedoch auch von vorne, von unten oder von innen aus der eröffneten Bauchhöhle mit Blick auf die Bauchwand angefertigt. Bei den Embryonen, von denen mehrere Fotographien vorhanden sind, lässt sich jeweils eine Variierung der Belichtungsverhältnisse und Perspektiven erkennen. Ein Beispiel hierfür in Form von drei Fotographien des Embryos „16 mm Reuter-Gödecke 15.09.1910" ist in Abbildung 22 zu sehen.

3.4.3.2 Mikrofotographien des Embryos „Esch I"

Zu den Makrofotographien kommen noch 85 mikrofotographische Negative sowie zwei Positive zur Schnittserie „2,3 mm Esch I 01.06.1912/02.06.1912". Auf diesen sind Schnitte der Platten 294 bis 372 abgebildet, die eine Serie durch den gesamten Embryo darstellen.[562] Hierbei könnte es sich um den Versuch handeln, den Embryo in Form von fotographierten Schnittbildern als zusätzliches Medium zu archivieren oder auch Kollegen für ihre Forschung zur Verfügung stellen zu können, ohne das wertvolle Präparat tatsächlich aus den Händen

---

562 Die vorausgehenden und nachfolgenden Objektträger umfassen nur Schnitte durch Eihüllen und Plazentagewebe.

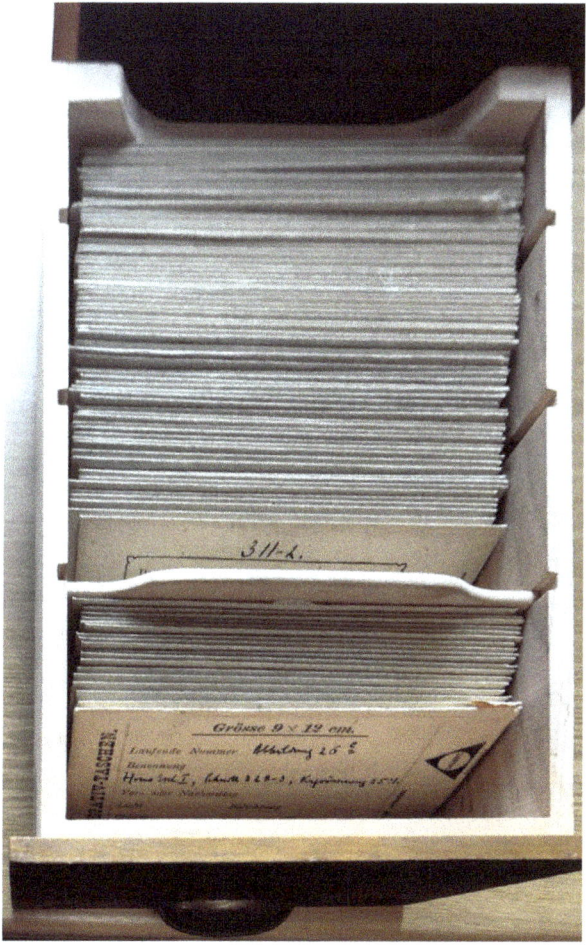

Abbildung 21: Papierumschläge mit Fotographien menschlicher Embryonen, gelagert in einer Holzkiste in der Marburger Sammlung (eigene Aufnahme).

geben zu müssen. Abbildung 23 zeigt die Negativplatte einer solchen Mikrophotographie aus der Marburger Sammlung mit einer zugehörigen Darstellung in der Veröffentlichung von Veit und Esch 1922.

Die einzige Fotographie ohne starke Vergrößerung, die zur Serie „Esch I" aufgenommen wurde, ist die einer Darstellung des Embryos in eröffneten Eihüllen und Uterus, die der Zeichner R. Schilling für Veit und Eschs Beschreibung des Embryos 1922 anfertigte (siehe Abbildung 24).

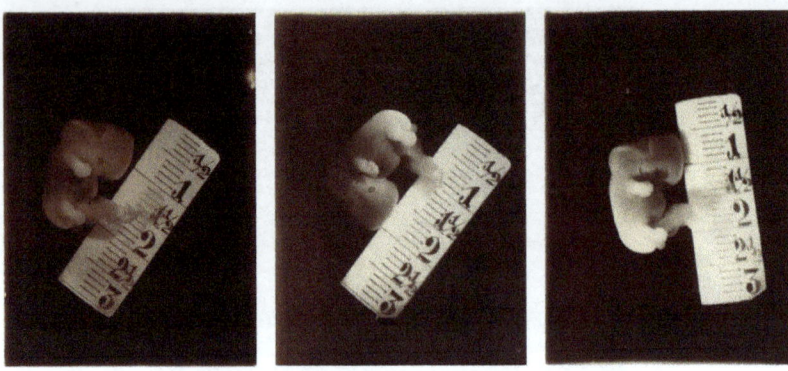

Abbildung 22: Abzüge verschiedener Fotographien des Embryos „16 mm Reuter-Gödecke 15.09.1910" (eigene Aufnahmen).

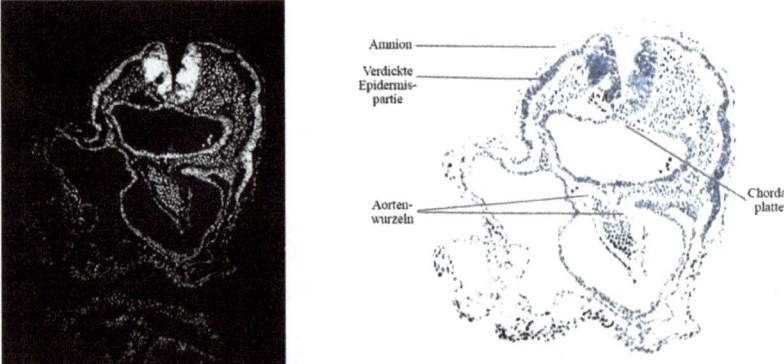

Abbildung 23: Negativ einer Mikrofotographie der Platte 360 der Schnittserie „Esch I" (aufgenommen in ca. 100facher Vergrößerung) aus der Marburger Sammlung (links, eigene Aufnahme) und die korrespondierende Darstellung bei Veit und Esch (rechts, durch Erneuerung der originalen Beschriftung modifiziert nach: Veit, Otto und Esch, Peter: Untersuchung eines in situ fixierten, operativ gewonnenen menschlichen Eies der vierten Woche. In: Zeitschrift für Anatomie und Entwicklungsgeschichte, Bd. 63, 1922. S. 352).[563]

---

563 Reprinted by permission from Springer Nature Customer Service Centre GmbH: Springer; Zeitschrift für Anatomie und Entwicklungsgeschichte; Veit, Otto und Esch, Peter: Untersuchung eines in situ fixierten, operativ gewonnenen menschlichen Eies der vierten Woche, © 1922.

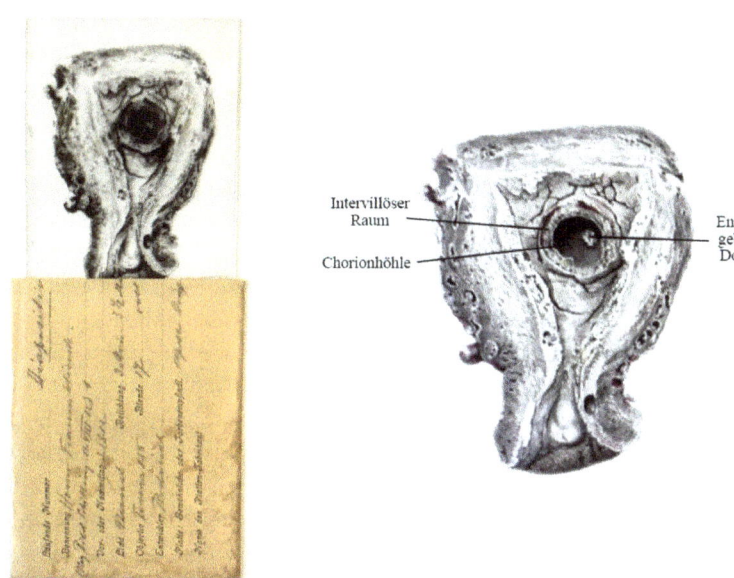

Abbildung 24: Diapositiv einer Zeichnung Schillings des Embryos „Esch I" in der eröffneten Fruchtblase im Uterus mit zugehörigem Papierumschlag (links, eigene Aufnahme) und die korrespondierende, von Veit und Esch in ihre Publikation aufgenommene Zeichnung (rechts, durch Erneuerung der originalen Beschriftung modifiziert nach: Veit, Otto und Esch, Peter: Untersuchung eines in situ fixierten, operativ gewonnenen menschlichen Eies der vierten Woche. In: Zeitschrift für Anatomie und Entwicklungsgeschichte, Bd. 63, 1922. S. 346).[564]

Bei der Mikrofotographie werden Objekte über ein Mikroskop um ein Vielfaches vergrößert auf einem Speichermedium – um 1900 Fotoplatten, heutzutage Kamerasensoren – abgebildet.[565] Die erste systematische Nutzung der Mikrofotographie im Rahmen einer embryologischen Fragestellung ist bei Karl von Kupffer (1829–1902) zur Untersuchung des Keimhautrandes bei

---

564 Reprinted by permission from Springer Nature Customer Service Centre GmbH: Springer; Zeitschrift für Anatomie und Entwicklungsgeschichte; Veit, Otto und Esch, Peter: Untersuchung eines in situ fixierten, operativ gewonnenen menschlichen Eies der vierten Woche, ©1922.
565 Vgl. Franke, Werner: Mikrophotographie, in: Ders. (Hrsg.): Prüfung von Papier, Pappe, Zellstoff und Holzstoff, Berlin, Heidelberg 1993, S. 157–163, S. 157.

Knochenfischen beschrieben.[566] Kupffer erwähnte hier, dass er das Ei eines Stichlings halbstündlich mikrofotographieren ließ. Auf diese Weise konnte er das gleichmäßige Wachstum des Keimhautrandes in alle Richtungen beim Stichling und später auch beim Hering nachweisen.[567]

Friedrich Kopsch (1868–1955) nutzte Serienfotografien, um Zellbewegungen während der Gastrulation des braunen Grasfrosches und des Axolotls darzustellen. Hierzu fertigte er stündlich Mikrofotographien immobilisierter Eier an. Kopsch nutzte eine sehr lange Expositionszeit (20–30 min) bei geringer Lichtstärke, sodass die Zellen, die sich bewegten, auf der Fotografie unscharf zur Darstellung kamen. Die Zellen, die an Ort und Stelle verblieben waren, zeigten sich scharf.[568] Mit dieser Versuchsanordnung dokumentierte Kopsch erfolgreich Zellwanderungen während der frühen Entwicklung.

In der *Enzyklopädie der Mikroskopischen Technik* gaben Ehrlich et al. Empfehlungen für die Nutzung der Mikrofotographie. Da bei der Fotografie nur eine Ebene des Präparates scharf abgebildet werden konnte, durften die Schnitte keinesfalls dicker als 15µm sein. Das zu fotografierende Objekt musste insgesamt unter größter Sorgfalt hergestellt werden, da sich Mängel im Präparat (beispielsweise Verschmutzungen, Fehler beim Einbetten wie Trübungen oder beim Aufkleben wie Falten und Blasen) in der Fotografie zeigten. Auch die Färbung, die in der Regel mit herkömmlichen Mitteln, zum Beispiel Hämatoxylin-Eosin oder Eisenhämatoxylin nach Van-Gieson angefertigt wurde,[569] musste exakt vorgenommen werden, um eine gute Darstellung zu erreichen. Ehrlich et al. mahnten bei jedem Schritt der Präparateherstellung zur Gewissenhaftigkeit:

> Da man nie wissen kann, welches Präparat einmal zur photographischen Abbildung dienen soll, muß man eben immer so arbeiten, als ob ein jedes dazu bestimmt sei. So wird die Mikrophotographie eine gewaltige Förderin sorgfältigsten mikrotechnischen Arbeitens. [...] Man mache es sich zum Grundsatze, nur gute, geeignete Präparate zu photographieren, bei anderen lieber der Zeichnung den Vorzug zu geben.[570]

---

566 Vgl. Kupffer, Carl: Die Entwicklung des Herings im Ei, in: Jahresbericht der Commission zur wissenschaftlichen Untersuchung der deutschen Meere in Kiel, hrsg. von H.A. Meyer et al., Berlin, Bd. 4–6, Berlin 1878, S. 175–226.
567 Vgl. ebd., S. 212.
568 Vgl. Kopsch, Friedrich: Über die Zellen-Bewegungen während des Gastrulationsprocesses an den Eiern von Axolotl und vom braunen Grasfrosch, in: Sitzungs-Bericht der Gesellschaft naturforschender Freunde zu Berlin, 2. Aufl., Berlin 1895, S. 21–30; S. 24 f.
569 Vgl. Kaiserling: Mikrophotographie, 1910, S. 125 f.
570 Ebd., S. 126.

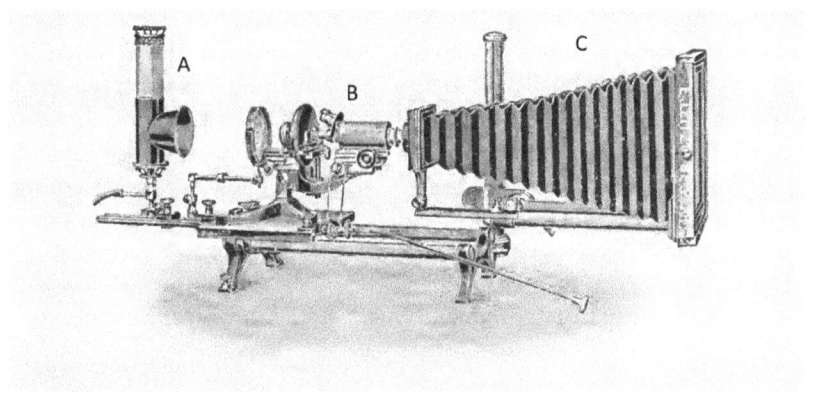

Abbildung 25: Apparat zur Mikrofotographie der Firma Leitz in Wetzlar.
A: Lichtquelle, B: Mikroskop mit zu fotografierendem Präparat, C: Kamera (durch Beschriftung modifiziert nach: Kaiserling, Carl: Mikrofotographie, in: Enzyklopädie der Mikroskopischen Technik Band II L-Z, hrsg. von Ehrlich et al., 2. Aufl., Berlin, Wien 1910, S. 125–153; S. 133).

Des Weiteren gaben die Autoren den Rat, dass sich nur Personen mit fundierten Kenntnissen sowohl auf dem Gebiet der Fotografie als auch der Mikroskopie an die Mikrofotographie wagen sollten.[571]

Der zu Beginn des 19. Jahrhunderts genutzte mikrofotographische Apparat bestand aus drei Teilen: einem Mikroskop, einer künstlichen Lichtquelle mit Kondensorensystem und einer Kamera. Die Kamera wurde über eine lichtdichte Hülse mit dem Tubus des Mikroskops verbunden. Bei größeren Mikroskopfirmen konnten eigens zur Mikrofotographie angefertigte Apparate erworben werden.[572] In Abbildung 25 ist eine solche Apparatur der Firma Leitz in Wetzlar dargestellt.

Ehrlich et al. empfahlen, „den einmal justierten Apparat dauernd an Ort und Stelle in steter Bereitschaft zu halten"[573], um das zeit- und arbeitsintensive Aufstellen und genaue Ausrichten der Instrumente möglichst selten durchführen zu müssen. Der „schwierigste Teil"[574] bei der Mikrofotographie war jedoch, das Präparat für die Aufnahme auszurichten, weil hier sowohl die „volle Kenntnis

---

571 Vgl. ebd., S. 127.
572 Vgl. ebd.
573 Ebd., S. 131.
574 Ebd., S. 143.

des Präparates"[575], als auch Übung mit den mikroskopischen und photographischen Methoden gefordert waren.[576] Beherrschte man die Technik, ließ sich die Mikrophotographie auf vielerlei verschiedene Arten nutzen: sowohl Dunkelfeldaufnahmen als auch Darstellungen mit polarisiertem Licht waren möglich[577] und als komfortabler Ersatz für einen Zeichenapparat konnte die Apparatur ebenso verwendet werden.[578] Die Anfertigung von Negativen und Diapositiven unterschied sich nicht von der um 1900 verwendeten Technik in der herkömmlichen Fotografie inklusive Entwicklern sowie Fixierbädern.[579]

3.4.3.3 Aufbewahrung der Fotographien in der Marburger Sammlung

Die Negativ- und Positivplatten der Marburger Sammlung sind jeweils in dafür vorgesehenen Papierumschlägen untergebracht (siehe Abbildung 26 und Abbildung 27), auf denen handschriftlich mindestens die Bezeichnung des Präparats und oft auch zusätzliche Informationen zur Belichtung sowie dem eingesetzten Material und den genutzten Gerätschaften (Objektiv, Blende, Entwicklerlösung und Platte) eingetragen sind. Teilweise sind die Umschläge auch mit Kommentaren wie „unbrauchbar" oder „taugt nichts" (für ein Beispiel siehe Abbildung 27) versehen, was sich wahrscheinlich auf die jeweilige Fotographie bezieht. Außerdem ist auf einem Teil der Umschläge ein früheres Datum als in der Bezeichnung des Embryos im Verzeichnis der Gasser-Strahl'schen Sammlung notiert. Dies liegt daran, dass das Datum der Schnittserienanfertigung in der Regel für das jeweilige Präparat in das Verzeichnis eingetragen wurde, die makroskopischen Fotographien jedoch notwendigerweise vor dem Schneiden des Embryos angefertigt werden mussten. Bei einigen Präparaten liegen nur wenige Tage, bei anderen aber auch Monate und Jahre zwischen Aufnahme der Fotographien und Anfertigung der Schnittserie.

Der Fotograph ist anhand der Umschläge nicht zu ermitteln. Bürker zufolge waren zumindest Teile der von Strahl in seinen Werken über die Plazenta genutzten Darstellungen „[a]usgezeichnete, von Strahl selbst aufgenomme

---

575 Ebd.
576 Vgl. ebd.
577 Vgl. ebd., S. 145 f.
578 Vgl. ebd., S. 147 f.
579 Vgl. ebd., S. 148 f. Eine ausführliche Aufstellung mikrophotographischer Apparate und Techniken um 1900 findet sich ebd., S. 143–153 und in Kaiserling, Carl: Lehrbuch der Mikrophotographie nebst Bemerkungen über Vergrösserung und Projektion, Berlin 1903.

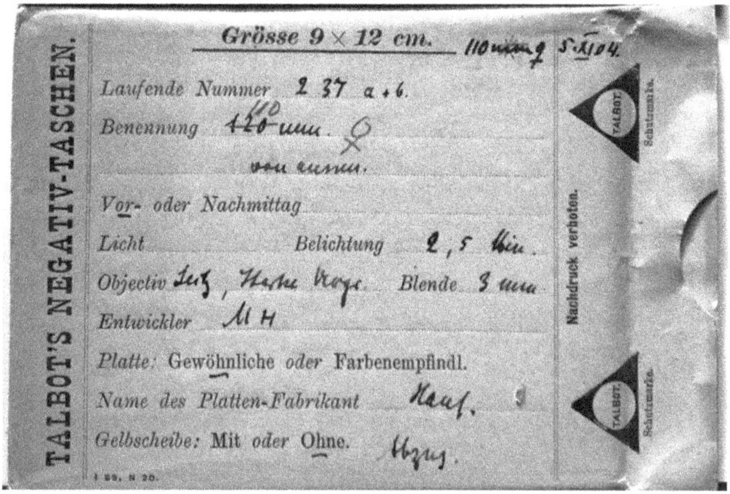

Anfertigung bildlicher Darstellungen menschlicher Embryonen 149

Abbildung 26: Umschlag mit Fotoplatten eines Präparats der Gasser-Strahl'schen Sammlung (eigene Aufnahme).

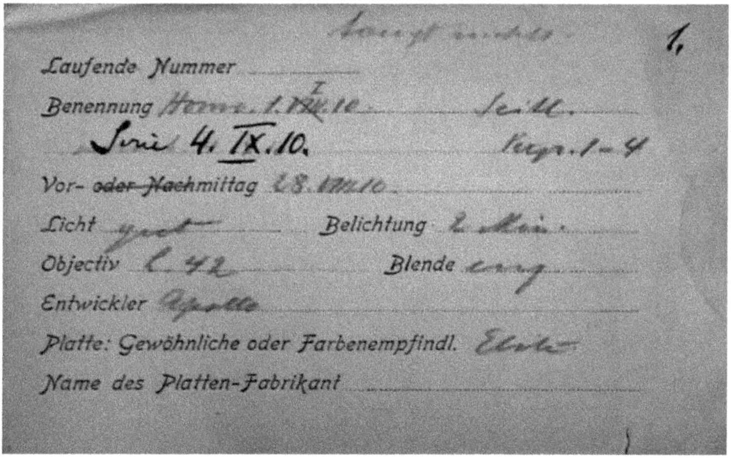

Abbildung 27: Umschlag mit Fotoplatten eines Präparats der Gasser-Strahl'schen Sammlung. Am oberen Rand befindet sich der handschriftlich geschriebene Kommentar „taugt nichts" (eigene Aufnahme).

Makro- und Mikrophotographien"⁵⁸⁰. Von den Fotographien menschlicher Embryonen in der Marburger Sammlung wurde jedoch nur eine Hand voll vor Strahls Ruf nach Gießen angefertigt.

Der Zweck der Fotographien menschlicher Embryonen in der Marburger Sammlung konnte im Rahmen dieser Arbeit nicht geklärt werden. Vermutlich dienten sie der schnellen und objektiven Dokumentation der Präparate, bevor ihre körperliche Integrität durch das Schneiden im Mikrotom verletzt wurde. Mikro- und makroskopische Fotographien wurden beispielsweise bei Strahl und bei Schridde als „Unterlagen" für Zeichnungen verwendet und dienten eventuell auch als Hilfe zur dreidimensionalen Rekonstruktion der Schnittserien (vgl. Kapitel 3.5).

3.5 Anfertigung dreidimensionaler Rekonstruktionen

Mikroskopische Methoden halfen den Embryologen des 19. Jahrhunderts zwar, Embryonen komplett in ihrem Feinbau zu erfassen, konnten jedoch nur indirekt die Verhältnisse des Ganzen wiedergeben. Insbesondere gilt dies für sehr junge Embryonen, die sich zwar in Form von Schnitten mikroskopieren lassen, aber deren Zartheit sie für ein Studium im Ganzen mit der Lupe oder gar dem Auge unzugänglich macht. Außerdem waren menschliche Embryonen als Forschungsobjekte nicht nur rar, sondern auch naturgemäß so klein, dass es nicht möglich war, eine größere Zahl an Betrachtern, beispielsweise Studenten, am Zergliedern ganzer Forschungsobjekte teilnehmen zu lassen. So kam der Wunsch auf, die detaillierten Informationen, die sich aus embryologischen Schnittserien gewinnen ließen, wieder in größerem Maßstab in eine dreidimensionale Form zu überführen.

Der Anatom Wilhelm His beklagte 1880 die Unmöglichkeit, ein embryonales Präparat beim eingehenden Studium als Ganzes zu erhalten:

Je seltener und je kleiner ein Untersuchungsobjekt, um so sorgfältiger wird man natürlicherweise bemüht sein, dasselbe erschöpfend auszunützen. Am liebsten möchte man allen denkbaren Anforderungen zugleich gerecht werden, das Object unverletzt als Dokument bewahren und hinwiederum dasselbe so zerlegen, dass sämmtliche [sic] Einzelheiten [sic] des inneren Baues zur Anschauung gelangen.[581]

Der „Umweg durch die Durchschnittsbilder"[582] war His zufolge nur notwendig, weil die Zartheit der Embryonen eine direkte Präparation unmöglich

---

580 Bürker: Hans Strahl, 1921, S. 22.
581 His: Anatomie menschlicher Embryonen, 1. Bd., 1880, S. 6.
582 Ebd., S. 7–8.

machte.[583] Um eine „unverletzte" Form des Präparates aufbewahren und studieren zu können, entwickelte er eine Methode zur Rekonstruktion aus Wachs. Hopwood beschreibt, wie His im Rahmen seiner embryologischen Forschung routinemäßig solche Modelle herstellte. Zunächst wurden die frischen Embryonen fotografisch festgehalten. Danach wurden sie von His selbst oder seinem Zeichner Pausch gezeichnet. Als hilfreich erwies sich dabei ein Zeichenapparat, der sogenannte Embryograph, der das zu zeichnende Bild bereits ein wenig vergrößerte. Im nächsten Schritt wurden die Embryonen mit einem Mikrotom geschnitten und unter dem Mikroskop betrachtet, um auch die inneren Strukturen genau erfassen zu können. Dies ermöglichte außerdem die nachträgliche Rekonstruktion aus Wachs.[584] Schon der Vorgang des Rekonstruierens selbst hatte laut His bedeutende Vorteile. Mit Bezug auf seine Methode des freien Modellierens sagte er: „Der große Wert einer solchen Arbeit liegt, gleichwie beim Zeichnen, darin, dass dieselbe zu einem sehr strengen und genauen Durchdenken des Objektes zwingt."[585] Der entscheidende Vorteil der Rekonstruktionen selbst lag für His in der „Klarheit und Sicherheit räumlicher Anschauung, ohne welche eine Anatomie des Embryo ebensowenig, als eine solche des Erwachsenen denkbar ist."[586] Die reine Wiedergabe dessen, was man in Schnittbildern sehen konnte, wurde seiner Ansicht nach der Embryologie nicht gerecht: „So bequem jenes System für den Autor sein mag, so unerträglich ist es für den Leser, so wenig ausreichend für eine Wissenschaft der Form."[587]

Die Bedeutung des Modellierens für His' Forschung wird ersichtlich in einer Marmorbüste, die der Leipziger Bildhauer Carl Seffner um 1900 fertigte: Sie zeigt His mit Blick auf ein Embryonenmodell in seiner rechten Hand. Hierbei könnte es sich um das sechste Modell der ersten His-Ziegler'schen Modellserie handeln.[588]

His bezeichnete seine monatelang dauernde Rekonstruktionsmethode selbst als „eine recht mühsame und umständliche".[589] Auch garantierte sie nicht die Fehlerlosigkeit des vollendeten Werkes.[590] His fertigte seine Modelle komplett per Hand, während die Standardmethode einige Jahre später die

---

583 Vgl. ebd., S. 8.
584 Vgl. Hopwood: Embryonen auf dem Altar der Wissenschaft, 2002, S. 259 f.
585 His: Methoden der plastischen Rekonstruktion, 1887, S. 384.
586 His: Anatomie menschlicher Embryonen, 3. Bd., 1885, S. 3.
587 Ebd, S. 4.
588 Vgl. Hopwood: Embryos in wax, 2002, S. 71.
589 His: Anatomie menschlicher Embryonen, 3. Bd., 1885, S. 3.
590 Vgl. ebd.

Wachsplattenmodelliermethode werden sollte.[591] Den Grundstein für diese viel genutzte Technik legte der Embryologe Gustav Born (1851–1900) 1876. Die Idee zu einer exakten Rekonstruktionsmethode kam ihm, als er zur Nasenhöhlenentwicklung der Amphibien forschte. Born hatte Schwierigkeiten dabei, sich aus den zweidimensionalen Schnittserien in seiner Vorstellung ein dreidimensionales Modell aufzubauen. So entwarf er eine Plattenmodelliermethode, deren erste Ergebnisse er in seiner Arbeit über die Nasenhöhle der Amphibien veröffentlichte.[592] Über die Jahre verbesserte er seine Methode und publizierte 1883 eine allgemeine Anleitung.[593] Born empfahl hier, zunächst eine Umrisszeichnung des Präparates anzufertigen, die beim späteren Modellieren zur Kontrolle diente.[594] Für das eigentliche Modell goss er 1–2 mm dünne Platten aus einem Wachs-Terpentin-Gemisch. Dann übertrug er mithilfe von Blaupapier ein vergrößertes Abbild des jeweiligen mikroskopischen Schnittes auf die Wachsplatte, sodass die Konturen mit einem Messer ausgeschnitten werden konnten. Beim anschließenden Aufeinanderlegen zur Rekonstruktion der Form musste der Modelleur unbedingt Vorsicht walten lassen, um nicht durch ungenaues Arbeiten Verzerrungen zu erzeugen. Nach korrekter Ausrichtung der Platten nutzte Born einen heißen Spatel, um sie miteinander zu verkleben und vorspringende Ränder zu glätten. Das fertiggestellte Modell konnte, sofern gewünscht, in beliebiger Ebene zerschnitten werden, um das Innere zu offenbaren. Born empfahl sogar, zur Bestimmung des Wachstums eines Gehirnteiles während einer bestimmten Entwicklungsperiode eben diesen Teil aus jeweils zwei Modellen unterschiedlicher Stadien herauszuschneiden und auszuwiegen.[595] Borns Methode stellte Roux zufolge eine „natürliche Ergänzung des Mikrotomierens"[596] dar. Die lückenlose Darstellung eines Präparates durch histologische Schnittserien wurde um die dritte Dimension ergänzt, was die Anschaulichkeit enorm steigerte.

Auf dem Gebiet der kommerziellen Wachsmodellherstellung war die Werkstatt des Mediziners und Pharmazeuten Adolf Ziegler (1820–1889) und seines

---

591 Vgl. Hopwood: Embryonen auf dem Altar der Wissenschaft, 2002, S. 260.
592 Vgl. Born, Gustav: Ueber die Nasenhöhlen und den Thränennasengang der Amphibien, in: Morphologisches Jahrbuch, Bd. 2, 1876, S. 578–646.
593 Vgl. Born, Gustav: Die Plattenmodellirmethode, in: Archiv für mikroskopische Anatomie, Bd. 22, 1883, S. 584–599.
594 Vgl. ebd., S. 587.
595 Vgl. ebd., S. 595–599.
596 Roux, Wilhelm: Nekrolog: Professor Dr. Gustav Born, in: Archiv für mikroskopische Anatomie, Bd. 10, 1900, S. 256–262; S. 259.

Sohnes Friedrich führend. In ihrem Atelier in Freiburg entstanden in Zusammenarbeit mit Anatomen Rekonstruktionen, die vielerorts zu einem festen Bestandteil der anatomischen Lehre wurden. Zu den Anatomen, auf deren Arbeit basierend in der Ziegler'schen Werkstatt embryologische Modelle gefertigt wurden, zählen unter anderen Wilhelm His, Franz Keibel[597] und Ernst Haeckel.[598] Wachsmodelle aus der Ziegler'schen Werkstatt sind auch Bestandteil der Anatomischen Sammlung der Philipps-Universität Marburg. Neben solchen, die die Entwicklung des Herzens darstellen und in Zusammenarbeit mit His gefertigt wurden, finden sich hier auch Modelle zur Gesichts- und zur Gehirnentwicklung, zur Entwicklung des menschlichen Urogenitalapparates nach Keibel, sowie zur Eifurchung und Gastrulabildung in Zusammenarbeit mit Haeckel. Außerdem umfasst die Marburger Sammlung noch einige Wachsmodelle, die sich mit der Entwicklung von Hühnern und Fischen auseinandersetzen.[599]

Als Wissenschaft, die vor allem an Universitäten stattfand, war die Embryologie eng mit der Lehre verknüpft. Mitte des 19. Jahrhunderts vollzog sich hier Hopwood zufolge ein Wandel von vortrags- und textbasierter Lehre hin zum Lernen durch Sehen und Tun. Hierzu waren Modelle nötig, da echte Lehrobjekte in der Embryologie, wie bereits erwähnt, sehr selten und auch zu klein waren, um sie einer Gruppe von Studierenden zu präsentieren. Außerdem konnten relevante Strukturen vom Modellierer hervorgehoben werden und im Gegensatz zu Zeichnungen und Schaubildern konnten Studierende im Kontakt mit Modellen auch die dritte Dimension der Lehrinhalte im wahrsten Sinne des Wortes begreifen. Neben ihrer Dreidimensionalität trugen Vergrößerung des Maßstabes, Textur und Farbe der Modelle zur Festigung der Lehrinhalte

---

597 Friedrich Ziegler fertigte unter anderem 1895 bis 1898 eine Modellserie zur Entwicklung des Schweins nach Keibels Plattenmodellen. Vgl. Hopwood: Embryos in wax, 2002, S. 111.
598 Trotz der sehr divergierenden wissenschaftlichen Ansichten von His und Haeckel fertigte Ziegler für beide Anatomen Modellserien an. Im Gegensatz zu His, der selbst die Originale fertigte, nach denen Ziegler sich richtete, beschränkte Haeckel sich auf die Kontrolle der fertiggestellten Modelle. Er betrachtete Zieglers Modelle primär als Unterrichtsmaterial. Vgl. ebd., S. 45 f.
599 Diese Informationen ergaben sich aus einer Aufstellung der Präparate des Marburger Museum Anatomicum in der AQUiLA Datenbank des Senckenbergischen Forschungsinstitutes Frankfurt/Main, die bis 2021 online verfügbar war. Vgl. AQUiLA Datenbank des Senckenbergischen Forschungsinstitutes Frankfurt/Main: Museum Anatomicum, bis 2021 verfügbar unter https://webapp.senckenberg.de/museum-anatomicum-marburg/home?conversationContext=1, abgerufen am 13.04.2021.

bei. Die Modelle wurden ergänzt durch beiliegende Prospekte, in denen die Farbkodierung erläutert, einzelne Teile identifiziert und assoziierte Literatur ausgewiesen wurde.[600]

Wie Hopwood anführt, verloren embryologische Wachsmodelle in der ersten Hälfte des 20. Jahrhunderts zugunsten der experimentellen und molekularen embryologischen Forschung an Bedeutung. Zieglers Firma wurde 1936 in die Thüringer Modellierfirma Somso integriert, wo einige der Ziegler'schen Modelle noch heute erworben werden können. Nach dem Zweiten Weltkrieg wurde die entwicklungsbiologische Forschung immer mehr von biochemischen Methoden geprägt, deren Ergebnisse nicht als dreidimensionale Modelle, sondern beispielsweise in Form von Banden in Elektrophoresegel veröffentlicht wurden. Wachsmodelle stellten dar, aber gaben keinerlei Aufschluss über die treibenden Kräfte der Entwicklung. Zu Dokumentationszwecken waren Fotografien und Filmaufnahmen überlegen.[601]

Von den Autoren, die auf Schnittserien der Gasser-Strahl'schen Sammlung basierende Publikationen veröffentlichten, griffen gleich mehrere auf in Marburg angefertigte, dreidimensionale Plattenrekonstruktionen der jeweiligen Präparate zurück (vgl. Kapitel 4.1). Diese Rekonstruktionen eigneten sich nicht nur als Hilfestellung für Leser wissenschaftlicher Publikationen in Form von Abbildungen, sondern auch zur Unterstützung des Embryologen selbst, der beim Schneideprozess zwar den inneren Feinbau seines Forschungsobjektes zugänglich gemacht, seine äußere Form und Integrität jedoch unwiederbringlich zerstört hatte.

Die Anfertigung von Plattenmodellen in Marburg wurde von Jacob Zumstein, teilweise in Zusammenarbeit mit Gasser durchgeführt.[602] Zumstein war Experte auf dem Gebiet der Herstellung anatomischer Modelle.[603] Er fertigte beispielsweise um 1900 Modelle zur Entwicklung des Auges in Zusammenarbeit mit dem Medizinstudenten Osaki an. Diese umfassten verschiedene embryonale Entwicklungsstadien der Ente, des Meerschweinchens, des Maulwurfs sowie auch ein Modell der Augen und angrenzender Hirnanteile eines

---

600 Vgl. Hopwood: Embryos in wax, 2002, S. 33–37.
601 Vgl. ebd., S. 78–80.
602 Ein Beispiel hierfür findet sich bei Bach und Seefelder: Entwicklungsgeschichte des menschlichen Auges, 1914, S. 5.
603 Zumsteins Spezialgebiet war hierbei die Herstellung von Korrosionspräparaten. Für mehr Informationen zu den von Zumstein angefertigten Modellen vgl. Krug: Anatomenfamilie, 1992, S. 88 f; Ulrich: Museum Anatomicum, 2017, S. 51–53.

9 mm großen menschlichen Embryos.[604] Die Modelle waren teilweise in mehrere Stücke zerlegbar, ursprünglich hergestellt „zur Demonstration für den entwicklungeschichtlichen Unterricht"[605] und wurden vom Augenarzt Bach für Demonstrationen vor Fachkollegen genutzt.[606] Auch der Chirurg Enderlen profitierte bei seinen Arbeiten über die Blasenektopie von Modellen Zumsteins, die die Entwicklung des Urogenitalsystems visualisierten.[607]

In den Publikationen aus dem Marburger Anatomischen Institut gibt es vereinzelt Hinweise, dass weitere Angestellte mit der Plattenmodellierung vertraut waren. So wurde ein Plattenmodell eines Embryos von Alytes obstetricans, auf das Wilhelm Braun in einer Arbeit zur Pankreasentwicklung bei der Geburtshelferkröte Bezug nahm, von Dr. Reuter angefertigt.[608] Auch Otto Veit fertigte für seine Arbeit zu Vornierenrudimenten beim Menschen selber graphische und plastische Rekonstruktionen an.[609] Vermutlich war Veit auch Urheber einer Rekonstruktion des Embryos „Esch I", die für die von Veit und Esch veröffentlichte Beschreibung des jungen Embryos 1922 eine wichtige Basis war und 2006 Gegenstand einer medizinischen Dissertation wurde (vgl. hierzu Kapitel 4.1.1.6 und 4.1.3.1).

Die Idee, in Marburg Modelle menschlicher Embryonen anzufertigen, wurde wahrscheinlich inspiriert durch die Arbeiten von His', der die Rekonstruktion der Präparate als wichtigen Teil seiner embryologischen Forschung wahrnahm

---

604 Vgl. Zumstein, Jacob: Modelle zur Entwicklung des Auges, in: Sitzungsberichte zur Beförderung der gesamten Naturwissenschaften zu Marburg, Nr. 4, 1901, S. 54–59. Bei der Vorlage für das humanembryologische Modell handelt es sich mutmaßlich um die Serie „9 mm Strahl-Schrörs 1901", da die anderen Schnittserien der Gasser-Strahl'schen Sammlung von 9 mm messenden Embryonen erst nach Zumsteins Tod 1908 angefertigt wurden.

605 Ebd., S. 54.

606 Vgl. Tagesnachrichten und Notizen, in: Zeitschrift für Augenheilkunde, Bd. 6, 1901, S. 176–177; S. 177. Über den Verbleib und die Nutzung der Modelle im Unterricht ist derzeit nichts bekannt.

607 Vgl. Enderlen, Eugen: Über Blasenektopie, Wiesbaden 1904. 1907 entstand darüber hinaus in der Basler Chirurgischen Klinik unter der Leitung Enderlens eine Publikation von H. Schaad zur Nierendystopie, für die Modelle Zumsteins von Gasser nach Basel ausgeliehen worden waren. Vgl.: Schaad, H.: Ein Fall von erworbener Nierendystopie mit Hydronephrose – Beitrag zur Kenntnis der Nierendystopie, in: Deutsche Zeitschrift für Chirurgie, Bd. 90, 1907, S. 289–329, S. 300.

608 Vgl. Braun, W.: Herkunft und Entwicklung des Pankreas bei Alytes obstetricans, in: Gegenbaurs morphologisches Jahrbuch, Bd. 36, 1906, S. 27–51.

609 Vgl. Veit: Vornierenrudimente, 1909, S. 195.

(vgl. Kapitel 3.5). Auch Modelle der Firma Ziegler, von denen sich Teile von insgesamt zehn Serien in der Marburger Sammlung befinden,[610] dürften die Produktion von Modellen eigener Schnittserien motiviert haben. In Marburg wurde die Rekonstruktionsmethode über Platten basierend auf der von Born beschriebenen durchgeführt.[611] Wahrscheinlich spielten die Fotografien der Embryonen in Seit- und teilweise auch in Vorderansicht als Basis sogenannter Profillinien eine Rolle bei der Prüfung der Dimensionen und Ausrichtung der Platten zur Rekonstruktion.[612] Weder der genaue Ablauf der Anfertigung humanembryologischer Plattenmodelle in Marburg noch der Verbleib der angefertigten Rekonstruktionen ist bekannt.[613]

---

610 Vgl. Ulrich: Museum Anatomicum, 2017, S. 99. Die Anschaffung einer Reihe von Modellen zur Embryonalentwicklung dürfte auf Gassers Bestreben hin zu Stande gekommen sein: Am 19.08.1887 bat er in einem Brief an den Kurator der Philipps-Universität um Geld zum Erwerb von Ziegler'schen Modellen zur Eifurchung sowie zur Entwicklung von Hunden, Fröschen und Amphibien. Vgl. UniA Marburg 310 Nr. 8609: Anatomisches Institut, Brief von Gasser an den Kurator der Philipps-Universität vom 19.08.1887.
611 Vgl. Bach und Seefelder: Entwicklungsgeschichte des menschlichen Auges, 1914, S. 5; Zumstein: Modelle zur Entwicklung des Auges, 1901, S. 54.
612 Zum Einsatz von Profillinien bei der Rekonstruktion embryologischer Schnittserien vgl. Hirschkorn, Frank: Schnittserienrekonstruktion eines menschlichen Embryos vom Beginn der vierten Entwicklungswoche (Embryo Veit-Esch) unter Berücksichtigung des Schrägschnittwinkels, Diss. med., Göttingen 2006, S. 13.
613 Möglicherweise sind einige der Rekonstruktionen, wie die meisten von Zumsteins Korrosionspräparaten, im Frühjahr 1945 Sprengbombeneinschlägen zum Opfer gefallen. Vgl. Ulrich: Museum Anatomicum, 2017, S. 53.

4 Rezeptionsgeschichte der Gasser-Strahl'schen Sammlung

Nach der Untersuchung der Entstehung der Gasser-Strahl'schen Sammlung in den vorherigen Kapiteln schließt sich nun die Rezeptionsgeschichte an. Im Vordergrund stehen hier wissenschaftliche Publikationen, die auf Grundlage von Präparaten der Sammlung erarbeitet wurden. Darüber hinaus wird der heutige Zustand der Sammlung dargelegt und anhand von exemplarischen Fotografien veranschaulicht.

4.1 Embryonen der Sammlung als Grundlage wissenschaftlicher Publikationen

Die Schnittserien der Gasser-Strahl'schen Sammlung stellten und stellen einen Fundus humanembryologischer Präparate dar, auf den sowohl um 1900 als auch um das Jahr 2000 unter verschiedenen Fragestellungen zurückgegriffen wurde. Die folgenden Kapitel zeigen die Untersuchung der Schnittserien in Marburg und anderen Universitätsstädten als Grundlage wissenschaftlicher Publikationen auf. Besondere Berücksichtigung erfahren hierbei die Fragestellungen sowie Informationen, die die Autoren zu den genutzten Präparaten geben.

4.1.1 Embryologische Forschung am Marburger Anatomischen Institut von 1887 bis 1922

Bei Betrachtung der 1887 bis 1922 am Marburger Anatomischen Institut veröffentlichten Arbeiten fällt auf, dass zwar ein Großteil der insgesamt 107 Publikationen embryologische Fragestellungen zum Thema hat, aber nur sehr wenige spezifisch humanembryologisches Material behandeln. Weniger als ein Viertel der 76 embryologischen Veröffentlichungen beziehen sich explizit oder zum größten Teil auf die menschliche Entwicklung. Gerade unter den von 1887 bis 1895 erschienenen Arbeiten findet sich lediglich eine von Strahl 1893 publizierte Abhandlung über die menschliche Plazenta. Die übrigen Veröffentlichungen behandeln etwa zu gleichen Teilen die Entwicklung von Reptilien, von Nagetieren sowie mehrere Arten umfassende vergleichend-embryologische Themen.[614] Das Fehlen von humanembryologischen Publikationen bis 1893 spricht

---

614 Vgl. Chronik 1887/88, Marburg, S. 45, 69; Chronik 1888/89, Marburg, S. 36; Chronik 1889/90, Marburg, S. 36; Chronik 1890/91, Marburg, S. 41 f; Chronik 1891/92,

dafür, dass die frühsten Präparate der Gasser-Strahl'schen Sammlung nicht als unmittelbar publikationswürdige Präparate oder für ein kurzfristiges Projekt in das Anatomische Institut kamen, sondern von vornherein als Objekte einer Sammlung konzipiert waren.

Im Folgenden soll beleuchtet werden, weshalb die vergleichend- embryologischen Präparate im Vergleich zu den Schnittserien der Gasser-Strahl'schen Sammlung scheinbar bevorzugt wurden und welchen wissenschaftlichen Fragestellungen Gasser und Strahl nachgingen. Ferner findet eine Betrachtung der humanembryologischen Veröffentlichungen aus dem Anatomischen Institut Marburgs in den Jahren 1887 bis 1922 statt.

4.1.1.1 Humanembryologische versus vergleichend-embryologische Forschung

Als „Begründer [...] der vergleichenden Embryologie"[615] gilt Karl Ernst von Baer[616] mit seinem zweibändigen Werk *Über die Entwickelungsgeschichte der Thiere*. Angesichts des hohen Risikos, bei der Untersuchung von Aborten eine unphysiologische Entwicklung als gesund einzuschätzen einerseits und der Knappheit von aussagekräftigeren, durch äußere Umstände verstorbenen menschlichen Embryonen andererseits hob er die Bedeutung der vergleichenden Embryologie für die Humanembryologen wie folgt hervor:

Marburg, S. 46 f; Chronik 1892/93, Marburg, S. 53 f; Chronik 1893/94, Marburg, S. 43; Chronik 1894/95, Marburg, S. 47; Chronik 1895/96, Marburg, S. 41 f; Chronik 1896/97, Marburg, S. 40; Chronik 1897/98, Marburg, S. 40; Chronik 1898/99, Marburg, S. 40; Chronik 1899/1900, Marburg, S. 34; Chronik 1900/01, Marburg, S. 47; Chronik 1901/02, Marburg, S. 47; Chronik 1902/03, Marburg, S. 45; Chronik 1903/04, Marburg, S. 48; Chronik 1904/05, Marburg, S. 52; Chronik 1905/06, Marburg, S. 43; Chronik 1906, Marburg, S. 54 f; Chronik 1907, Marburg, S. 40; Chronik 1908, Marburg, S. 40; Chronik 1909, Marburg, S. 47; Chronik 1910, Marburg, S. 72; Chronik 1911, Marburg, S. 61; Chronik 1912, Marburg, S. 67; Chronik 1913, Marburg, S. 64 f; Chronik 1914, Marburg, S. 59 f; Chronik 1915, Marburg, S. 51–53; Chronik 1916–24, Marburg, S. 33–35.

615 Wellmann: Form des Werdens, 2010, S. 345.
616 Ein Merkmal von Baers embryologischer Forschung war, wie Schmuck ausführt, dass er nicht nur an Hühnerembryonen forschte, sondern alle Wirbeltiere, menschliche Embryonen und auch einige Wirbellose in seine Untersuchungen mit einschloss. Für seine Forschung bezog Baer Haus- und Nutztiere (Hunde, Kaninchen, Schweine, Schafe) von Schlachtbetrieben und Haushalten. Vgl. Schmuck: Baltische Genesis, 2009, S. 128.

> Wegen dieser Verschiedenheit in den untersuchten Eiern des Menschen ist die Vergleichung mit der Entwickelung der Thiere, und namentlich der Säugethiere der sicherste Leitstern, und es ist Jedem, der mit diesen Studien sich etwas beschäftigt hat, bekannt, dass ohne die Fackel der vergleichenden Entwickelungsgeschichte wir die Bedeutung der einzelnen Theile eines frühzeitigen menschlichen Eies gar nicht kennen würden, ja dass die Fragepunkte sich noch gar nicht herausgestellt haben würden.[617]

Die vergleichende Embryologie war in Baers Augen nicht nur ein wichtiges Werkzeug der Humanembryologie, sondern unbedingt notwendig, um überhaupt embryologische Fragestellungen zu entwerfen.[618] Mit dem „sicheren Leitstern" der vergleichenden Embryologie wurde das Stellen und die Beantwortung grundsätzlicher Fragen möglich: Die Strukturen und Entwicklungsschritte, die sich bei einer großen Gruppe von Lebewesen, zum Beispiel den Wirbeltieren, konstant zeigten, waren mit großer Wahrscheinlichkeit essentiell für die Embryogenese dieser Lebewesen. So half die vergleichende Embryologie nicht bloß über die Materialknappheit der Humanembryologie hinweg, sondern stellte eine Entscheidungshilfe bei der Differenzierung zwischen wichtigen Entwicklungsschritten und bloßen Varianten dar.

Darüber hinaus war die vergleichend-embryologische mit der phylogenetischen Forschung durch das Leitmotiv der Entwicklung eng verbunden. Dies zeigte sich beispielsweise in Charles Darwins (1809–1882) Forschung Mitte des 19. Jahrhunderts. Darwin suchte Hinweise auf verwandtschaftliche Nähe zwischen Spezies, indem er ihre Morphologie verglich. Vor allem Körperteile, die nicht offensichtlich auf charakteristische Angewohnheiten des Lebewesens zurückzuführen waren, hierbei im Speziellen Rudimente und atrophierte Organe, sollten wichtige Hinweise auf die Stammesgeschichte liefern.[619] Das, was keine physiologische Funktion erfüllte und trotzdem vorhanden war, musste auf Verwandtschaft zurückzuführen sein, „the only known cause of the similarity of organic beings".[620] Darwin schrieb, es sei bereits mehrfach gezeigt worden, dass embryonale Merkmale zu den wichtigsten Charakteristika gehörten, die bei Erstellung einer Klassifikation der Arten herangezogen werden konnten. Ähnlichkeiten von Embryonen verschiedener Arten ließen sich laut Darwin nicht auf Anpassung an ihre Umgebung zurückführen. Er führte als Beispiel die Schleifenform der Kiemenbogenarterien an, die sowohl

---

617 von Baer: Entwickelungsgeschichte der Thiere, 1828, S. 264 f.
618 Vgl. hierzu auch Schmuck: Baltische Genesis, 2009, S. 190.
619 Vgl. Darwin, Charles: On the Origin of Species by Means of natural Selection or the Preservation of favoured Races in the Struggle for Life, New York 1859, S. 360 f.
620 Ebd., S. 360.

beim Säugetier im Mutterleib, als auch beim Vogel im Ei und in der werdenden Kaulquappe im Froschlaich vorkamen.[621] Ähnlich verhielt es sich mit Rudimenten. Rudimentäre Organe fanden sich ubiquitär in der Natur: Brustwarzen bei männlichen Säugetieren, die Alula der Vögel, die Darwin als rudimentären Finger ansah, ebenso wie Zähne im Oberkiefer von Walembryonen, die während der physiologischen Entwicklung vollkommen verschwinden.[622]

Namentlich war es der Embryologe Ernst Haeckel, der zur schnellen Verbreitung des Darwinismus in Deutschland beitrug.[623] Balfour schrieb 1880, das Interesse an der Embryologie habe sich nach Darwins Entdeckungen „um das Zehnfache gesteigert".[624] Wechselseitig profitierte der Darwinismus von vergleichend-embryologischen Erkenntnissen, die Hinweise auf Verwandtschaftsverhältnisse boten.[625] Laut Hopwood ging es den Darwinisten weniger um medizinischen Erkenntnisgewinn, sondern sie suchten unter Zuhilfenahme der Embryologie weitreichende Fragen zu beantworten, die die Menschen schon seit den frühsten Zeiten beschäftigen:

> Evolutionists rarely claimed medical relevance; embryology was not in that sense a matter of life and death. It was much more important than that: at stake was where humanity came from, why we are here and where we are going. This gave embryology public prominence for the first time.[626]

Die Gründe für vergleichend-embryologische Forschung in Marburg waren vielfältig. So waren beispielsweise die vor 1900 für die Forschung verfügbaren menschlichen Embryonen in der Regel zu alt, um die Entwicklungsvorgänge der ersten Wochen zu untersuchen, wie Strahl und Carius in ihrer Arbeit zur Entwicklung der Körperhöhlen und des Herzens erwähnten.[627] Auch ließen sich tierische Embryonen zum einen einfacher akquirieren als menschliche Embryonen. Zudem waren verschiedene Körperstrukturen bei Tieren für die Untersuchung leichter zugänglich, zum Beispiel im Fall der recht einfach gebauten Plazenta von Talpa europaea, die Strahl untersuchte,[628] oder bei den

---

621 Vgl. ebd., S. 382.
622 Vgl. ebd., S. 391.
623 Vgl. Hertwig: Einleitung, 1901, S. 52.
624 Balfour: Vergleichende Embryologie, 1880, S. 2.
625 Vgl. Hopwood: Inclusion and exclusion, 2019, S. 2.
626 Ebd.
627 Vgl. Strahl, Hans und Carius, Friedrich: Beiträge zur Entwickelungsgeschichte des Herzens und der Körperhöhlen, in: Archiv für Anatomie und Physiologie, Nr. 21, 1889, S. 231–248; S. 232.
628 Vgl. Strahl: Bau der Plazenta V, 1888, S. 115.

Riechnerven von Vögeln, die Disse im Gegensatz zu den Riechnerven von Säugetieren erfolgreich mit der Versilberung nach Golgi unter dem Mikroskop sichtbar machen konnte.[629] Darüber hinaus konnten zum Menschen analog aufgebaute Organe bei Tieren die Deutung der Befunde an weniger untersuchten menschlichen Embryonen vereinfachen, wie Disse 1905 in seiner Publikation zur Eikammer bei der Feldmaus als Grund für die Wahl seines Forschungsobjektes anführte.[630]

Für vergleichend-embryologische Untersuchungen wurde in Marburg zum einen auf solche Tiere zurückgegriffen, die anschauliche Befunde in Bezug auf das untersuchte Organ lieferten, und zum anderen auf solche, von denen bereits umfangreiches Material in Form von Schnittserien in Marburg gesammelt vorlag. Unter anderem galt dies für Embryonen der Geburtshelferkröte, die in der Gegend Marburgs beheimatet war,[631] für den Kammmolch[632] und für den Maulwurf.[633] Die Vielzahl der in Marburg vorhandenen Schnittserien von Embryonen dieser Arten sowie deren Vollständigkeit in Bezug auf die darin konservierten Entwicklungsstadien ermöglichten den Forschenden zum einen, Pathologien zu identifizieren,[634] und zum anderen auch solche Entwicklungsstadien zu studieren, die nur kurze Zeit sichtbar waren.[635]

Strahl forschte an vielen verschiedenen Tierarten zur Individualentwicklung und Plazentation. Er beschäftigte sich in seinen Forschungsarbeiten in den 1880er Jahren zunächst mit Reptilienembryonen, bevor er zahlreiche weitere Tiere wie Hunde, Maulwürfe, Frettchen, Rehe und Schafe in seine Forschung zur Plazentation mit einbezog. Später kamen exotische Arten wie Gürteltiere und der madagassische Borstenigel hinzu. Ab 1900 wandte Strahl sich immer mehr den Plazenten von Affen und Menschen zu.[636] Unter anderem sind seine

---

629 Vgl. Disse, Joseph: On the early Development of the Olfactory Nerve, in: Proceedings of the Anatomical Society of Great Britain and Ireland, Bd. 32, Nr. 1, 1897, XII-XVI; S. XIV-XVI.
630 Vgl. Disse, Joseph: Ueber die Vergrösserung der Eikammer der Feldmaus, in: Sitzungsberichte der Gesellschaft zur Beförderung der gesamten Naturwissenschaften zu Marburg, Bd. 40, Nr. 5, 1905, S. 73–81; S. 73 f.
631 Vgl. Kraatz: Entstehung der Milz, 1897, S. 15; Seemann: Blastoporus, 1907, S. 318.
632 Vgl. Vogt: Triton cristatus, 1909, S. 120 f.
633 Vgl. Disse: Cloakenhöcker Talpa, 1904, S. 45; Disse Kloake Talpa, 1904, S. 493.
634 Vgl. Vogt: Triton cristatus, 1909, S. 120.
635 Vgl. Martin: Urniere beim Kaninchen, 1888, S. 111; Disse: Cloakenhöcker Talpa, 1904, S. 493.
636 Vgl. Bürker: Hans Strahl, 1921, S. 21 f.

Ergebnisse festgehalten in Hertwigs *Handbuch der vergleichenden und experimentellen Entwickelungslehre der Wirbeltiere*.[637] Dort kam er zu dem Ergebnis, dass sich Plazenten von Tier zu Tier so stark wie kaum ein anderes Organ in ihrer Anatomie unterscheiden – folglich blieb aus seiner Sicht noch viel Arbeit auf dem Gebiet der Plazentaforschung zu tun.

> Wir finden wohl kaum ein zweites Beispiel in der Tierreihe dafür, daß physiologisch gleichartige Organe in einer solchen Weise in ihren gröberen Bauverhältnissen voneinander abweichen, wie wir das bei den Placenten sehen, und man staunt stets wieder, wenn man bis dahin ununtersuchte Placentarformen betrachtet, wie in unendlicher Variation immer neue Besonderheiten auftreten, wie Säuger, welche die Systematik einander sonst nahestellt, gerade im Placentarbau die weitgehendsten Abweichungen aufweisen. Ein Umstand, welcher der Arbeit in unserem Gebiet immer neuen Reiz gewährt.[638]

An gleicher Stelle erklärte Strahl den Sinn seiner vergleichenden Arbeitsmethode. Hierbei gestand er ein, dass die wertvollsten Erkenntnisse für die Humanembryologie an menschlichen Embryonen gemacht wurden, die durch Sektion oder Operation in die Hände der Embryologen gelangten. Der Ansatz der vergleichenden Embryologie konnte keine gänzlich vergleichbaren Ergebnisse liefern.

> Trotzdem können wir vorläufig auch von diesem Gebrauch machen, wenn wir uns bewußt sind, daß es sich hierbei nur um einen Notbehelf handelt und daß Verschiedenheiten in der Entwickelung der Placenta auch der höheren Affen gegenüber der des Menschen vorhanden sein können und werden. Daß es allerdings solche prinzipieller Natur sein werden, ist schließlich nicht anzunehmen.[639]

Aus Sicht der Humanembryologie charakterisierte Strahl die vergleichende Embryologie somit klar als „Lückenbüßermethode" angesichts der hohen Hürden, die sich bei der Akquise menschlicher Präparate stellten (vgl. Kapitel 2.2).

Ab etwa 1900 stieg der Anteil an Publikationen zur menschlichen Entwicklung in Marburg an, unter anderem durch Disses Arbeiten zur Knochen- und Zahnbeinentwicklung.[640] Auch entstanden zu Beginn des 20. Jahrhunderts vereinzelt Dissertationen mit explizit humanembryologischem Inhalt in

---

637 Vgl. Strahl: Embryonalhüllen, 1902.
638 Ebd., S. 353.
639 Ebd., S. 331.
640 Vgl. Disse: Ueber die Bildung des Zahnbeins, 1907; Ders.: Bildung des Knochengewebes, 1908; Ders.: Entstehung des Knochengewebes und des Zahnbeins, 1909.

Marburg.[641] Dies könnte mit der steigenden Anzahl an damals wenig erforschten menschlichen Präparaten der ersten Entwicklungswochen in der Marburger Sammlung zusammenhängen: 24 der 27 Schnittserien von Embryonen mit einer Länge von unter 10 mm wurden ab 1900 angefertigt. Insgesamt standen zum Ende des Jahres 1900 bereits 43 Schnittserien menschlicher Embryonen und Feten in Marburg zur Verfügung, davon mindestens 21 von Embryonen mit einer Größe von weniger als 30 mm, sodass ein Grundstock für explizit humanembryologische Arbeiten angelegt war (vgl. Abbildung 4 und Kapitel 3.1).[642]

4.1.1.2 Gassers und Strahls humanembryologische Forschung

Laut Göpperts Nachruf hielt Gasser Vorträge zu Embryonalresten an den männlichen Geschlechtsorganen und der Entwicklung von Reproduktionsorganen beim Menschen. Diese sollten als Vorarbeiten in eine ausführliche Arbeit zur Genese der Geschlechtsorgane eingehen, „zu welcher eine große Zahl von Präparaten im anatomischen Institut in Marburg liegen, die aber nicht mehr durchgeführt werden sollte."[643] Im Archiv der Universität Marburg finden sich zu großen Teilen in Steno geschriebene Forschungsnotizen und Zeichnungen Gassers, die die Entwicklung der menschlichen Geschlechtsorgane und Hydatiden behandeln und vermutlich diesen Vorarbeiten zuzuordnen sind.[644] Ab seiner Berufung ins Ordinariat widmete Gasser sich jedoch primär dem Unterricht.[645] Seine einzige Publikation aus dieser Zeit ist der gemeinsam mit Eugen Enderlen veröffentlichte stereoskopische Atlas über Hernien.[646] Laut eines Rückblicks des Pathologen Ludwig Aschoff (1866–1942) auf seine Marburger Jahre 1903 bis 1906 war Enderlen eine der wenigen Personen, die in engerem Kontakt mit Gasser stand.

---

641 Vgl. Budde: Lagebeziehungen Harnblase, 1901; Jahrmärker: Entwicklung des Speiseröhrenepithels, 1906.
642 Vgl. Verzeichnis: Gasser-Strahl'sche Sammlung.
643 Göppert: Emil Gasser, 1921, S. 153.
644 Vgl. UniA Marburg 308/12, Nr. 20: Manuskripte von Emil Gasser 1873–1875, 1910; UniA Marburg 308/12, Nr. 68: Forschungsnotizen von Emil Gasser und Hans Strahl 1895–1898; UniA Marburg 308/12, Nr. 76: Forschungsunterlagen von Emil Gasser 1893–1894.
645 Vgl. Göppert: Emil Gasser, 1921, S. 154.
646 Vgl. Gasser und Enderlen: Stereoskopbilder Hernien, 1906.

Dankbar gedenke ich des Anatomen Gasser, der hinter seiner seltsamen Zurückgezogenheit eine lebhafte Mitteilungsfähigkeit verbarg. [...] Enderlen allein kannte Gasser wirklich. Was dort in der Anatomie wissenschaftlich gearbeitet wurde, ist kaum bekanntgeworden [sic].[647]

Trotz weniger eigener Veröffentlichungen trieb Gasser nicht nur die Sammlung von humanembryologischen Präparaten voran (vgl. hierzu Kapitel 3.2), sondern wirkte unterstützend bei der Anfertigung zahlreicher humanembryologischer Publikationen. Hierzu zählen solche, die in Marburg angefertigt wurden, aber auch Arbeiten von Kollegen an anderen Universitäten. Dazu gestattete Gasser nicht nur in zahlreichen Fällen die Nutzung von Schnittserien der Gasser-Strahl'schen Sammlung (vgl. Kapitel 4.1.2), sondern unterstützte Kollegen in einigen Fällen auch mit fachlicher Expertise. So dankte der Leipziger Professor für Augenheilkunde Richard Seefelder (1875–1949) Gasser im Bach-Seefelder'schen Atlas zur Entwicklung des menschlichen Auges von 1914 „für seine bereitwilligst gewährte mühevolle Unterstützung bei der Ordnung des auf den Atlas bezüglichen Bachschen literarischen Nachlasses".[648] Auch Karl Reuter erwähnte in einer seinem Lehrer Gasser gewidmeten Publikation zur Entwicklung des Wirbeltierherzens von 1925, dass Gasser an Reuters Studien „zu Lebzeiten in freundschaftlich aufopfernder Weise regsten Anteil nahm".[649] Darüber hinaus war Gasser an der Anfertigung von Platten-Rekonstruktionen der Marburger Schnittserien beteiligt, die beispielsweise Bach und Seefelder sowie Strahl und Beneke für ihre Arbeiten zur Verfügung standen.[650]

Strahls zahlreiche Arbeiten zur Plazenta verschiedener Tierarten,[651] die er während seiner Zeit in Marburg anfing und in Gießen weiterführte, mündeten 1902 in einen größeren Beitrag in Hertwigs *Handbuch der vergleichenden und*

---

647 Zitat von Aschoff, wiedergegeben in: Quecke: Geschichte der Medizinischen Fakultät, 1962, S. 233.
648 Bach und Seefelder: Entwicklungsgeschichte des menschlichen Auges, 1914, Vorwort zur II. Lieferung ohne Seitenangabe.
649 Reuter, Karl: Studien zur Entwicklungsgeschichte des Wirbeltierherzens, in: Zeitschrift für Anatomie und Entwicklungsgeschichte, Bd. 75, 1925, S. 705–732; S. 729 f.
650 Vgl. Bach und Seefelder: Entwicklungsgeschichte des menschlichen Auges, 1914, S. 5; Beneke und Strahl: Ein junger menschlicher Embryo, 1910, S. 4. Über den weiteren Verbleib der in Marburg handgefertigten Modelle ist derzeit nichts bekannt.
651 Um nur einige zu nennen: Strahl: Bau der Placenta I, 1889; Ders.: Untersuchungen über den Bau der Placenta III. Der Bau der Hundeplazenta, in: Archiv für Anatomie und Physiologie, 1890, S. 185–201; Ders.: Bau der Placenta IV, 1890; Ders.: Bau der Placenta V, 1892.

experimentellen Entwickelungslehre der Wirbeltiere.[652] Strahl zeigte in seinem Beitrag nicht nur die enorme Variabilität der Ausbildung und Morphologie der Plazenta und Eihüllen bei verschiedenen Tierarten (unter anderen Kaninchen, Opossum, Fledermaus, Igel) und dem Menschen, sondern erarbeitete auch ein neues System zur Klassifizierung von Plazentaformen. Er unterschied zwischen Vollplazenten, bei denen während oder nach der Geburt mütterliches Gewebe abgestoßen wird, und Halbplazenten, bei denen dies nicht der Fall ist. Die beiden Plazentatypen unterteilte er wiederum in verschiedene Subklassen, je nach Form und dem Vorhandensein sowie der Verteilung von Zotten.[653] In Bezug auf die Humanembryologie war ihm zufolge bereits ein Wissensfundament zur Plazentaentwicklung gefestigt, jedoch lagen die ersten Entwicklungsvorgänge nach wie vor im Dunkeln, beispielsweise die Anlagerung des befruchteten Eis an die Uteruswand.[654]

1910 veröffentlichte Strahl in Zusammenarbeit mit Rudolf Beneke die Beschreibung eines menschlichen Embryos, dessen Alter die Autoren auf etwa zwei Wochen schätzten und der bei einer Kürettage gewonnen worden war. Zu diesem Embryo wurde ein Plattenmodell von Gasser und Zumstein angefertigt, welches sich in Teile zerlegen ließ und dadurch auch die inneren Strukturen des Präparats wiedergab.[655]

4.1.1.3 Humanembryologische Fragestellungen

Schmuck identifiziert praktische Fragen als wichtigen Antrieb der embryologischen Forschung im 18. und 19. Jahrhundert. Hierzu zählten zum einen die

---

652 Strahl: Embryonalhüllen, 1902.
653 Vgl. ebd., S. 271 ff. Im Gegensatz zu dem vom Anatomen und Embryologen Otto Grosser (1873–1951) ebenfalls zu Beginn des 20. Jahrhunderts etablierten System zur Klassifikation der Plazenten verschiedener Arten setzte sich Strahls Version jedoch nicht durch. Grosser hatte sein System unter anderem auf Erkenntnissen Strahls aufgebaut und einfacher gestaltet. Grossers moderne Argumentation, die vergleichend-anatomische und embryologische Kenntnisse integrierte und möglicherweise die Tatsache, dass er im Unterschied zum 1920 verstorbenen Strahl bis in die Zeit nach dem Zweiten Weltkrieg hinein aktiv an embryologischen Konferenzen teilnahm, trugen zum Erfolg von Grossers Einteilung bei. Vgl. Carter, A. M. und Mess, A.: Hans Strahl's pioneering studies in comparative placentation, in: Placenta, Bd. 31, 2010, S. 848–852; S. 850 f.
654 Vgl. Strahl: Embryonalhüllen, 1902, S. 337–340.
655 Vgl. Beneke und Strahl: Ein junger menschlicher Embryo, 1910.

Bestimmung des Schwangerschaftsalters sowie der Kindslage und zum anderen die Erklärung von Fehlbildungen.[656]

Vor dem 19. Jahrhundert wurden Fehlbildungen in erster Linie äußeren Einflüssen zugeschrieben. Der Mediziner, Geologe, Geograph und Mineraloge Balthasar Hacquet (1739/40–1815) beispielsweise begründet in seiner *Beschreibung einer Mißgeburt* von 1788 die Fehlbildung eines Kindes mit der Phantasie der jüdischen Mutter. Die Ursache der Anencephalie und der Stirnauswüchse sei in ihrer Vorstellung eines gehörnten Moses zu finden.[657] Joseph Mohrenheim (1759–1799) hingegen erklärte Fehlbildungen durch rein mechanische Einwirkungen von außen, wie das Schnüren eines Korsetts oder Stöße und schwere Arbeit.[658] Im Laufe des 18. Jahrhunderts hielt Systematik Einzug in die Teratologie. Neben Blumenbach und Tiedemann versuchte auch Soemmerring sich darin, Ordnung in das Vorkommen von Fehlbildungen zu bringen.[659] Er erkannte in seiner Schrift zu *Abbildungen und Beschreibungen einiger Misgeburten die sich ehemals auf dem anatomischen Theater zu Cassel befanden* eine gewisse Gesetzmäßigkeit in der Ausbildung von Anencephalie.[660] Wolff stellte zu Beginn des 19. Jahrhunderts die These auf, dass Fehlbildungen auf einer Fehlleitung der bildenden Kraft basierten.[661]

Auch die Geburtshilfe und die Gerichtsmedizin profitierten von Erkenntnissen aus der Embryologie. So wollte Danz mit seiner *Zergliederungskunde des ungeborenen Kindes* Geburtshelfern sowie gerichtlichen Ärzten die Möglichkeit bieten, das Alter des Kindes zu bestimmen sowie über seinen Zustand urteilen zu können. Für Anatomen und Physiologen sollte hingegen durch Danz' Zusammenfassung des bisherigen Wissensstandes ersichtlich werden, welche Wissenslücken noch auszufüllen waren.[662]

Der Gynäkologe Friedrich Ahlfeld setzte sich mit seinem Werk *Nasciturus* gut 100 Jahre später ebenfalls das Ziel, eine Hilfestellung zur Rechtsprechung zu liefern. Ahlfeld forschte zum vorgeburtlichen Leben des Menschen, war

---

656 Vgl. Schmuck: Baltische Genesis, 2009, S. 8.
657 Vgl. ebd., S. 27 f.
658 Vgl. Nestawal, Stephanie: Monstrosität, Malformation, Mutation: von Mythologie zu Pathologie, Frankfurt a/M 2010, S. 71.
659 Vgl. Enke: Einleitung Soemmerring, 2000, S. 46.
660 Vgl. Soemmerring, Samuel Thomas: Abbildungen und Beschreibungen einiger Misgeburten die sich ehemals auf dem anatomischen Theater zu Cassel befanden, Mainz 1791, S. 3.
661 Vgl. Soemmerring: Embryologie und Teratologie, 2000, S. 47.
662 Vgl. Danz: Zergliederungskunde, 1792, S. 21.

leitender Arzt der Gießener, später der Marburger Frauenklinik und aufgrund dieser Funktion als gerichtlicher Sachverständiger tätig, beispielsweise in Fällen unklarer Vaterschaft.[663] Er umriss in seinem Buch die vorgeburtliche Entwicklung von der Empfängnis bis zur Geburt und stellte eine Tabelle bereit, die Länge und Gewicht eines Fetus der entsprechenden Schwangerschaftswoche zuordnete.[664] Außerdem definierte er Begriffe wie Lebensfähigkeit („ein Kind, das bei der seinem Entwicklungsgrade nöthigen Pflege sich an die Aussenwelt gewöhnen und weiterwachsen kann"[665]) und reflektierte darüber, welche Leibesfrucht als Mensch bezeichnet werden konnte.[666] Im Wortregister gab er medizinischen Laien, insbesondere Juristen, darüber hinaus die Möglichkeit, sich über medizinische Fachtermini zu informieren.[667] Ahlfeld plädierte insgesamt dafür, ungeborenen und totgeborenen Kindern Rechte anzuerkennen, denn „Nahezu jede Lebenstätigkeit, die das Neugeborene unmittelbar nach der Geburt aufweist, hat auch der Nasciturus schon in der Gebärmutter ausgeführt"[668] – eine Feststellung, die nur durch genaues Studium der vorgeburtlichen Entwicklung möglich war.

Als wichtige Fragestellung der Humanembryologie um 1900 wurde bereits in Kapitel 2.4 der Versuch durch His sowie Keibel und Elze besprochen, Normen für die menschliche Entwicklung aufzustellen. Wenn auch Präparate der Gasser-Strahl'schen Sammlung zu diesem Zweck von Keibel und Elze in die *Normentafel der menschlichen Entwicklung* integriert wurden (vgl. Kapitel 4.1.2.2), konzentrierten sich die humanembryologischen Veröffentlichungen aus dem Marburger Anatomischen Institut um 1900 auf enger eingegrenzte Themen. Die folgenden Abschnitte zeigen exemplarisch in Marburg von 1887 bis 1922 bearbeitete Fragestellungen auf. Einige der Publikationen thematisieren die Ätiologie von Pathologien und anatomischen Varianten spezifischer Organe. Als Beispiele sind hier die Blasenektopie oder Varianten beim Verlauf großer Blutgefäße zu nennen. Darüber hinaus lag ein Schwerpunkt auf der Genese von verschiedenen Strukturen wie beispielsweise dem Epithel der

---

663 Vgl. Ahlfeld: Nasciturus, 1906, S. V, 29.
664 Vgl. ebd., S. 7–13.
665 Ebd., S. 25.
666 „Alle Schwangerschaftsprodukte, die ein Herz aufweisen, sind als Mensch zu bezeichnen. Allen hingegen, die kein Herz besitzen, fehlt die Menschenqualität, und somit können sie auch keine Rechtsfähigkeit besitzen." Ebd., S. 32.
667 Vgl. ebd., Vorwort, S. VI.
668 Ebd., S. 21.

Speiseröhre. Als besonderes Forschungsthema ist die von Veit und Esch 1922 veröffentlichte Beschreibung eines jungen Embryos zu erwähnen.

4.1.1.4 Varianten und Pathologien

Eine der ersten Publikationen während der Jahre 1887 bis 1922, in der explizit humanembryologisches Material des Anatomischen Instituts in Marburg beschrieben wird, ist die 1896 erschienene Arbeit Jacob Zumsteins *Zur Anatomie und Entwickelung des Venensystems des Menschen*. Zumstein hatte zwei Jahre zuvor bei der Sektion eines erwachsenen Mannes eine doppelte untere Hohlvene als anatomische Variante gefunden und wollte deshalb deren Beziehungen zu den Venae azygos und hemiazygos genauer nachgehen. Hierfür untersuchte er die Lageverhältnisse dieser Gefäße bei 70 Erwachsenen, 150 Neugeborenen und auch einer Reihe von Feten ab dem 5. Monat.[669] Zusätzlich bezog Zumstein zehn menschliche Embryonen von 4 bis 40 mm Länge in seine Arbeit mit ein, mithilfe derer er die bei den Kindern und Erwachsenen vorgefundenen Varianten zu erklären suchte.

Nicht die Genese von Varianten, sondern von Fehlbildungen untersuchte Enderlen anhand embryologischer Präparate mit seinen Arbeiten zur Blasenektopie zu Beginn des 20. Jahrhunderts.[670] Sein Vorgehen begründete er wie folgt: „Alle Untersucher sind darüber einig, dass die Entstehung der Missbildung in eine sehr frühe Zeit des embryonalen Lebens zu verlegen ist."[671] Hier zeigt sich ein praktisches Beispiel dafür, wie die Entwicklung einzelner Strukturen zum Verständnis übergeordneter Prozesse, in diesem Fall der physiologischen Blasenentwicklung oder deren Fehlbildung, beitragen konnte: Als essentiell wichtig für die Ätiologie der Blasenektopie identifizierte Enderlen das Verhalten der Kloakenmembran, das vor allem in der ersten seiner Arbeiten zu diesem Thema besondere Aufmerksamkeit erfuhr.[672]

In einer 1907 erschienenen Publikation zur Entwicklung des menschlichen Speiseröhrenepithels in Hinblick auf den Vorgang der Metaplasie untersuchte Schridde einige zuvor von Jahrmärker beschriebene Präparate (s.u.) mit einer eigenen, auf Wasserblau und Orcein basierenden Färbemethode nach. Diese sollte unter anderem Flimmerhaare und Zellgrenzen besonders gut

---

669 Vgl. Zumstein: Venensystem, 1896, S. 573.
670 Vgl. Enderlen, Eugen: Zur Aetiologie der Blasenektopie, in: Archiv für Klinische Chirurgie, Bd. 71, 1903, S. 562–567; Enderlen: Blasenektopie, 1904.
671 Enderlen: Aetiologie der Blasenektopie, 1903, S. 562.
672 Vgl. ebd, S. 563.

darstellen.[673] Ursprünglich wollte Schridde der Frage nachgehen, ob das Epithel der Speiseröhre ekto- oder entodermaler Herkunft sei, merkte im Rahmen seiner Vorarbeiten jedoch, dass sich über die Entwicklung des Speiseröhrenepithels grundsätzliche Fragen zur Metaplasie klären ließen.[674] Die Metaplasie sei, so Schridde, bisher nur hypothetisch untersucht worden und empirische Untersuchungen fehlten ihm zufolge.[675] Nach einer Beschreibung der Speiseröhrenepithelien seiner Präparate ging Schridde auf Entwicklungsanomalien der Speiseröhre ein, bevor er eine Betrachtung von Epithelmeta- und Prosoplasien in Zusammenhang mit der Entstehung von Krankheiten verschiedener Organe anschloss. Zu den Pathologien, die Schridde vor dem Hintergrund seiner embryologischen Untersuchungen betrachtete, zählen Entwicklungsanomalien der Speiseröhre,[676] Metaplasie in Bezug auf Karzinomentstehung (unter anderem in Magen, Gallenblase, Pankreas und Lunge)[677] und Prosoplasie, beispielsweise auftretend bei chronischer Endometritis oder Uterustumoren.[678]

4.1.1.5 Betrachtung der physiologischen Entwicklung von Strukturen über die Zeit

Die erste Dissertation, die basierend auf Schnittserien der Gasser-Strahl'schen Sammlung angefertigt wurde, ist die 1901 erschienene Arbeit von Moritz Budde zu *Untersuchungen über die Lagebeziehungen und die Form der Harnblase beim menschlichen Foetus*. Hierfür untersuchte er die Lageverhältnisse der Harnblase sowie deren Beziehung zu Bauchwand und Peritoneum bei einer Reihe von Embryonen und Feten und verglich seine Ergebnisse mit bereits von Kollegen (unter anderen Disse, Kölliker und Merkel) beschriebenen Präparaten.[679] Zwei der schematischen Darstellungen aus Buddes Arbeit zu den Lageverhältnissen der Blase sind in Kapitel 3.4.2 dieser Arbeit abgebildet.

Erich Jahrmärker[680] promovierte 1906 am Marburger Anatomischen Institut mit seiner Arbeit *Über die Entwicklung des Speiseröhrenepithels beim*

---

673 Vgl. Schridde: Entwicklungsgeschichte des Speiseröhrenepitheles, 1907, S. 4 f.
674 Vgl. ebd., S. 2.
675 Vgl. ebd., S. 47 f.
676 Vgl. ebd., S. 42 ff.
677 Vgl. ebd., S. 61 ff.
678 Vgl. ebd., S. 84 ff.
679 Vgl. Budde: Lagebeziehungen Harnblase, 1901, S. 8.
680 Erich Jahrmärker wurde am 16.08.1882 in Jesberg in Hessen-Nassau geboren. Er studierte in Marburg und München Medizin und bestand 1904 in Marburg sein Staatsexamen. Von Januar bis März 1905 absolvierte er einen Teil seines praktischen

Menschen, für die er im Winter 1904/05 menschliche Embryonen histologisch untersuchte. Sein Ziel war es, die erste kontinuierliche Beschreibung der Entwicklung des Speiseröhrenepithels beim Menschen zu veröffentlichen.[681] Nach einer Beschreibung des Speiseröhrenepithels jedes Präparates gab Jahrmärker eine zusammenfassende Darstellung der beobachteten Veränderungen, die das Epithel durchlief, inklusive einer Erörterung der Frage, woher die einzelnen Zellarten stammten und wie sie sich zum definitiven Epithel weiterentwickelten.[682] Zwei wichtige Feststellungen in Jahrmärkers Arbeit waren, dass jede embryonale Epithelzelle eine „gewisse Bestimmung"[683] hatte, die über ihre Differenzierung entschied, egal, wo sie sich befand, und dass das Epithel der Speiseröhre aus Entoderm und nicht einwanderndem Ektoderm entstand.[684]

Eine Reihe von Arbeiten Joseph Disses aus den Jahren 1907 bis 1909 behandelte die Entwicklung der Grundsubstanz von Knochen und Zähnen.[685] Anhand von Spezialpräparaten zur Knochen- und Zahnentwicklung (siehe Kapitel 3.3.3) verglich Disse die Bildung der Interzellularsubstanzen und zog Parallelen, zum Beispiel dass es sich bei Dentin und der Grundsubstanz der Knochen nicht um Sekrete, sondern umgewandeltes Zellprotoplasma handeln müsse.[686] Als Ziele für die weitere Forschung auf diesem Gebiet schlug er die generelle Untersuchung der Entwicklung des fibrillären Bindegewebes vor:

> Ist, bevor fasrige Strukturen auftreten, auch im Bindegewebe eine amorphe Grundsubstanz da? Wie verhält sich diese zu den Zellen, die die erste Anlage des Bindegewebes darstellen? Erst die Beantwortung dieser Fragen wird uns in den Stand setzen, die Bildungsweise des Bindegewebes einerseits, des Knochens und des Zahnbeins andererseits im einzelnen [sic] zu vergleichen.[687]

Otto Veit ging in seiner Publikation *Über das Vorkommen von Vornierenrudimenten und ihre Beziehungen zur Urniere beim Menschen* 1909 der Frage nach, ob sich die zu damaliger Zeit bei verschiedenen Säugerembryonen beschriebenen Vornierenrudimente in ähnlicher Form auch in der menschlichen

---

Jahres am Marburger Anatomischen Institut. Vgl. Jahrmärker: Entwicklung des Speiseröhrenepithels, 1906, Lebenslauf ohne Seitenangabe.
681 Vgl. ebd, S. 5 f.
682 Vgl. ebd., S. 10 ff.
683 Ebd., S. 41.
684 Vgl. ebd., S. 43.
685 Vgl. Disse: Ueber die Bildung des Zahnbeins, 1907; Ders.: Bildung des Knochengewebes, 1908; Ders.: Entstehung des Knochengewebes und des Zahnbeins, 1909.
686 Vgl. Disse: Entstehung des Knochengewebes und des Zahnbeins, 1909, S. 601.
687 Ebd., S. 604.

Entwicklung zeigten. Die Unschlüssigkeit seiner Fachkollegen in Bezug auf diese Frage drückte er wie folgt aus:

> Bei der Unsicherheit, die demnach in der Frage der Vornierenrudimente bei menschlichen Embryonen noch herrscht und die ihren deutlichsten Ausdruck darin findet, dass nie von Vornierenrudimenten schlechtweg, sondern stets nur von ‚sogenannten Vornierenrudimenten' gesprochen wird, ist es erforderlich, zunächst einmal möglichst ein grösseres Tatsachenmaterial zu sammeln und zu sichten, besonders da aus den vorliegenden Untersuchungen jetzt schon soviel hervorgeht, dass die Befunde individuell sehr verschieden sein können.[688]

Veits Studien ergaben, dass Vornierenrudimente beim menschlichen Embryo in „individuell sehr verschiedener Ausbildung"[689] vorkommen. Von den 14 Embryonen, die Veit für seine Arbeit untersuchte, fand er bei neun solche Rudimente, davon bei vier auf beiden Seiten, bei zwei linksseitig und bei drei rechtsseitig.[690]

4.1.1.6 Beschreibung eines ganzen Embryos

Otto Veit veröffentlichte 1918 eine kurze Beschreibung der sehr ausgeprägten Neuralleisten eines 2,3 mm großen menschlichen Embryos, den er von Professor Zangemeister, dem damaligen Direktor der Marburger Universitäts-Frauenklinik, zur Verfügung gestellt bekommen hatte.[691] Bei dem Präparat handelte es sich um den Embryo „2,3 mm Esch I 01.06.1912/02.06.1912", der bereits 1913 von Zangemeister auf einer Konferenz der deutschen Gesellschaft für Gynäkologie demonstriert worden war[692] und 1922 ausführlich von Veit in Zusammenarbeit mit dem Gynäkologen Peter Esch beschrieben wurde. Aufgrund ihrer Relevanz für die 2006 erschienene Dissertation von Frank Hirschkorn (vgl. Kapitel 4.1.3.1) soll die Bearbeitung des Embryos durch Veit und Esch im Folgenden eingehender betrachtet werden.

Wie Veit und Esch beschrieben, wurde nach der Entnahme des Uterus zur Sterilisierung bei Lungentuberkulose und der mehrere Wochen dauernden Vorbehandlung in Müller'scher Flüssigkeit, Formol und Alkohol[693] der Embryo

---

688 Veit: Vornierenrudimente, 1909, S. 194 f.
689 Ebd., S. 221.
690 Vgl. ebd., S. 222.
691 Vgl. Veit, Otto: Kopfganglienleisten bei einem menschlichen Embryo von 8 Somitenpaaren, in: Anatomische Hefte, Bd. 56, 1918, S. 305–320; S. 307.
692 Vgl. Veit und Esch: Untersuchung eines menschlichen Eies, 1922, S. 385.
693 Die operative Gewinnung des Präparats bei einer Sterilisation wegen Lungentuberkulose und anschließende Fixierung wurde bereits in Kapitel 3.3.1.3 skizziert.

inklusive der anliegenden Uteruswand in Paraffin eingebettet und in eine Serie 10 μm dicker Schnitte zerlegt. Die Schnitte wurden mit Hämatoxylin Benda-Azocarmin gefärbt.[694] Darüber hinaus wurden, von den Verfassern nicht weiter spezifiziert, „in üblicher Weise graphische und plastische Rekonstruktionen angefertigt."[695] Hierbei handelte es sich um die im Verzeichnis der Schnittserien der Gasser-Strahl'schen Sammlung aufgeführten 2 Kästen und 21 Negative von Mikro- und Makrofotographien[696] sowie Plattenmodelle des ganzen Embryos in 100- und 200facher Vergrößerung und Modelle einzelner Organe – darunter Hirnanlage, Vorderdarm, Gefäßsystem und Herzanlage – in 200facher Vergrößerung. Die Modelle sind in Form von Zeichnungen R. Schillings zahlreich in der Publikation abgebildet.[697] Des Weiteren sind der Arbeit zwei Tafeln angehängt, die die schematische Zeichnung eines Medianschnittes durch den Embryo sowie eine graphische Rekonstruktion des Präparates, projiziert auf die Horizontalebene, zeigen. Auf vorangestellten halbtransparenten Seiten ist jeweils eine Projektion des Mesoderms auf die Median- und Horizontalebene abgebildet.[698]

Veit und Esch plädierten in ihrer Publikation dafür, die Variabilität in der Embryonalentwicklung „vom Gesichtspunkt der Umbildung und Anpassung der Art [aus zu betrachten], weil die Ontogenese nicht nur die Entwicklungszeit des Individuums, sondern zugleich die wichtigste Anpassungszeit ist"[699] und Aufschluss gibt über die Ausbildung der Lagebeziehungen von Organen.[700] Hier zeigte sich Veits vergleichend-embryologisch geprägte Sicht: über eine Verbindung der phylogenetischen und der entwicklungsmechanischen Betrachtungsweise sollte sowohl der Blick in die Vergangenheit als auch der Blick in die Zukunft möglich werden: „die Ontogenese ist nicht nur eine kurz zusammengedrängte Phylogenese, sondern zugleich der Beginn neuer phylogenetischer Änderungen"[701]

---

694 Vgl. Veit und Esch: Untersuchung eines menschlichen Eies, 1922, S. 347.
695 Ebd., S. 347.
696 Vgl. Verzeichnis: Gasser-Strahl'sche Sammlung. Der Kasten mit Mikrofotographien im Format 9x12 cm, zwei Diapositive von Mikrofotographien sowie ein Diapositiv des von Schilling gezeichneten eröffneten Uterus und ein Negativ einer Mikrofotographie im Format 13x18 cm befinden sich noch in der Marburger Sammlung.
697 Vgl. Veit und Esch: Untersuchung eines menschlichen Eies, 1922, S. 349, 354, 355, 360, 363, 374, 375, 376, 378.
698 Vgl. ebd., Tafel X und XI ohne Seitenangabe.
699 Ebd., S. 395.
700 Vgl. ebd., S. 395.
701 Ebd., S. 411.

Zusammenfassend zeigt sich, dass sich die humanembryologische Forschung am Marburger Anatomischen Institut um 1900 in erster Linie auf die Klärung der Ätiologie von angeborenen sowie erworbenen Pathologien und anatomischen Varianten (bei Zumstein, Enderlen und Schridde) und die Erstellung von Entwicklungschronologien bestimmter Organe und Strukturen (bei Hirschland, Jahrmärker, Budde, Disse und Veit) konzentrierte.

Betrachtet man zusätzlich die vergleichend-embryologischen Publikationen aus dem gleichen Zeitraum, so fällt darüber hinaus auf, dass bestimmte Organsysteme häufig im Vordergrund standen: Harnorgane,[702] Sinnesorgane (Auge und Riechnerv),[703] Herz,[704] Plazenta,[705] Gastrointestinaltrakt,[706] sowie die Entwicklung des Blutes und des Gefäßsystems.[707]

---

702 Vgl. Martin: Urniere beim Kaninchen, 1888; Budde: Lagebeziehungen Harnblase, 1901; Enderlen: Aetiologie der Blasenektopie, 1903; Ders.: Blasenektopie, 1904; Veit: Vornierenrudimente, 1909.

703 Vgl. Strahl und Martin: Parietalauge, 1888; Zumstein: Modelle zur Entwicklung des Auges, 1901; Disse, Joseph: Über die erste Entwicklung des Riechnerven, in: Sitzungsberichte der Gesellschaft zur Beförderung der gesamten Naturwissenschaften zu Marburg, Bd. 31, Nr. 7, 1896, S. 78–91; Ders.: Entwickelung des Riechnerven, 1897; Ders.: Olfactory Nerve, 1897.

704 Vgl. Strahl und Carius: Herz und Körperhöhlen, 1889; Junglöw, Heinrich: Über die Anlage des Herzens bei Lacerta agilis, in: Anatomischer Anzeiger, Bd. 4, 1889, S. 288; Ders.: Ueber einige Entwickelungsvorgänge bei Reptilien-Embryonen. in: Anatomische Hefte, Bd. 1, 1892, S. 189–202; Benninghoff, Alfred: Beiträge zur vergleichenden Anatomie und Entwicklungsgeschichte des Amphibienherzens, in: Gegenbaurs morphologisches Jahrbuch, Bd. 61, 1921, S. 355–383.

705 Vgl. Lieberkühn, Nathanael: Der grüne Saum der Hundeplacenta, in: Archiv für Anatomie und Physiologie, Nr. 21, 1889, S. 196–212; Strahl: Bau der Placenta I, 1889; Ders.: Über die Placenta von Putorius furo, in: Anatomischer Anzeiger, Bd. 4, 1889, S. 375–377; Ders.: Bau der Placenta III, 1890; Ders.: Bau der Placenta IV, 1890; Ders., Bau der Plazenta V, 1888; Lüsebrink: Zotten in der Hunde-Placenta, 1892.

706 Vgl. Jahrmärker: Entwicklung des Speiseröhrenepithels, 1906; Schridde: Entwicklungsgeschichte des Speiseröhrenepitheles, 1907; Disse: Schleim im Magen, 1905; Ders.: Ueber das Verhalten des Schleims im Magen von Neugeborenen, in: Sitzungsberichte zur Beförderung der gesamten Naturwissenschaften zu Marburg, Nr. 1, 1906, S. 1–10; Reuter: Darmspirale, 1900; Ders.: Rückbildungserscheinungen, 1900; Seemann: Blastoporus, 1907; Disse: Kloake Talpa, 1904; Disse: Cloakenhöcker Talpa, 1904.

707 Vgl. Nakazawa, Tatsuzo: Zur Blutentwicklung bei Triton cristatus, Diss. med., Marburg 1908; Zumstein, Jacob: Zur Entwicklung des Venensystems bei den Meerschweinchen, in: Anatomische Hefte, Bd. 8, Nr. 25, 1897, S. 165–190;

4.1.1.7 Kommentare der Autoren zu den Präparaten der Gasser-Strahl'schen Sammlung

In den Publikationen zu Präparaten der Gasser-Strahl'schen Sammlung finden sich in der Regel Kommentare der Autoren, die für eine sehr gute Qualität und eine außergewöhnlich hohe Anzahl an humanembryologischen Schnittserien in Marburg sprechen. Zusätzlich griffen viele Forschende in ihren Arbeiten auf Zeichnungen sowie dreidimensionale Rekonstruktionen der Marburger Präparate zurück. In einer Reihe von Fällen war eine sichere oder zumindest sehr wahrscheinliche Zuordnung der in Publikationen behandelten Präparate möglich. Eine Übersicht hierzu gibt Tabelle 2 in Kapitel 4.1.4.

Zumstein schrieb 1896 zur Qualität der von ihm für seine Publikation *Zur Anatomie und Entwickelung des Venensystems des Menschen* verwendeten Präparate:

> Das von mir untersuchte Material der hiesigen anatomischen Sammlung ist bedeutend grösser [als das von Hochstetter untersuchte], und die Embryonen, an denen ich genauere Untersuchungen gemacht habe, sind zumeist tadellos erhalten.[708]

Auch sind einige der Embryonen im weiteren Text von Zumsteins Arbeit als „sehr gut"[709] oder auch als „vorzüglich erhalten"[710] beschrieben. Über die in die Publikation aufgenommenen Embryonen hinaus beschäftigte Zumstein sich auch mit älteren Schnittserien menschlicher Embryonen, „aus einer Zeit, wo die Färbetechnik noch nicht so ausgebildet wie jetzt, ebenso eine Anzahl missbildeter [sic] Embryonen deren Venenverhalten ich aber hier nicht weiter berücksichtigen werde."[711] Neben der Tatsache, dass in die Gasser-Strahl'sche Sammlung folglich auch pathologisch entwickelte Embryonen aufgenommen wurden, zeigt Zumsteins Aussage, dass sich die Qualität der Präparate im Laufe der Zeit durch bessere technische Möglichkeiten veränderte.[712]

Zumstein charakterisierte die beschriebenen Embryonen lediglich über die Körperlänge und teilweise besondere morphologische Merkmale. So ist bei dem 8 mm messenden Embryo „die Leber geplatzt"[713]. Dennoch ist es aufgrund

---

Zumstein: Venensystem, 1896; Budde, Max: Anatomische Untersuchungen über die Circularvene der Placenta etc., Diss. med., Marburg 1907.
708 Zumstein: Venensystem, 1896, S. 589.
709 Ebd., S. 589 f, 593.
710 Ebd., S. 592.
711 Ebd., S. 590.
712 Welche technischen Verbesserungen Zumstein hier meinte, konnte im Rahmen der vorliegenden Arbeit nicht geklärt werden.
713 Zumstein: Venensystem, 1896, S. 589.

des Vorhandenseins der Serien in Marburg zum Zeitpunkt, als Zumstein seine Studien durchführte, dem passenden Längenmaß und dem teilweise durch die spätere Aufnahme in die *Normentafel zur Entwicklungsgeschichte des Menschen* von Keibel und Elze belegten guten Erhaltungszustand wahrscheinlich, dass sich folgende Schnittserien der Gasser-Strahl'schen Sammlung unter den von Zumstein untersuchten befanden: „4 mm Hamburg 01.02.1895", die auch in die Normentafel von Keibel und Elze als Nr. 10 beschrieben wurde,[714] „14 mm Strahl 05.01.1895" (Nr. 51 bei Keibel und Elze),[715] „16 mm Strahl 06.01.1895", „22 mm Langhans 03.01.1895" (Nr. 83 bei Keibel und Elze),[716] „28 mm Langhans 03.02.1897/20.12.1897/01.01.1895" und „35 mm Zumstein 28.11.1894". Für die restlichen Embryonen kommen jeweils mehrere Präparate im Verzeichnis der Gasser-Strahl'schen Sammlung in Frage.

Erich Jahrmärker untersuchte 1906 für seine Arbeit zur Entwicklung der Speiseröhre 13 fertige Schnittserien von Embryonen und Feten, die weniger als 40 mm maßen, sowie eigens angefertigte Präparate aus einem Neugeborenen und zwölf Feten von mehr als 40 mm Kopf-Steiß-Länge.[717] Trotz teilweise differierender Fixierung und Färbung der Präparate konnte Jahrmärker durch das reichlich vorhandene Material und die „Möglichkeit des Auswählens"[718] mit qualitativ hochwertigen Präparaten arbeiten.

Da Jahrmärker die genutzten Präparate lediglich über Größe, Alter, Konservierung und Färbung und nicht nach Datum der Schnittserie oder Eigennamen charakterisierte, ist auf Grundlage der Angaben in der Publikation nicht mit Sicherheit zu sagen, welche der Serien der Gasser-Strahl'schen Sammlung zuzuordnen sind und welche von Schridde zur Verfügung gestellt wurden. Über einen Abgleich mit der Normentafel von Keibel und Elze lässt sich jedoch nachweisen, dass Jahrmärker auf die Serien „4 mm Hamburg 01.02.1895", „5–6 mm Langhans 01.05.1901", „6,75 mm Strahl-Walther 1900", „8 mm Knierim 03.04.1895", „9 mm Strahl-Schrörs 1901" und „14 mm Strahl 05.01.1895" zurückgriff.[719]

Hermann Schridde schrieb 1907 in seiner Veröffentlichung zur Entwicklung des Speiseröhrenepithels:

---

714 Vgl. Keibel und Elze: Normentafel, 1908, S. 96 f.
715 Vgl. ebd., S. 126 f.
716 Vgl. ebd., S. 150 f.
717 Vgl. Jahrmärker: Entwicklung des Speiseröhrenepithels, 1906, S. 6–9.
718 Ebd., S. 6.
719 Vgl. Keibel und Elze: Normentafel, 1908, S. 96 f, 100 f, 104 f, 112–115, 126 f.

Die nachfolgenden Untersuchungen sind an einem so hervorrangend konservierten und so reichem menschlichen Materiale angestellt worden, wie es wohl seinesgleichen sucht. Ich verdanke es der Güte des Herrn Geheimrat Gasser, unter dessen Leitung vor kurzem eine gleichfalls die Ontogenie des Speiseröhrenepitheles behandelnde Arbeit [Erich Jahrmärkers – Anm. d. Verf.] fertig gestellt worden ist.[720]

Insgesamt untersuchte Schridde die Speiseröhren von 19 Embryonen und Feten, von denen nur vier kleiner als einen Zentimeter gemessen wurden, sowie von zwei Neugeborenen, einem Säugling und acht Erwachsenen. Bestimmte Schnittserien der Gasser-Strahl'schen Sammlung können den von Schridde untersuchten Embryonen nicht zugeordnet werden, da in Schriddes Publikation bis auf die Größe der Präparate keine weiteren Informationen zur Identifizierung gegeben werden. Einzig der Embryo „13 mm Lieberknecht 01.12.1906" wurde nachweislich von Schridde in die Arbeit aufgenommen, wie eine Bemerkung in der *Normentafel zur menschlichen Entwicklung* von Keibel und Elze belegt.[721]

Von den 14 Embryonen, die Otto Veit in seine 1909 veröffentlichte Arbeit zu Vornierenrudimenten beim Menschen aufnahm, wurden neun in der Normentafel von Keibel und Elze beschrieben, was einen besonders guten Erhaltungszustand und eine physiologische Entwicklung der Embryonen nahelegt.[722] Die übrigen fünf Schnittserien gehören angesichts ihrer Größe und der Tatsache, dass sie vor 1909 geschnitten worden sein müssen, zu zwei Embryonen aus Kürettagen, einem Embryo aus einer nicht näher spezifizierten Operation, einem Embryo, der unter unbekannten Umständen gewonnen wurde und einem Präparat, dem laut Schnittserienverzeichnis ein Sektionsprotokoll zugeordnet ist. Hierbei könnte es sich um den Fall einer plötzlich verstorbenen Schwangeren handeln, bei deren Sektion der Embryo für die Sammlung akquiriert wurde.

Als Vorzüge ihrer Schnittserie „Esch I" lobten Veit und Esch 1922 besonders die feine Darstellung von Kernteilungen, Interzellularverbindungen und die Abwesenheit artifizieller Spaltbildungen.[723] Die markanteste Auffälligkeit im Präparat war laut den Autoren, dass die linke Hälfte der Vorderhirnanlage die rechte um 13 Schnitte überragte,[724] wobei sich diese Asymmetrie auch an den Schlundtaschen zeigte.[725] Obwohl Veit und Esch sich nach eigener Aussage

---

720 Schridde: Entwicklungsgeschichte des Speiseröhrenepitheles, 1907, S. 4.
721 Vgl. Keibel und Elze: Normentafel, 1908, S. 137.
722 Vgl. Veit: Vornierenrudimente, 1909, S. 196–214.
723 Vgl. Veit und Esch: Untersuchung eines menschlichen Eies, 1922, S. 348.
724 Vgl. ebd., S. 348.
725 Vgl. ebd., S. 391.

mit weitreichenden Schlussfolgerungen basierend auf dem beschriebenen Präparat zurückhalten wollten,[726] zogen sie bei der Diskussion dieser Asymmetrie keinen Fehler bei Anfertigung der Schnittserie in Betracht. Als Erklärung für die auf der linken Seite scheinbar vergrößerte Hirnhälfte boten die Autoren die „spezifisch menschliche Eigenschaft der Rechtshändigkeit"[727] an. Insgesamt hielten sie „die starke Asymmetrie [...] nicht für abnorm"[728].

Der von Veit und Esch untersuchte und eingehend beschriebene Embryo stellte ein so seltenes und wertvolles Material für die embryologische Forschung dar, dass „2,3 mm Esch I 01.06.1912/02.06.1912" auch noch Jahrzehnte später von Kollegen als Referenzmaterial zu neu untersuchten Embryonen genutzt wurde.[729]

4.1.2 Embryonen der Sammlung als Leihgaben

Ganz nach His' Vorbild, der „gern bereit [war], einem Forscher, der sich der Sache mit der nöthigen Hingabe widmen wird, das bei [ihm] liegende Material zur Verfügung zu stellen"[730], wollte auch Gasser Göpperts Nachruf sowie der Chronik der Universität Marburg von 1916–1924 zufolge mit der Gasser-Strahl'schen Sammlung Kollegen eine Forschungsgrundlage bieten. Auch nach seinem Tod stand die Sammlung für humanembryologische Forschung zur Verfügung.[731]

4.1.2.1 Nutzung von Schnittserien der Sammlung am Gießener Institut für Anatomie

Leo Hirschland widmete seine *Beiträge zur ersten Entwicklung der Mammaorgane beim Menschen,* einer Arbeit, die am Anatomischen Institut der Universität Gießen angefertigt wurde und 1899 in den *Anatomischen Heften* erschien, ganz der Brustentwicklung beim Menschen. Diese war zuvor in erster Linie im

---

726 Vgl. ebd., S. 386.
727 Ebd., S. 390.
728 Ebd., S. 391.
729 Vgl. Rosenbauer, Karlheinz: Untersuchung eines menschlichen Embryos mit 24 Somiten, unter besonderer Berücksichtigung des Blutgefäßsystems, in: Zeitschrift für Anatomie und Entwicklungsgeschichte, Bd. 118, 1995, S. 236–276; Wilting, Jörg und Christ, Bodo: Embryonic Angiogenesis: A review, in: Naturwissenschaften, Bd. 83, 1966, S. 153–164.
730 His: Anatomie menschlicher Embryonen, 2. Bd., 1882, S. 12.
731 Vgl. Göppert: Emil Gasser, 1921, S. 155; Chronik 1916–24, S. 35.

Rahmen vergleichend-embryologischer Arbeiten behandelt worden.[732] Hirschland dokumentierte die Entwicklung der Mamma anhand einer Reihe von Embryonen mit 4 bis 26 mm Länge, sodass er die noch wenig erforschten Stadien der ersten Entwicklungswochen beim Menschen in Bezug auf die Brustentwicklung beschreiben konnte.[733]

Auch wenn Hirschland in seiner Arbeit zur Entwicklung der Mamma 1899 die gute Konservierung der ihm zur Verfügung gestellten Präparate lobte, so merkte er jedoch als Einschränkung seiner Arbeit an, dass die Epidermis, die gerade bei der Mammaentwicklung eine wichtige Rolle spielt, häufig schlecht erhalten war.[734]

Mindestens zwei der von Hirschland beschriebenen Embryonen finden sich in der Gasser-Strahl'schen Sammlung wieder. Zum einen betrifft dies einen 6,75 mm langen Embryo, der bei einer nicht näher definierten Operation gewonnen, im Anschluss direkt in Formol fixiert und von Herrn Geheimrath Löhlein sowie Dr. Walther dem Gießener Institut für Anatomie zur embryologischen Forschung überlassen wurde.[735] Hierbei handelt es sich um den Embryo „6,75 mm Strahl-Walther 1900" im Verzeichnis menschlicher Embryonen der Gasser-Strahl'schen Sammlung.[736] Der zweite Embryo aus der Gasser-Strahl'schen Sammlung, den Hirschland für seine Arbeit begutachtete, maß 4 mm und wurde Strahl von einem Dr. Schütz in Hamburg in Form einer ungeöffneten und in Salpetersäure eingelegten Fruchtblase zur Verfügung gestellt.[737] Dieser Embryo ist im Verzeichnis der Gasser-Strahl'schen Sammlung als Schnittserie „4 mm Hamburg 01.02.1895"[738] aufgeführt und wurde gemeinsam mit dem 6,75 mm langen Embryo in einer Reihe weiterer Publikationen (siehe auch Tabelle 2 in Kapitel 4.1.4) untersucht.

---

732 Vgl. Hirschland, Leo: Beiträge zur ersten Entwicklung der Mammaorgane beim Menschen, in: Anatomische Hefte, Bd. 11, 1899, S. 221–246; S. 224.
733 Vgl. ebd., S. 227.
734 Vgl. ebd., S. 228.
735 Vgl. ebd., S. 234.
736 Vgl. Verzeichnis: Gasser-Strahl'sche Sammlung.
737 Vgl. Hirschland: Mammaorgane, 1899, S. 236. Hierbei könnte es sich um Carl Arnold Schütz (*1852), den Vorgänger Hugo Schottmüllers am Eppendorfer Krankenhaus handeln. Vgl.: Uhlmann, Gordon und Weisser, Ursula: Grundzüge einer Geschichte des Eppendorfer Krankenhauses, in: 100 Jahr Universitäts-Krankenhaus Eppendorf 1889–1989, hrsg. von Ursula Weisser, Tübingen 1989, S. 12–129; S. 50.
738 Vgl. Verzeichnis: Gasser-Strahl'sche Sammlung.

Die beiden Embryonen der Gasser-Strahl'schen Sammlung sind jeweils zweimal in Hirschlands Arbeit abgebildet: Je eine Zeichnung des ganzen Embryos, im Falle des 4 mm großen Embryos aus Hamburg inklusive der eröffneten Eihäute, und je eine Zeichnung eines mikroskopischen Schnittbildes sind in Hirschlands Tafel aufgenommen (siehe Abbildung 28). Die Abbildung des Schnittbildes des 4 mm großen Embryos stammt von Strahl, die beiden des 6,75 mm großen Embryos vom Zeichner des Anatomischen Instituts der Gießener Universität und die Darstellung des 4 mm messenden Embryos in seinen eröffneten Eihäuten wurde vom Zeichner Noack angefertigt.[739] Die übrigen bei Hirschland beschriebenen Embryonen lassen sich über die in der Publikation gegebenen Informationen nicht eindeutig Schnittserien der Gasser-Strahl'schen Sammlung zuordnen. Aus Kommentaren zu den entsprechenden Embryonen in der Normentafel von Keibel und Elze geht jedoch hervor, dass die Marburger Schnittserien „8 mm Knierim 03.04.1895" sowie „14 mm Strahl 05.01. 1895" ebenfalls in Hirschlands Arbeit eingingen.[740]

---

739 Vgl. Hirschland: Mammaorgane, 1899, S. 243. Noack fertigte regelmäßig Zeichnungen für das Anatomische Institut Marburgs an, wie den Rechnungsbüchern des Instituts von 1900 bis 1913 zu entnehmen ist. Vgl. UniA Marburg 308/12, Nr. 16: Rechnungsbücher des Anatomischen Instituts 1900–1924.
740 Vgl. Keibel und Elze: Normentafel, 1908, S. 112 f, 126 f.

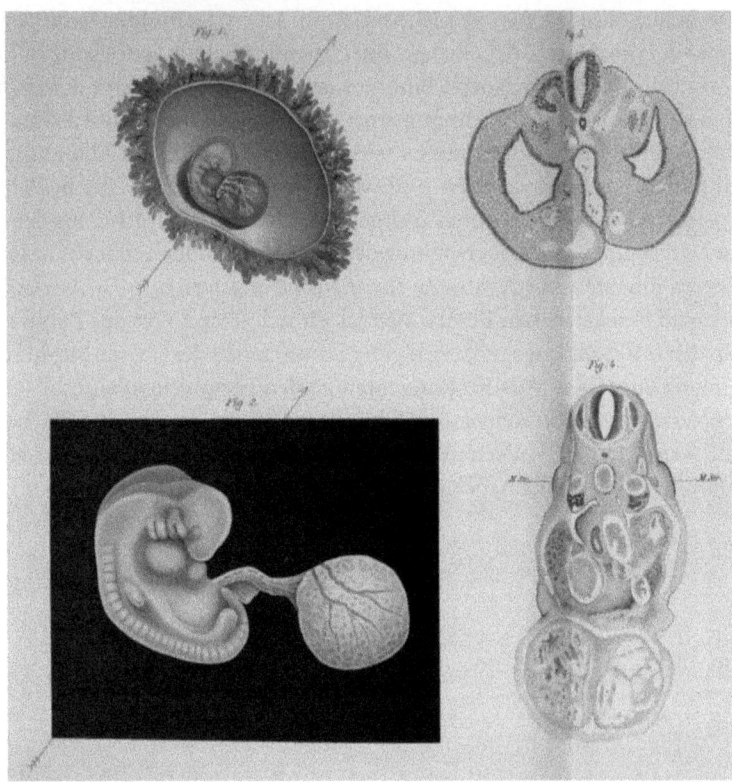

Abbildung 28: Zeichnungen der Embryonen „4 mm Hamburg 01.02.1895" (oben) und „6,75 mm Strahl-Walther 1900" (unten) (aus: Hirschland, Leo: Beiträge zur ersten Entwicklung der Mammaorgane beim Menschen. Anatomische Hefte, Bd. 11, 1899, Tafel ohne Seitenangabe).[741]

Obwohl die Publikation am Anatomischen Institut der Universität Gießen angefertigt wurde, beinhaltet sie Beschreibungen und Zeichnungen von Embryonen der Gasser-Strahl'schen Sammlung, die sich zu diesem Zeitpunkt in Marburg befand. Hirschland schrieb, dass er sowohl mit Embryonen aus Strahls Sammlung arbeitete als auch mit solchen, die Gasser in Marburg

---

741 Reprinted by permission from Springer Nature Customer Service Centre GmbH: Springer; Anatomische Hefte; Hirschland, Leo: Beiträge zur ersten Entwicklung der Mammaorgane beim Menschen, © 1899.

Embryonen der Sammlung als Grundlage wissenschaftlicher 181

Tabelle 1: Aufstellung von Embryonen der Gasser-Strahl'schen Sammlung, die in der Normentafel der menschlichen Entwicklung von Keibel und Elze beschrieben und teils abgebildet wurden. Nach: Keibel, Franz und Elze, Curt: Normentafel zur Entwicklungsgeschichte des Menschen, Jena 1908.

Nummer und bereitstellender Anatom des Embryos laut Keibel und Elze	Schnittserie in Marburg
10*; Strahl/Gießen	4 mm Hamburg 01.02.1895
15; Gasser/Marburg	5–6 mm Langhans 01.05.1901
21*; Strahl/Gießen	6,75 mm Strahl-Walther 1900
24*; Gasser/Marburg	8 mm Reuter-Leyding 27.10.1902
31; Strahl/Gießen	8 mm Knierim 03.04.1895
35*; Strahl/Gießen	9 mm Strahl-Schrörs 1901
51; Strahl/Gießen	14 mm Strahl 05.01.1895
53; Gasser/Marburg	12,4 mm Strahl 05.05.1901
62; Gasser/Marburg	13 mm Lieberknecht 01.12.1906
80; Gasser/Marburg	27 mm Mertens 03.07.1907
81; Gasser/Marburg	24–25 mm Lüsebrink 02.07.1907
82; Gasser/Marburg	27 mm v. Both 04.07.1907
83; Gasser/Marburg	22 mm Langhans 03.01.1895

vorhielt. An Hirschlands Arbeit zeigt sich somit, dass Gasser und Strahl auch Jahre, nachdem Strahl nach Gießen berufen worden war, in Bezug auf humanembryologische Arbeiten kooperierten.

4.1.2.2 Embryonen der Sammlung in der Normentafel von Keibel und Elze

Unter den 84 von Keibel und Elze in ihre Normentafel der menschlichen Entwicklung[742] aufgenommenen Embryonen finden sich 13 aus der Gasser-Strahl'schen Sammlung (siehe Tabelle 1). Die Zuordnung der bei Keibel und Elze aufgeführten Embryonen zu Schnittserien der Marburger Sammlung erfolgte anhand von Bemerkungen im Verzeichnis der Gasser-Strahl'schen Sammlung menschlicher Embryonen sowie übereinstimmender Angaben zu Größe, Bezeichnung und Datum der Schnittserie bei Keibel und Elze.[743]

---

742 Aufbau und Zielsetzung der Normentafel wurden bereits in Kapitel 2.4.4 besprochen.
743 Vgl. Keibel und Elze: Normentafel, 1908, S. 96 f, 100 f, 104–107, 112–115, 126 f, 136 f, 148–151; Verzeichnis: Gasser-Strahl'sche Sammlung.

Von diesen Embryonen wurden Nummer 10, 21, 24 und 35 von den Autoren jeweils mit einem Stern gekennzeichnet, der eine „Reihe in jeder Hinsicht vorzüglicher Embryonen"[744] markierte, die sich unter den von ihnen verwendeten Präparaten fand. Hierbei wurden sowohl die Gewinnung des Präparates als auch der Erhaltungszustand mit einbezogen.[745] Letzterer erschloss sich unter anderem durch im Präparat sichtbare Kernteilungen. Von diesen waren beim Embryo „8 mm Reuter-Leyding 27.10.1902" aus Marburg viele zu sehen, sodass er, obwohl er aus einem Abort stammte, trotzdem als besonders gut erhaltenes Präparat gekennzeichnet wurde.[746]

Auffällig ist, dass bei fünf der 13 Embryonen Strahl in Gießen und bei den restlichen acht Gasser in Marburg als der das Präparat bereitstellende Anatom aufgeführt ist (siehe Tabelle 1). Unter den von Strahl zur Verfügung gestellten Schnittserien wurden drei im Frühjahr 1895 angefertigt. Da Strahl erst im Herbst 1895 nach Gießen berufen wurde,[747] müssen die Serien noch zu seiner Marburger Zeit entstanden sein. Folglich nahm Strahl nach Gießen ausgewählte Schnittserien mit, die er in eigenen Publikationen nutzte und Doktoranden sowie Kollegen zur Verfügung stellte, wie sich aus Tabelle 1 und Tabelle 2 (Kapitel 4.1.4) erschließt. Die beiden restlichen von Strahl bereitgestellten Serien wurden 1900 und 1901 gefertigt. Entweder fertigte Strahl auch in seiner Gießener Zeit humanembryologische Schnittserienpräparate an[748] oder er hatte mit Gasser vereinbart, nach seiner Berufung nach Gießen weiterhin längerfristig in Marburg angefertigte Präparate nutzen zu können. Insgesamt konnte im Rahmen der vorliegenden Arbeit die Rolle Strahls bei der Anfertigung von Schnittserien der Gasser-Strahl'schen Sammlung nicht abschließend geklärt werden.

---

744 Keibel und Elze: Normentafel, 1908, S. 8.
745 Vgl. ebd., S. 89.
746 Vgl. ebd., S. 48.
747 Vgl. Bürker: Hans Strahl, 1921, S. 20.
748 In Bürkers Nachruf auf Strahl findet sich ein Hinweis auf diese Möglichkeit: Strahl erweiterte demzufolge „In seinem Institut […] die Sammlung anatomischer und besonders embryologischer Präparate durch wertvolle Stücke". Vgl. ebd., S. 23. Im Verzeichnis der Gasser-Strahl'schen Sammlung finden sich keine Hinweise zum jeweiligen Ort der Schnittserienanfertigung.

4.1.2.3 Embryonen der Sammlung im Atlas zur Entwicklungsgeschichte des menschlichen Auges von Bach und Seefelder

Eine Publikation mit speziell augenheilkundlicher Fragestellung, die unter anderem auf Embryonen der Gasser-Strahl'schen Sammlung basiert, ist der *Atlas zur Entwicklungsgeschichte des menschlichen Auges*, den Ludwig Bach (1865–1912)[749] und Richard Seefelder 1914 gemeinsam publizierten. Für die Vorarbeiten nutzten sie Präparate des Marburger, Gießener und Leipziger Instituts für Anatomie, die ihnen die dortigen Direktoren Gasser,[750] Strahl und Carl Rabl (1853–1917) ausliehen. Darüber hinaus stellte Seefelder Embryonen seiner eigenen Sammlung für das Projekt zur Verfügung.[751]

Da die Bezeichnungen, die Bach und Seefelder in ihrem Atlas für die Embryonen benutzen, deutlich von denen im Verzeichnis der Schnittserien der Gasser-Strahl'schen Sammlung abweichen, ist eine Zuordnung nicht sicher möglich. Zu den mit der Marburger Sammlung in Verbindung stehenden Embryonen zählen ein 4 mm langer Embryo, von dem zwei dreidimensionale Rekonstruktionen angefertigt und im Atlas abgebildet wurden[752] sowie ein 6,75 mm gemessener Embryo, der ebenfalls rekonstruiert wurde.[753] Beide sind als „Embryo Gasser-Strahl" bezeichnet und gehören mutmaßlich zu den Schnittserien „4 mm Hamburg 01.02.1895" und „6,75 mm Strahl-Walther 1900", die bereits bei Hirschland 1899, bei Strahl 1902 sowie bei Keibel und Elze 1908 unter verschiedenen Fragestellungen besprochen wurden (siehe auch Tabelle 2). Bei vier weiteren Embryonen im Atlas sind Strahl in Gießen und Gasser in Marburg beide als Besitzer der Schnittserie aufgeführt.[754] Darüber

---

749 Ludwig Bach studierte in München, Berlin und Würzburg Medizin, habilitierte sich 1894 in Würzburg für Augenheilkunde und wirkte ab 1900 in Marburg als ordentlicher Professor. Vgl. Professorenkatalog der Philipps-Universität Marburg: Bach, Ludwig R., unter https://professorenkatalog.online.uni-marburg.de/de/pkat/gsrec/details?current=1&q=ludwig bach, abgerufen am 03.01.2021.
750 An Gasser richten die Autoren einen besonderen Dank, da er sie „weitgehendst mit Rat und Tat unterstützte." Vgl. Bach und Seefelder: Entwicklungsgeschichte des menschlichen Auges, 1914, S. 4.
751 Vgl. ebd., S. 3.
752 Vgl. ebd., S. 6.
753 Vgl. ebd., S. 10.
754 Bei den vier weiteren Serien handelt es sich anhand eines Abgleichs der im Atlas angegebenen Größe und Bezeichnung mit dem Verzeichnis der Schnittserien mutmaßlich um „6–7 mm Lieberknecht 06.12.1907", „8 mm Reuter-Leyding 27.10.1902", „19 mm 15.04.1908" und eine weitere Serie eines 20 mm großen Embryos, die nicht

hinaus finden sich noch ein 2,6 mm großer Embryo mit dem Namen „Pfannenstiel III",[755] zu dem von Gasser und Zumstein eine Plattenrekonstruktion angefertigt wurde,[756] sowie ein 27 mm und ein 4 mm messender Embryo, die beide als nur von Gasser bereitgestellt gekennzeichnet wurden. Diese drei Präparate sind nicht eindeutig Schnittserien im Katalog zuzuordnen.[757]

Bach und Seefelder profitierten somit von der in Marburg vorhandenen fachlichen und technischen Expertise in Bezug auf die menschliche Entwicklung und die Herstellung dreidimensionaler Rekonstruktionen humanembryologischer Schnittserien.

4.1.2.4 Schnittserien der Sammlung als Leihgaben nach 1920

Neben den oben genannten Leihgaben wurden Schnitte menschlicher Embryonen der Gasser-Strahl'schen Sammlung in den 1920er oder 1930er Jahren nach Heidelberg an den Anatomen Erich Kallius (1867–1935) ausgeliehen, der auf eigenen und von Kollegen geliehenen Schnittserien basierende Modelle zur Entwicklung der Schilddrüse beim Menschen herstellte.[758] Um welche und wie viele Schnittserien es sich hierbei handelte, ist nicht bekannt.

Des Weiteren wurden Anfang der 1940er Jahre einem Notizzettel in einem Schrank der Sammlung zufolge 24 Objektträger der Schnittserie „Halle 43 mm ♀ 13.10.10" an Adolf Dabelow (1899–1984),[759] Professor für Anatomie in Leipzig,

---

zuzuordnen ist. Vgl. ebd., Erklärungen zu den Tafeln II, III, V, XIV, XV ohne Seitenangaben; Verzeichnis: Gasser-Strahl'sche Sammlung.

755 Akquiriert wurde dieser Embryo vermutlich von dem 1902 bis 1907 als Professor für Gynäkologie in Gießen tätigen Johannes Pfannenstiel. Vgl. Voswinckel, Peter: Pfannenstiel, Hermann Johannes, in: Neue Deutsche Biografie, Bd. 20, 2001, unter https://www.deutsche-biographie.de/gnd119417855.html#ndbcontent, abgerufen am 21.03.2021.

756 Vgl. Bach und Seefelder: Entwicklungsgeschichte des menschlichen Auges, 1914, S. 5.

757 Vgl. ebd., Erklärungen zu den Tafeln XXVI und XLV ohne Seitenangaben.

758 Vgl. Doll, Sarah: Modelle und Präparate als Grundlage für anatomische Forschung, in: Wenn der Tod dem Leben dient – Der Mensch als Lehrmittel, hrsg. von Sarah Doll, Joachim Kirsch und Wolfgang Eckart, Berlin 2017, S. 118.

759 Adolf Dabelow studierte in Freiburg und Bonn Medizin und Zoologie. Er war 1932 bis 1935 Prosektor in Marburg und wirkte 1942 bis 1945 in Leipzig als Professor für Anatomie. 1946 wurde er an das Anatomische Institut in Mainz berufen. Dabelow war ab 1937 politisches Mitglied der NSDAP sowie Mitglied der SA und SS. Vgl. Verzeichnis der Professorinnen und Professoren der Universität Mainz: Adolf Dabelow, unter http://gutenberg-biographics.ub.uni-mainz.de/id/b247932b-1c25-4d19-8091-b652d660b76b, abgerufen am 26.11.2020.

ausgeliehen. Die betreffenden Platten fehlen in der Marburger Sammlung und zum Verbleib in Leipzig gibt es keinerlei Informationen, da die Sammlung des Leipziger Instituts für Anatomie am 4.12.1943 bei einem Luftangriff zerstört wurde.[760] Eventuell vorhandene Aufzeichnungen zum Zweck der Leihgabe wurden wahrscheinlich in den 1970/80er Jahren durch einen Brand im dortigen Archiv vernichtet.[761] Dabelow schrieb in den 50er Jahren das Kapitel zur Milchdrüse im *Handbuch der mikroskopischen Anatomie des Menschen*,[762] sodass er die Schnitte des Marburger Präparats eines weiblichen Fetus im Zuge seiner Forschung zur Mamma genutzt haben könnte. In Dabelows Beitrag findet sich zumindest eine Parallele zur Marburger Sammlung – Dabelow übernahm die Darstellung eines Querschnitts des Embryos „6,75 mm Strahl-Walther 1900" (vgl. Abbildung 28 unten rechts) aus Hirschlands Abhandlung über die Entwicklung der Mamma beim Menschen als schematische Zeichnung.[763]

4.1.3 Forschung an Präparaten der Sammlung von 1999 bis 2007

Die Untersuchung von Schnittserien der Gasser-Strahl'schen Sammlung fand nicht nur im Zeitraum während und unmittelbar nach deren Zusammenstellung statt. Die folgenden Beispiele verdeutlichen die Relevanz humanembryologischer Sammlungspräparate für Forschungsfragen um das Jahr 2000 und darüber hinaus.

4.1.3.1 Nachuntersuchung des Embryos „Esch I"

Die bei der Beschreibung von Veit und Esch auffällige Asymmetrie des Embryos „Esch I" (vgl. Kapitel 4.1.1.6) wurde fast 85 Jahre später Grundlage einer zahnmedizinischen Dissertation. Die These der von Frank Hirschkorn angefertigten Arbeit mit dem Titel *Schnittserienrekonstruktion eines menschlichen*

---

760 Vgl. Webpräsenz des Instituts für Anatomie der Universität Leipzig: Geschichtliche Aspekte über das Anatomische Institut Leipzig, unter https://anatomie.medizin. uni-leipzig.de/about.html, abgerufen am 31.12.2020.
761 Korrespondenz via E-Mail vom 08.12.2020 mit Hannah Frenzel, Präparatorin und Verantwortliche für Sammlungsbetreuung sowie Sammlungsführungen am Anatomischen Institut der Universität Leipzig.
762 Vgl. Dabelow, Adolf: Die Milchdrüse, in: Ernst Horstmann und Adolf Dabelow: Haut und Sinnesorgane (Handbuch der mikroskopischen Anatomie des Menschen, hrsg. von Andreas Oksche, Andreas Vollrath und L. Bargmann, Bd. 3, Teil 3), Berlin, Göttingen, Heidelberg 1957, S. 277–485.
763 Vgl. ebd., S. 284.

Embryos vom Beginn der vierten Entwicklungswoche (Embryo Veit-Esch) unter Berücksichtigung des Schrägschnittwinkels war, dass Veit und Esch bei der Beschreibung und Rekonstruktion des Embryos nicht bemerkt oder nicht ursächlich in Betracht gezogen hatten, dass das Präparat schräg geschnitten worden war und somit die von ihnen beschriebenen Auffälligkeiten auf einem technischen Fehler basierten.

Hirschkorn begann seine Dissertation mit der Feststellung, dass gerade so junge menschliche Embryonen wie „Esch I" auch heute noch in der embryologischen Forschung so selten sind, dass Jahrzehnte alte Präparate eine wichtige Grundlage für aktuelle moderne humanembryologische Forschung bilden können. Man sei, so Hirschkorn,

> in der Humanembryologie regelmäßig darauf angewiesen, auf die in den anatomischen und embryologischen Sammlungen vorhandenen Präparate menschlicher Embryonen zurückzugreifen. Die erneute Untersuchung von Präparaten menschlicher Embryonen [...] entspringt daher keineswegs einem historischen Interesse.[764]

Vor diesem Hintergrund fielen Hirschkorn zufolge besonders Präparate auf, die scheinbare Varianten der Entwicklung zeigten und sich nicht in die Reihe der bisher beschriebenen Embryonen einfügen ließen. So auch der Embryo „Esch I" mit seinen laut Veit und Esch markanten Asymmetrien in Hirnanlage, Vorderdarm und einer aus heutiger Sicht nicht zum restlichen Entwicklungsstadium passenden Beschreibung der Herzanlage.[765]

Zur dreidimensionalen Rekonstruktion benötigt man, wie Hirschkorn ausführte, Markierungen – beispielsweise auf den Paraffinblock aufgebrachte lackierte Rillen, die auf jedem Schnitt sichtbare Punkte ergeben, anhand derer wiederum die genaue Position und Orientierung des Schnittes in der Rekonstruktion erschlossen werden kann. Voraussetzung hierfür ist, dass die Markierungslinie genau senkrecht zur Schnittebene stehen muss.[766] Alternativ eignen sich sogenannte Profillinien zur Prüfung der Rekonstruktion, bei denen es sich um Umrisszeichnungen in allen drei räumlichen Achsen handelt. In der Praxis wurde Hirschkorn zufolge der Einfachheit halber meist nur eine seitliche Profillinie genutzt.[767]

Bei Anfertigung der Schnittserie des Embryos „Esch I" wurde, so Hirschkorns Vermutung, entweder der Paraffinblock nicht senkrecht zum Mikrotommesser

---

764 Hirschkorn: Schnittserienrekonstruktion, 2006, S. 2.
765 Vgl. ebd., S. 22.
766 Vgl. ebd., S. 11.
767 Vgl. ebd., S. 13.

eingespannt oder, was wahrscheinlicher ist, der Embryo nicht senkrecht zur späteren Schnittfläche im Paraffinblock ausgerichtet.[768] Aufgrund der sowohl unbekannten als auch irregulären Form des jungen Embryos blieb der Schrägschnitt wohl unbemerkt,[769] jedoch hätten Veit und Esch angesichts der seltsam regelmäßigen Asymmetrien und der aus den 236 Schnitten à 10 µm rückberechneten Größe des Embryos von 2,3 mm, die von den tatsächlich gemessenen 2,5 mm abwich, Hirschkorn zufolge einen Schrägschnitt in Betracht ziehen sollen.[770]

Im Rahmen seiner Dissertation fertigte Hirschkorn eine um den nachträglich berechneten Schrägschnitt von 17° korrigierte Rekonstruktion aus Styroporplatten der kranialen Körperhälfte des Embryos in einer Größe von 34 cm an (siehe Abbildung 29).[771] Hierfür wurden Objektträger der Schnittserie „Esch I" mit den Nummern 335 bis 373 mit insgesamt 114 Schnitten genutzt, die von Marburg nach Göttingen ausgeliehen wurden.[772] Tatsächlich waren die betreffenden Objektträger bereits am 14.06.1983 an Hans Jörg Kuhn, Professor am Göttinger Institut für Anatomie, ausgeliehen worden. Dies belegt ein im Schrank, in dem die Schnittserien in Marburg untergebracht sind, vorhandener handschriftlich geschriebener Notizzettel (siehe Abbildung 30).[773] Der ursprüngliche Zweck der Leihgabe in den 1980er Jahren lässt sich aus heutiger Sicht nicht mehr rekonstruieren.

---

768 Vgl. ebd., S. 14.
769 Vgl. ebd., S. 17.
770 Vgl. ebd., S. 46.
771 Vgl. ebd., S. 25–27. Das Modell ist als Objekt der Dokumentationssammlung Blechschmidt in Göttingen digital dokumentiert. Vgl.: Hermann von Helmholtz-Zentrum für Kulturtechnik, Humboldt-Universität zu Berlin: Modell der oberen Körperhälfte eines menschlichen Embryos in der 4. Entwicklungswoche (Embryo Veit-Esch; Länge des Embryo: 2,4 mm), (Universitätssammlungen in Deutschland – Das Informationssystem zu Sammlungen und Museen an deutschen Universitäten) 2012, unter: http://www.universitaetssammlungen.de/modell/2486, abgerufen am 04.01.2021.
772 Vgl. Hirschkorn: Schnittserienrekonstruktion, 2006, S. 24.
773 Im Rahmen der Recherchen für die vorliegende Arbeit stellte sich heraus, dass die betreffenden Objektträger immer noch in Göttingen lagerten. Sie wurden 2018 zurück nach Marburg gebracht.

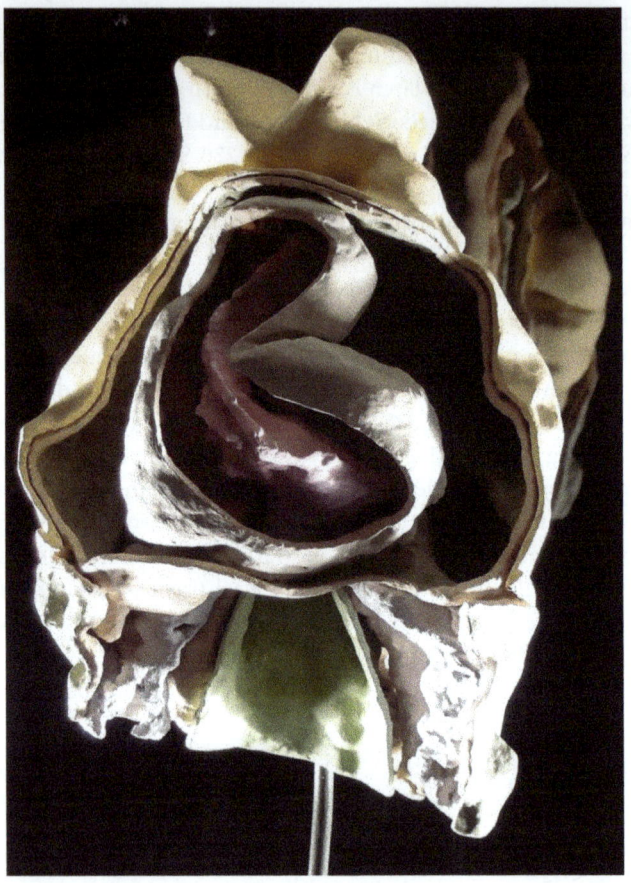

Abbildung 29: Von Hirschkorn angefertigtes Modell des Embryos „Esch I" mit Blick auf den eröffneten Herzbeutel in der Humanembryologischen Dokumentationssammlung Blechschmidt, Georg-August-Universität Göttingen. (Foto: David Ludwig; Lizenz: Creative Commons Namensnennung 3.0 Deutschland)[774]

Anhand seiner Rekonstruktion wies Hirschkorn nach, dass der Embryo „Esch I" tatsächlich durchaus normal und symmetrisch ausgesehen haben musste. Auch die Herzanlage entsprach im neu angefertigten Modell der

---

774 Für Informationen zur Lizenz siehe: https://creativecommons.org/licenses/by/3.0/de/.

Embryonen der Sammlung als Grundlage wissenschaftlicher 189

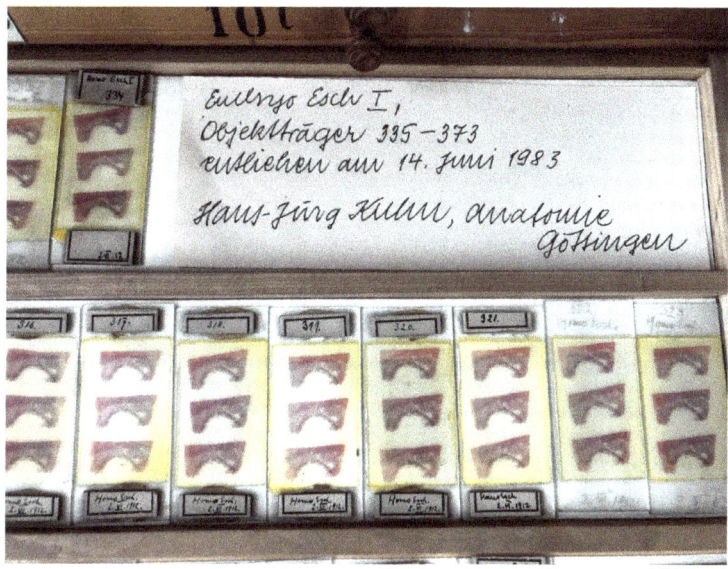

Abbildung 30: In einer der Schubladen der Schnittserie „Esch I" vorhandener Notizzettel, der die Ausleihe von Objektträgern nach Göttingen dokumentiert (eigene Aufnahme).

gleichen Entwicklungsstufe wie die restliche Gestalt des Präparates. Folglich handelte es sich bei den auffälligen Besonderheiten, die Veit und Esch 1922 an ihrem Modell feststellten, „um Artefakte unsachgemäßer Rekonstruktion"[775], nämlich der aus Scherung resultierenden Deformationen.[776]

Darüber hinaus stellte Hirschkorn fest, dass auf einer bei Veit und Esch abgebildeten Fotografie eine deutliche Rückenknickung des Embryos zu sehen ist (siehe Abbildung 31). Diese wurde von Veit und Esch in der Rekonstruktion nicht dargestellt, vermutlich, weil sie die Lordose als Artefakt durch Fixierung oder durch ein frühes Absterben des Embryos einschätzten. Bei seiner eigenen Rekonstruktion richtete Hirschkorn sich ganz nach der auf der Fotografie dargestellten Rückenkontur.[777]

---

775 Hirschkorn: Schnittserienrekonstruktion, 2006, S. 42.
776 Vgl. ebd., S. 50.
777 Vgl. ebd., S. 47 f.

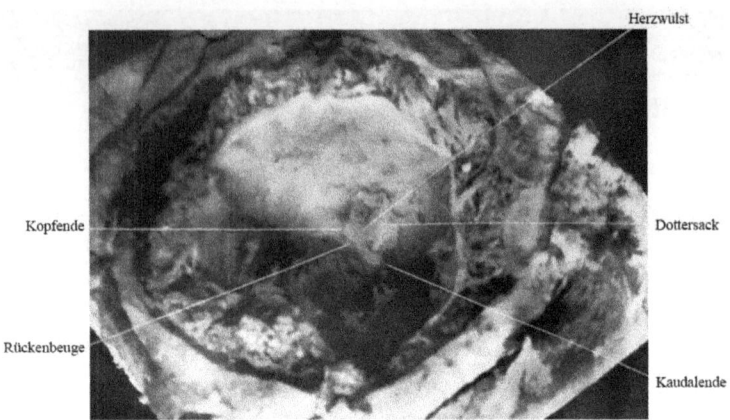

Abbildung 31: Fotographie des Embryos „Esch I" in eröffneter Eikammer mit erkennbarer Rückenbeuge (durch Erneuerung der originalen Beschriftung modifiziert nach: Veit, Otto und Esch, Peter: Untersuchung eines in situ fixierten, operativ gewonnenen menschlichen Eies der vierten Woche. In: Zeitschrift für Anatomie und Entwicklungsgeschichte, Bd. 63, 1922 S. 346).[778]

Insgesamt kam Hirschkorn zu dem Ergebnis, dass der Embryo „Esch I" eine physiologische Entwicklung zeigte und „für humanembryologische Studien ohne Einschränkungen benutzt werden"[779] kann, sofern der Schrägschnitt berücksichtigt wird.

Zusammenfassend zeigt sich am Fall des von Veit und Esch beschriebenen Embryos, dass Schlussfolgerungen aus dreidimensionalen Rekonstruktionen nur mit Vorsicht getroffen werden durften. Die Technik zur Modellherstellung musste beherrscht und akribisch durchgeführt werden – und auch dann war man selbst an einem Anatomischen Institut mit Expertise auf diesem Gebiet nicht davor gefeit, unbeabsichtigt deformierte Modelle anzufertigen. Wie sich bereits an verschiedenen Stellen in dieser Arbeit zeigte (vgl. Kapitel 2.2 und 2.4), musste von Embryologen aufgrund vieler nicht auszuschließender Fehlerquellen stets das eigene Präparat und Vorgehen hinterfragt werden. Dem

---

778 Reprinted by permission from Springer Nature Customer Service Centre GmbH: Springer; Zeitschrift für Anatomie und Entwicklungsgeschichte; Veit, Otto und Esch, Peter: Untersuchung eines in situ fixierten, operativ gewonnenen menschlichen Eies der vierten Woche, © 1922.
779 Hirschkorn: Schnittserienrekonstruktion, 2006, S. 53.

kamen Veit und Esch ungenügend nach. Zusätzlich gaben sie, wie Hirschkorn zeigte, in ihrer Rekonstruktion nicht die objektiv mit ihren Methoden erarbeiteten Erkenntnisse wieder. Die Lordose in der Rückenkontur wurde der Lehrmeinung entsprechend nicht in das Modell übernommen, obwohl die zuvor angefertigte Fotografie des Embryos eine deutliche Lordose dokumentierte.

4.1.3.2 Untersuchungen zur Entwicklung neuroendokriner Zellen verschiedener Organe

Nicht nur im späten 19. und frühen 20. Jahrhundert wurde am Marburger Institut für Anatomie an Präparaten der Gasser-Strahl'schen Sammlung geforscht. Unter Leitung des Anatomen Gerhard Aumüller[780] entstanden um das Jahr 2000 zwei Publikationen in Fachzeitschriften und drei Dissertationen zur Entwicklung neuroendokriner Zellen, für die Präparate der Gasser-Strahl'schen Sammlung herangezogen wurden.

Im Beitrag *Neurogenic origin of human prostatic endocrine cells*, der 1999 in *Urology* erschien, gingen Aumüller et al. der Histogenese neuroendokriner Zellen der Prostata nach. Hierfür wurden Präparate von Feten ab der 10. Entwicklungswoche mit immunhistochemischen Färbungen nachuntersucht. Ergänzt wurde das Material der Marburger Sammlung durch Präparate der pathologischen Abteilung des Universitätsklinikums Malmö.[781] Aumüller et al. setzten Antikörper gegen Chromogranin A, Protein Gene Product 9.5,

---

[780] Aumüller, geboren 1942 in Arolsen, studierte Medizin, Anthropologie, Zoologie und Genetik in Mainz, Würzburg und Marburg. 1969 promovierte er mit einer Arbeit zur Entwicklung der ultimobrachialen Körper beim Meerschweinchen und arbeitete in Mainz unter Professor Maximilian Watzka als Assistent im Anatomischen Institut. Im Jahr 1974 habilitierte Aumüller sich in Heidelberg für das Fach Anatomie. Thema seiner Habilitationsschrift war die Bläschendrüse des Menschen. 1977 erhielt er den Ruf nach Marburg, leitete am dortigen Anatomischen Institut die Abteilung für Experimentelle Morphologie und wurde später Ordinarius für Anatomie II. Neben anatomischen Fachpublikationen, insbesondere zur Prostata, veröffentlichte Aumüller auch zahlreiche medizin- und musikhistorische Beiträge. Darüber hinaus ermöglichte er, dass die medizinhistorische Sammlung des Marburger Instituts für Anatomie der Öffentlichkeit in Form eines Museums (Museum Anatomicum) zugänglich gemacht werden konnte. Vgl. Grundmann, Kornelia: Die Marburger Anatomen, in: Concertino. Ensemble aus Kultur- und Medizingeschichte. Festschrift zum 65. Geburtstag von Gerhard Aumüller (Schriften der Universitätsbibliothek Marburg, Bd. 113), Marburg 2008, S. 11–41; S. 34–35.
[781] Vgl. Aumüller et al.: Neurogenic origin, 1999, S. 1042.

Prostata-spezifisches Antigen und Prostatische saure Phosphatase ein, um die Herkunft der neuroendokrinen Zellen nachzuvollziehen. Es zeigte sich, dass mit steigendem Entwicklungsalter neuroendokrine Zellen von periprostatischen Paraganglien aus in das Mesenchym des Sinus urogenitalis einwandern und später auch in dessen Epithel nachweisbar sind. Die Autoren lieferten mit ihrer Studie somit erstmals Indizien für den neurogenen Ursprung neuroendokriner Zellen der Prostata. Ferner vermuteten sie, dass der Kontakt zwischen neuroendokrinen Zellen und Epithelzellen des Sinus urogenitalis als Initiator für die Entwicklung der Prostatadrüsen dienen könnte.[782]

Zwei Jahre später erschien in *The Prostate* eine weitere von Aumüller geleitete Untersuchung zu den neuroendokrinen Zellen der Prostata: *Semiquantitative morphology of human prostatic development and regional distribution of prostatic neuroendocrine cells*. Wie in der vorherigen Studie wurde auch hier Prostatagewebe von menschlichen Feten aus der Gasser-Strahl'schen Sammlung, Kindern und Jugendlichen sowie Erwachsenen immunhistochemisch untersucht. In diesem Fall fand zusätzlich eine computergestützte Auswertung von Schnitten einiger Prostatae (von Neugeborenen, Kindern und Jugendlichen) statt, um die Anteile verschiedener Gewebe an der Prostata über die Zeit zu vergleichen. Aumüller et al. stellten in ihrer Arbeit die These auf, dass die Stammzellen der Prostata sich aus zwei Zellreihen zusammensetzten: einer vom Sinus urogenitalis abstammenden und einer neuroendokrinen, von der Neuralleiste abstammenden Zellreihe, die beide an der Entstehung von Karzinomen beteiligt sein könnten. Ähnliche duale Stammzellmodelle finden sich auch in der Haut (epidermale Zellen und Merkel-Zellen) oder in der Schilddrüse (Thyreozyten und C-Zellen).[783]

Sandra Lichte-Schneider promovierte 2002 in Marburg mit ihrer Arbeit *Immunhistochemische Studien zur Entwicklung der Innervation und der Verteilung neuroendokriner Zellen im weiblichen Genitalsystem des Menschen*. Die durchgeführten immunhistochemischen Untersuchungen hatten zum Ziel, die Histogenese und Verteilung der neuroendokrinen Zellen im weiblichen Genitaltrakt sowie deren Beziehungen zum vegetativen Nervensystem aufzuklären.[784] Bezüglich der Abstammung der endokrinen Zellen im weiblichen

---

782 Vgl. ebd., S. 1046 f.
783 Vgl. Aumüller, Gerhard et al.: Semiquantitative Morphology of Human Prostatic Development and Regional Distribution of Prostatic Neuroendocrine Cells, in: The Prostate, Bd. 46, 2001, S. 108–115.
784 Vgl. Lichte-Schneider: Verteilung neuroendokriner Zellen im weiblichen Genitalsystem, 2002, S. 1.

Embryonen der Sammlung als Grundlage wissenschaftlicher

Genitalsystem argumentierten verschiedene Autoren in der zweiten Hälfte des 20. Jahrhunderts hauptsächlich im Sinne zweier Theorien: der Neuralleisten-Theorie, der zufolge die neuroendokrinen Zellen von der Neuralleiste aus in die Zielorgane wandern sollten, und der autochthonen Theorie, nach der sich die neuroendokrinen Zellen aus multipotenten Vorläuferzellen im Epithel entwickeln sollten.[785] Lichte-Schneider untersuchte für ihre Arbeit Schnitte von acht Feten von 48 bis 130 mm Scheitel-Steiß-Länge der Gasser-Strahl'schen Sammlung,[786] sowie einen 22 mm messenden Embryo, der in Ethanol eingelegt in der Sammlung des Marburger Anatomischen Instituts lagerte. Ergänzt wurde das Material der Marburger Sammlung durch Schnitte der Genitalorgane eines 7-jährigen Mädchens, die vom Rechtsmedizinischen Institut Oldenburgs bereitgestellt wurden.[787] Zur Ablösung der Deckgläschen war es bei den Präparaten der Gasser-Strahl'schen Sammlung notwendig, die Objektträger für zwei bis sieben Tage in Xylol einzulegen. Bei den neu angefertigten Schnittserien des 22 mm messenden Embryos und des Kindes war nur je dreimal eine fünfminütige Einwirkzeit zum Lösen des Paraffins notwendig. Nach weiterer Vorbehandlung der Schnitte mit H_2O_2, Rinderalbumin und phosphatgepufferter Kochsalzlösung wurden die immunhistochemischen Färbungen durchgeführt. Hierfür setzte Lichte-Schneider unter anderem Antikörper gegen Chromogranin A und Protein Gene Product 9.5 als Marker für neuroendokrine Zellen sowie verschiedene neuronale Marker (humaner vesikulärer Monoamintransporter 2, Tyrosinhydroxylase und andere) ein. Nach einer erneuten Entwässerung der Schnitte konnten sie mit Corbit-Balsam eingedeckt werden.[788]

Nach der Färbung zeigten sich bei drei untersuchten Präparaten der Gasser-Strahl'schen Sammlung sowie bei dem in Ethanol aufbewahrten Embryo keine brauchbaren Ergebnisse. Als mutmaßliche Gründe gab Lichte-Schneider das Alter der Präparate sowie deren teils unbekannte Fixierung und Einbettung an. Bei drei weiteren Feten der Sammlung lief die Färbung „problemlos"[789] ab. Eine durch den Einsatz von proteolytischen Enzymen oder

---

785 Vgl. ebd., S. 54 ff.
786 Die in die Arbeit aufgenommenen Präparate wurden nach passendem Entwicklungsalter und mutmaßlich physiologischer Entwicklung ausgewählt, wie Frau Dr. Lichte-Schneider der Verfasserin am 01.03.2021 in einem Telefongespräch mitteilte.
787 Vgl. Lichte-Schneider: Verteilung neuroendokriner Zellen im weiblichen Genitalsystem, 2002, S. 9.
788 Vgl. ebd., S. 12–17.
789 Ebd., S. 19.

einer Mikrowellenerhitzung in Zitratpuffer herbeigeführte Verstärkung der immunhistochemischen Färbung konnte nicht durchgeführt werden, „da sich die Schnitte sonst von den mit Eiweiß beschichteten Objektträgern abgelöst hätten."[790]

Insgesamt ergaben Lichte-Schneiders Untersuchungen, dass die neuroendokrinen Zellen mutmaßlich von den urogenitalen Paraganglien aus in das Epithel des Sinus urogenitalis einwandern. Bezüglich der vegetativen Innervation zeigte sich keine direkte Verbindung zu den neuroendokrinen Zellen.[791]

In seiner 2003 erschienenen Dissertation untersuchte Marcus Leonhard die Herkunft und Lokalisation von neuroendokrinen Zellen in der Prostata über immunhistochemische Markierung von Chromogranin A, Serotonin und Calcitonin. Des Weiteren erfolgte eine semiquantitative und computergestützte Bestimmung der Verteilung von neuroendokrinen Zellen in verschiedenen Drüsenbereichen. Ferner sollte mithilfe von Antikörpern gegen Androgen- und Östrogenrezeptoren geklärt werden, ob die prostatischen neuroendokrinen Zellen steroidabhängig sind.[792] Motiviert wurde Leonhards Arbeit durch die Charakterisierung der Prostataentwicklung als „Schlüssel zum Verständnis der Pathologie"[793] in Bezug auf die Klärung von Krankheiten wie der benignen Prostatahyperplasie oder dem Prostatakarzinom.

Neben Präparaten aus der Gasser-Strahl'schen Sammlung wurden auch Präparate aus der Abteilung für Forensische Medizin des Städtischen Krankenhauses Oldenburg sowie solche aus der Abteilung für Pathologie der Universitätsklinik Malmö, Schweden herangezogen, sodass nicht nur 5 Schnittserien von Feten mit 57 bis 65 mm Scheitel-Steiß-Länge (in etwa der 9.-12. Entwicklungswoche entsprechend) untersucht wurden, sondern auch Präparate von einem Neugeborenen, drei Kindern, drei Jugendlichen und zwei Erwachsenen. Das meiste neue Material stammte aus Sektionen.[794] Vorbereitet wurden die

---

790 Ebd., S. 53.
791 Vgl. ebd., S. 68.
792 Vgl. Leonhard, Marcus: Immunhistochemische und stereologische Untersuchungen zur Differenzierung und Verteilung neuroendokriner Zellen in der menschlichen Prostata, Diss. med., Marburg 2003, S. 27. Die semiquantitative Auswertung wurde hierbei nicht auf die fetalen, sondern nur auf die Präparate von Neugeborenen, Kindern, Jugendlichen und Erwachsenen angewandt. Die fetalen Präparate der Gasser-Strahl'schen Sammlung wurden aufgrund der geringen Organgröße nur deskriptiv untersucht. Vgl. ebd. S. 41.
793 Ebd., S. 5.
794 Vgl. ebd., S. 28.

Schnitte ganz ähnlich wie bei Lichte-Schneider (Entparaffinierung mit Xylol, Rehydrierung in einer absteigenden Alkoholreihe), bevor die immunhistochemische Färbung durchgeführt wurde.[795]

Analog zu Lichte-Schneiders Ergebnissen für den weiblichen Genitaltrakt und der 1999 von Aumüller et al. veröffentlichten Publikation kam Leonhard zu dem Schluss, dass die neuroendokrinen Zellen neurogenen Ursprungs sind, aus Paraganglien zwischen Neuralrohr und Sinus urogenitalis auswandern, um die 12. SSW das Epithel des Sinus urogenitalis erreichen und von dort auch die unreife Prostata.[796]

2007 erschien die Dissertation von Nicole Durrer mit dem Titel *Immunhistochemische Studien zur fetalen Entwicklung der Innervation und Verteilung der neuroendokrinen Zellen und neuroepithelialen Körperchen in der menschlichen Lunge*. Die Fragestellung bezog sich, wie auch bei Lichte-Schneider und Leonhard, auf die Herkunft neuroendokriner Zellen – diesmal im Fall von Lungengewebe – und auch hier war die Ausgangslage Uneinigkeit zwischen Unterstützern einer autochthonen Genese der neuroendokrinen Zellen und solchen Forschern, die den Ursprung der neuroendokrinen Zellen in der Neuralleiste vermuteten.[797] Motiviert wurde die Arbeit durch die vorhandenen Präparate der Gasser-Strahl'schen Sammlung:

> Ausgangspunkt für die Aufnahme dieses Themas war vor allem die Tatsache, dass eine histologische Sammlung mit Schnittserien von verschiedenen menschlichen Fetenstadien zur Verfügung stand, wie sie in dieser Geschlossenheit kaum noch sonst verfügbar war.[798]

Als nachteilig erwies sich Durrer zufolge die Schnittdicke der Serien. Diese maß „deutlich über 15 µm, so dass die Auflösung feinerer Details unmöglich war."[799] Durrer untersuchte vier Serien der Sammlung, die zwischen 1910 und 1911 angefertigt worden waren: einen männlichen, 30 mm messenden Feten sowie drei weibliche Feten mit je 45, 52 und 110 mm Scheitel-Steiß-Länge. Hinzu kamen noch Schnitte eines 110 mm großen Feten und eines 5-jährigen Jungen, die aus der Sammlung des medizinisch-technischen Assistenten Herrn Jennemann stammten und mit 4 µm pro Schnitt deutlich dünner geschnitten waren als die Präparate der Gasser-Strahl'schen Sammlung.[800] Wie auch

---

795 Vgl. ebd., S. 30–36.
796 Vgl. ebd., S. 45 f; 64 f.
797 Vgl. Durrer: Neuroendokrine Zellen in der menschlichen Lunge, 2007, S. 1, 13.
798 Ebd., S. 13.
799 Ebd., S. 14.
800 Vgl. ebd., S. 14 f.

in den oben genannten Dissertationen wurden die Präparate bei Durrer in Xylol eingelegt, um das Deckgläschen zu lösen. Das anschließende Entfernen des Deckgläschens konnte Durrer zufolge „zu kleinen Gewebeverlusten führen"[801] Als Primär-Antikörper für die immunhistochemische Reaktion wurden Chromogranin A, Bombesin und Protein Gene Product 9.5 für die neuroendokrinen Zellen und verschiedene Antikörper für die Markierung neuronaler Zellen beziehungsweise von Neurotransmittern (unter anderem vesikulärer Monoamin-Transporter 2 und Serotonin) genutzt.[802] Die Ergebnisse der immunhistochemischen Färbungen waren bei Durrer teilweise unspezifisch, was von der Autorin im Falle des Serotonin-Antikörpers auf eine mögliche Überalterung oder eine nicht ausreichende Bindung des Sekundärantikörpers zurückgeführt wurde. Auch hier konnten für die Untersuchungen keine proteolytischen Enzyme oder eine Mikrowellenerhitzung mit Zitratpuffer zur Verstärkung der immunhistochemischen Färbung eingesetzt werden, da die Gefahr bestand, dadurch die Schnitte von den eiweißbeschichteten Objektträgern zu entfernen.[803] Die Auswertung der Schnitte nach der Färbung ergab auf die Frage der Herkunft von neuroendokrinen Zellen in der Lunge keine klare Tendenz hin zur autochthonen oder zur Neuralleisten-Theorie. Diesbezüglich merkte Durrer an, dass wahrscheinlich weitere Untersuchungen an jüngeren Embryonen notwendig seien, um diese Frage beantworten zu können. Durrer fand schon bei den jüngeren untersuchten Feten neuroendokrine Zellen im Epithel der Bronchiolen, deren Anzahl bei den älteren Feten zugunsten der im umgebenden Gewebe sitzenden neuroendokrinen Zellen abnahm. Ein weiteres Ergebnis der Arbeit war, dass schon früh in der Entwicklung Nervenfasern im Lungenstroma zu finden sind.[804]

An den von 1999 bis 2007 entstandenen Publikationen zeigt sich zum einen, wie an zu dem Zeitpunkt der Untersuchungen bereits fast 100 Jahre alten Präparaten der Gasser-Strahl'schen Sammlung moderne histologische Untersuchungsverfahren angewandt werden konnten, um ungelöste Fragestellungen in Bezug auf die Herkunft neuroendokriner Zellen in verschiedenen Organen anzugehen. Auch konnte ein neues Modell für deren Beteiligung an pathologischen Prozessen bei der Entstehung von Prostatakrebs entwickelt werden. Zum anderen wird der Wert einer so umfassenden Schnittseriensammlung wie der

---

801 Ebd., S. 15.
802 Vgl. ebd., S. 15–19.
803 Vgl. ebd., S. 51–53.
804 Vgl. ebd., S. 64.

von Gasser und Strahl begründeten deutlich: Nach wie vor ist es schwierig, Präparate menschlicher Embryonen zu akquirieren, weshalb bereits vorhandene Präparate – seien sie auch mehrere Jahrzehnte alt – wichtiges Referenzmaterial darstellen. Allerdings wird die moderne Untersuchung von solchen Präparaten teils durch die Fixierung mit unbekannten Substanzen erschwert, die wahrscheinlich in oben genannten Fällen mitverantwortlich für unbrauchbare Ergebnisse der immunhistochemischen Färbungen war, und teils durch die nicht für jedes Präparat dokumentierten Gewinnungsumstände, die Hinweise auf physiologische oder pathologische Entwicklung des Embryos geben könnten.

4.1.4 Identifizierung der genutzten Serien

Die Zuordnung der in den bisher genannten Arbeiten beschriebenen Embryonen zu Präparaten der Gasser-Strahl'schen Sammlung erfolgte anhand von Angaben in den entsprechenden Publikationen (Scheitel-Steiß-Länge, Datum der Serie, teilweise auch Geschlecht und Eigenname) sowie mithilfe von Kommentaren in der Normentafel von Keibel und Elze (siehe Tabelle 2).

Auffällig ist, dass die um 1900 häufig beschriebenen Embryonen mit meist unter 20 mm Scheitel-Steiß-Länge zu den jüngsten der Sammlung gehören, während um das Jahr 2000 fast nur Feten der Sammlung untersucht wurden. Dies liegt zum einen an den Fragestellungen der Arbeiten von Aumüller et al., Lichte-Schneider, Leonhard und Durrer, die Untersuchungen an spezifischen Entwicklungsstadien erforderten, in denen Wanderungen von neuroendokrinen Zellen jeweils wahrscheinlich zu beobachten waren. Andererseits galt es um 1900 vor allem, noch wenig untersuchte Entwicklungsstadien der ersten Wochen zu beschreiben, wofür gerade die seltenen jungen Präparate der Gasser-Strahl'schen Sammlung gut geeignet waren.

Insgesamt spricht die Breite der Untersuchungen von Embryonen der Gasser-Strahl'schen Sammlung – sowohl in Bezug auf die Fragestellungen und die unterschiedlichen mit der Sammlung arbeitenden Wissenschaftler als auch den langen Zeitraum, in dem mit Präparaten der Sammlung geforscht wurde – für die Seltenheit und hohe Qualität der Schnittserien.

Tabelle 2: Übersicht der in Publikationen beschriebenen und teils abgebildeten Embryonen, der Größe nach geordnet. Die mit * markierten Zuordnungen sind zwar wahrscheinlich, aber nicht sicher. Dies liegt in der Regel daran, dass in der entsprechenden Publikation sehr wenige Informationen zum Präparat gegeben wurden (häufig nur die Scheitel-Steiß-Länge).

Embryo	Publikationen	Abbildungen	Herkunft[805]
2,3 mm Esch I 01.06.1912/ 02.06.1912	Veit 1918, Veit/Esch 1922, Hirschkorn 2006	16 Abbildungen von Plattenmodellen und Querschnitten bei Veit 1918; 5 Abbildungen vom eröffneten Uterus mit und ohne Embryo, vier Abbildungen von Schnitten, 16 Abbildungen von Plattenmodellen und zwei graphische Rekonstruktionen bei Veit/Esch 1922; zwei Umrisszeichnungen von Schnitten, elf Abbildungen des neuen Plattenmodells, sowie verschiedene Abbildungen zur graphischen Korrektur des Schrägschnitts bei Hirschkorn	Operativ gewonnen (Uterus-Extirpation bei Lungentuberkulose) [806]

---

805 Wenn nicht anders angegeben, stammen die Informationen aus: Verzeichnis: Gasser-Strahl'sche Sammlung.
806 Vgl. Veit und Esch: Untersuchung eines menschlichen Eies, 1922, S. 344.

Tabelle 2: Fortsetzung

Embryo	Publikationen	Abbildungen	Herkunft[805]
4 mm Hamburg 01.02.1895	Zumstein 1896, Hirschland 1899, Strahl 1902, Jahrmärker 1906, Keibel/Elze 1908 (Nr. 10), Veit 1909, Bach/Seefelder 1914*	Zwei Figuren bei Hirschland, eine davon auch bei Strahl, 18 Textfiguren von Schnitten bei Keibel/Elze	Operativ gewonnen, mit Salpetersäure in Fruchtblase frisch fixiert
5–6 mm Langhans 01.05.1901	Jahrmärker 1906, Keibel/Elze 1908 (Nr. 15), Veit 1909		
5–6 mm v. Both 08.10.1907	Veit 1909*		Curettement
6,75 mm Strahl-Walther 1900	Hirschland 1899, Jahrmärker 1906, Keibel/Elze 1908 (Nr. 21), Veit 1909, Bach/Seefelder 1914*	Zwei Figuren bei Hirschland, 18 Textfiguren von Schnitten bei Keibel/Elze, eine Abbildung bei Dabelow 1957	Operativ gewonnen[807]
6–7 mm Lieberknecht 06.12.1907	Veit 1909, Bach/Seefelder 1914*		Curettement
8 mm Knierim 03.04.1895	Hirschland 1899, Jahrmärker 1906, Keibel/Elze 1908 (Nr. 31), Veit 1909, Budde 1910*	Zwei Tafelfiguren bei Keibel/Elze	
8 mm Reuter-Leyding 27.10.1902	Keibel/Elze 1908 (Nr. 24), Veit 1909, Bach/Seefelder 1914*	Zwei Tafelfiguren bei Keibel/Elze	Spontaner Abort bei Pyelitis purulenta und Cystitis[808]

(fortgeführt)

---

807 Vgl. Keibel und Elze: Normentafel, 1908, S. 105.
808 Vgl. ebd., S. 107.

Tabelle 2: Fortsetzung

Embryo	Publikationen	Abbildungen	Herkunft[805]
8 mm v. Both 09.12.1907	Veit 1909*		
8–9 mm Sobotta 20.08.1909	Veit 1909*		Operation
9 mm Strahl-Schrörs 1901	Jahrmärker 1906, Keibel/Elze 1908 (Nr. 35), Veit 1909	Zehn Textfiguren bei Keibel/Elze	
11,5 mm Reuter-Dierke 28.05.1908	Veit 1909*		Wahrscheinlich Sektion (laut Katalog war in der Sammlung ein zugehöriges Sektionsprotokoll vorhanden) [809]
12,4 mm Strahl 05.05.1901	Keibel/Elze 1908 (Nr. 53), Veit 1909		
13 mm Lieberknecht 01.12.1906	Schridde 1907, Keibel/Elze 1908 (Nr. 62), Veit 1909		
14 mm Strahl 05.01.1895	Zumstein 1896, Hirschland 1899, Jahrmärker 1906, Keibel/Elze 1908 (Nr. 51), Veit 1909	Vier Textfiguren bei Keibel/Elze	
16 mm Strahl 06.01.1895	Zumstein 1896		
19 mm 15.04.1908	Bach/Seefelder 1914*		
22 mm Langhans 03.01.1895	Zumstein 1896, Keibel/Elze 1908 (Nr. 83)		
24–25 mm Lüsebrink 02.07.1907	Keibel/Elze 1908 (Nr. 81)		
27 mm Mertens 03.07.1907	Keibel/Elze 1908 (Nr. 80)	Eine Tafelfigur bei Keibel/Elze	

---

809 Der Verbleib des Protokolls ist unklar.

Tabelle 2: Fortsetzung

Embryo	Publikationen	Abbildungen	Herkunft[805]
27 mm v. Both 04.07.1907 28 mm Langhans 03.02.1897 /20.12.1897/01.0 1.1895	Keibel/Elze 1908 (Nr. 82) Zumstein 1896	Zwei Tafelfiguren bei Keibel/Elze	Operativ gewonnen[810]
30 mm männl. Reuter-Stüben 07.07.1910	Durrer 2007	Eine Abbildung bei Durrer	Wahrscheinlich Sektion
35 mm Zumstein 28.11.1894	Zumstein 1896		
48 mm männl. Guder 19.09.1910[811]	Lichte-Schneider 2002		
52 mm weibl. Misgeld 01.04.1911	Lichte-Schneider 2002, Durrer 2007	Drei Abbildungen bei Lichte-Schneider und vier bei Durrer	
55 mm männl. Lohmann 17.09.1910	Aumüller et al. 1999*, Aumüller et al. 2001*, Leonhard 2003*	Zwei Abbildungen bei Aumüller et al. (1999)	
57 mm männl. 07.10.1910	Aumüller et al. 1999*, Aumüller et al. 2001*, Leonhard 2003*	Eine Abbildung bei Leonhard	
58 männl. Lesse 09.10.1910	Aumüller et al. 1999*, Aumüller et al. 2001*, Leonhard 2003*	Drei Abbildungen bei Aumüller (1999), eine Abbildung bei Leonhard	
60 mm weibl. 21.09.1910	Lichte-Schneider 2002		

(*fortgeführt*)

---

810 Vgl. Keibel und Elze: Normentafel, 1908, S. 149.
811 Es handelt sich eigentlich um einen weiblichen Fetus. Vermutlich unterlief bei der Bezeichnung im Katalog ein Fehler.

Tabelle 2: Fortsetzung

Embryo	Publikationen	Abbildungen	Herkunft[805]
65 mm männl. Heilbrun 04.05.1910	Aumüller et al. 2001*, Leonhard 2003*	Zwei Abbildungen bei Aumüller, vier Abbildungen bei Leonhard	
80 mm weibl. 08.1902	Lichte-Schneider 2002		
85 mm weibl. 04.04.1895	Lichte-Schneider 2002		
110 mm weibl. Lieberknecht	Lichte-Schneider 2002		
115 mm weibl. 03.02.1895/ 08.01.1895	Lichte-Schneider 2002		
130 mm weibl. 02.06.1901	Lichte-Schneider 2002		

4.2 Heutiger Zustand der Sammlung

Die Gasser-Strahl'sche Sammlung menschlicher Schnittserien ist untergebracht in zwei doppeltürigen Holzschränken mit insgesamt 200 Schubladen in der medizinhistorisch-anatomischen Sammlung der Philipps-Universität Marburg (siehe Abbildung 32 und Abbildung 33).[812] Die Holzschubladen, in denen die Objektträger lagern, sind auf der Vorderseite durchnummeriert und mit Zetteln bestückt, auf denen Größe, Bezeichnung, in manchen Fällen das Geschlecht des Embryos, das Datum der Schnittserie sowie bei schubladenübergreifenden Serien die Plattennummern angegeben sind, die in der entsprechenden Schublade untergebracht sein sollten. Durch die zum großen Teil mit dem Schnittserienverzeichnis übereinstimmende Ordnung der Embryonen nach Größe wird eine schnelle Orientierung ermöglicht. In einigen Fällen gibt es, vor allem im rechten der beiden Schränke, Abweichungen zwischen der Beschriftung von Schubladen und deren tatsächlichem Inhalt.

Entgegen Angaben in der Sekundärliteratur, die sowohl die in der medizinhistorisch-anatomischen Sammlung vorhandenen Schnittserien

---

812 Die medizinhistorisch-anatomische Sammlung beherbergt medizinhistorische Ausstellungsstücke, die vor allem aus dem 17. bis 19. Jahrhundert stammen,

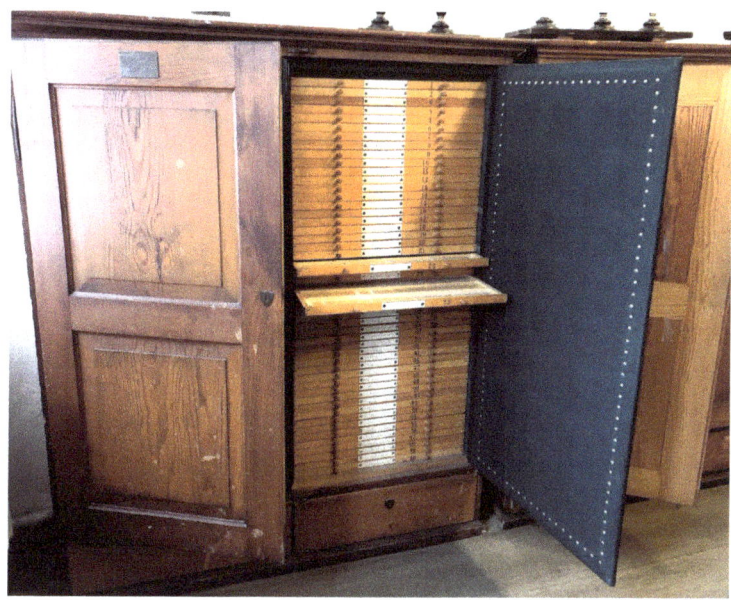

Abbildung 32: Holzschränke zur Unterbringung der Gasser-Strahl'schen Sammlung humanembryologischer Schnittserien (eigene Aufnahme).

menschlicher als auch tierischer Embryonen der Gasser-Strahl'schen Sammlung zuordnen,[813] konnte im Rahmen der vorliegenden Arbeit anhand von Primärquellen nicht nachgewiesen werden, dass tatsächlich tierische und menschliche Schnittserien als eine zusammengehörige Sammlung unter diesem

---

darunter verschiedene menschliche und tierische Feucht- und Trockenpräparate, anatomische Modelle sowie Abbildungen und geburtshilfliche Instrumente. Für mehr Informationen vgl. Grundmann und Aumüller (Hrsg.): Das Marburger Medizinhistorische Museum, 2012; Aumüller: Weg der Marburger Anatomischen Sammlung, 2014; Ulrich: Museum Anatomicum, 2017. Unter https://webapp.senckenberg.de/museum-anatomicum-marburg/ (zuletzt geprüft am 13.04.2021) war eine Aufstellung der Bestände des Museums bis 2021 digital zugänglich.

813 Vgl. Ulrich: Museum Anatomicum, 2017, S. 119; Grundmann, Kornelia: Ein Rundgang durch die Marburger Sammlung, in: Das Marburger Medizinhistorische Museum – Museum Anatomicum, hrsg. von Kornelia Grundmann und Gerhard Aumüller (Marburger Stadtschriften zur Geschichte und Kultur, Bd. 98), Marburg 2012, S. 88.

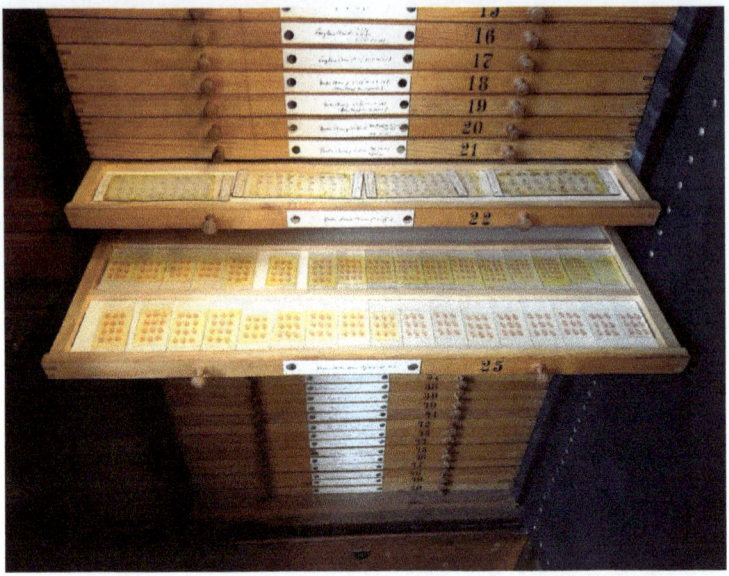

Abbildung 33: Blick in die Schubladen des linken Schranks (eigene Aufnahme).

Namen in Marburg angelegt wurden. Sowohl in der *Chronik der Königlich Preussischen Universität Marburg* der Rechnungsjahre 1916–1924 als auch in Göpperts Nachruf auf Gasser ist explizit von der „Gasser-Strahl'schen Sammlung von Schnittserien menschlicher Embryonen"[814] beziehungsweise von einer „großen Sammlung von Schnittserien menschlicher Embryonen […] dieser sogen. ‚Gasser-Strahl'schen Sammlung'"[815] je ohne Hinweis auf zugehörige vergleichend-embryologische Schnittserien die Rede. Darüber hinaus sind die tierischen Schnittserien der medizinhistorisch-anatomischen Sammlung in zwei Katalogen mit jeweils der Bezeichnung „Verzeichnis von Schnittserien aus dem Anatomischen Institut der Universität Marburg/Lahn"[816] aufgeführt, während die humanembryologischen Schnittserien in einem Verzeichnis mit dem Titel „Gasser-Strahl'sche Sammlung menschlicher Embryonen aus dem Anatomischen Institut der Universität Marburg/Lahn"[817] katalogisiert sind. Es darf

---

814 Chronik 1916–24, S. 35.
815 Göppert: Emil Gasser, 1921, S. 155.
816 Vgl. Verzeichnis von Schnittserien.
817 Vgl. Verzeichnis: Gasser-Strahl'sche Sammlung. Ausgenommen hiervon sind vier humanembryologische Serien, die in einem anderen Schnittserienverzeichnis

also angenommen werden, dass die eigentliche Gasser-Strahl'sche Sammlung explizit als Fundus humanembryologischer Präparate ab 1887 angelegt wurde und nur die im letzteren Katalog aufgeführten Schnittserien menschlicher Embryonen und Feten umfasst.

Die Gasser-Strahl'sche Sammlung besteht laut dem zugehörigen Verzeichnis aus 147 Schnittpräparaten von Embryonen und Feten, dazu kommen noch zwölf Serien von Neugeborenen, Säuglingen und Kleinkindern sowie neun von Kindern, eine Schnittserie durch den Hoden eines 28-Jährigen Mannes, eine geschnittene Blasenmole und etwa 200 Objektträger mit Einzelpräparaten in Form von Schnitten durch Hoden, Nebenhoden und Becken sowie Schnittserien zur Augen- und Hirnentwicklung von Bach.[818]

Von den ursprünglich etwa 10.300 Objektträgern mit Schnitten von menschlichen Embryonen, Feten und Kindern laut Katalog sind noch circa 7.500 vorhanden. Der Schwund an Objektträgern dürfte zum einen durch den Umzug der Sammlung von Marburg nach Gießen nach Gassers Tod 1919 und im folgenden Jahr nach Strahls Tod wieder zurück nach Marburg[819] sowie auch durch Leihgaben an Anatomen anderer Institute, die diese nicht wieder zurücksandten (so in den Fällen des Embryos „Esch I" und der nach Leipzig ausgeliehenen Platten, vgl. Kapitel 4.1.2), zu Stande gekommen sein. Bis auf die fast alle Schnittserien betreffende Vergilbung des Eindeckmediums ist der Großteil der vorhandenen Präparate makroskopisch gut erhalten (vgl. Abbildung 34). Einige der Schnitte sind jedoch über die Jahre ausgeblichen und trotz der vor Staub schützenden Innentüren in den Holzschränken mehr oder weniger stark verschmutzt (siehe Abbildung 36). Vereinzelt sind auch Objektträger zerbrochen, wie in Abbildung 35 zu sehen ist. Die Mängel dürften sowohl durch den Zahn der Zeit als auch infolge des zweimaligen Umzugs der Sammlung entstanden sein.

Im Rahmen dieser Arbeit wurden mit einem freundlicherweise durch Herrn Prof. Kinscherf, Leiter des Instituts für Anatomie und Zellbiologie der Philipps-Universität Marburg, zur Verfügung gestellten, modernen Mikroskop der Firma Zeiss digitale Fotografien einer exemplarischen Auswahl von

---

aufgelistet sind und nicht der Gasser-Strahl'schen Sammlung zuzurechnen sein dürften. Vgl. hierzu auch Kapitel 3.3.3.
818 Vgl. Verzeichnis: Gasser-Strahl'sche Sammlung. Gemeint ist vermutlich der Ophthalmologe Ludwig Bach, der gemeinsam mit Seefelder einen Atlas zur Entwicklung des menschlichen Auges veröffentlichte (vgl. Kapitel 4.1.2).
819 Vgl. Chronik 1916–24, S. 35.

206 Rezeptionsgeschichte der Gasser-Strahl'schen Sammlung

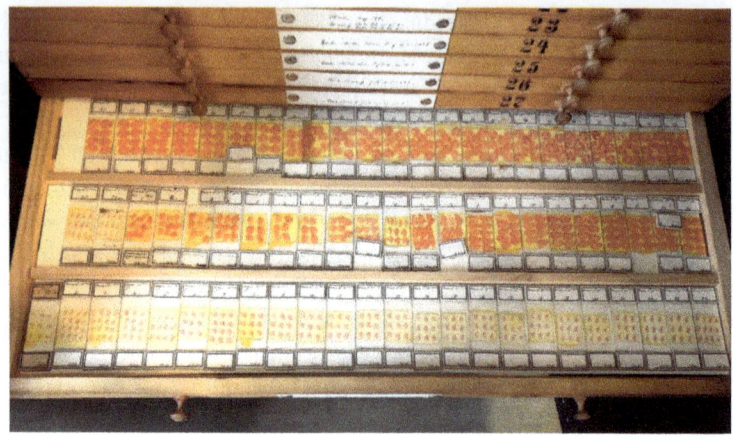

Abbildung 34: Bis auf Vergilbung gut erhaltene Schnittserien (oben: „Zumstein 35 mm männlich 28.11.94 (Hals-Oberbauch)"; unten: „35 mm männlich 01.06.91"; eigene Aufnahme).

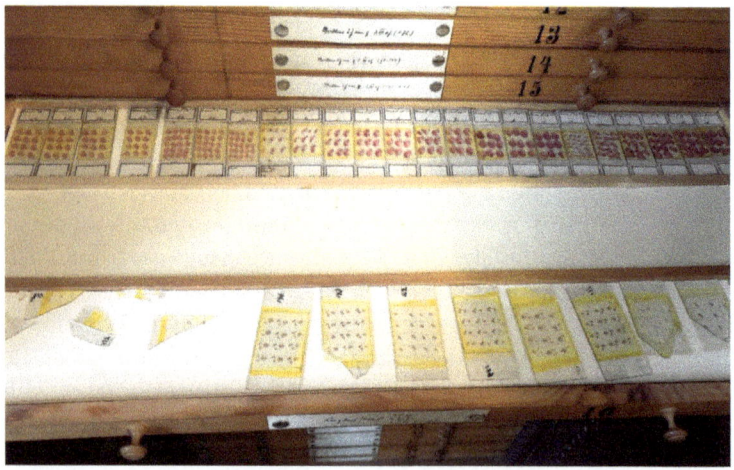

Abbildung 35: Zerbrochene Objektträger der Serie „Mertens 27 mm ♀ 3.VII.07" (eigene Aufnahme).

Heutiger Zustand der Sammlung 207

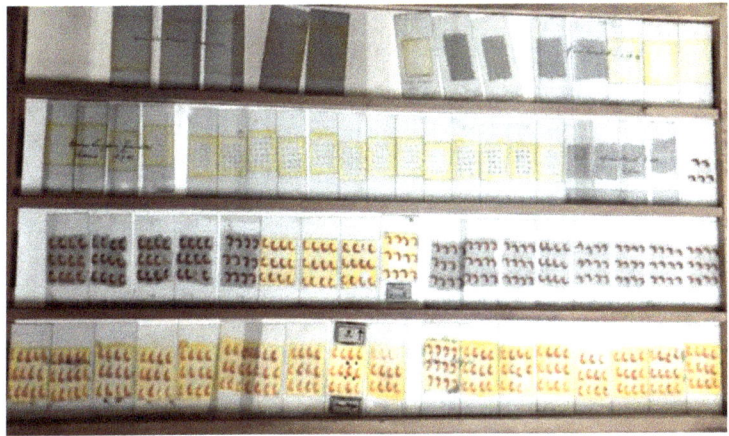

Abbildung 36: Verschmutzte und verblasste Präparate der Gasser-Strahl'schen Sammlung (eigene Aufnahme).

Objektträgern der Gasser-Strahl'schen Sammlung angefertigt, um zusätzliche Informationen zum Erhaltungszustand zu dokumentieren.[820]

Hierbei zeigte sich zunächst, dass sich die Schnittserien mit heutigen Geräten durchaus gut mikroskopieren lassen. Durch eine angemessene Darstellung der Kernstrukturen konnten beispielsweise bei den Embryonen „Esch I" und „8 mm Reuter-Leyding 27.10.1902" Kernteilungsfiguren nachgewiesen werden (siehe Abbildung 37), die Keibel und Elze im Sinne einer besonders frischen Fixierung der Präparate deuteten.[821] Ein Schnitt der zwölften Platte der Serie „9 mm Strahl-Schrörs 1901" konnte einer bei Keibel und Elze abgebildeten Zeichnung zugeordnet werden (siehe Abbildung 38).

Offensichtliche Unterschiede im Erhaltungszustand zwischen den mikroskopierten Schnitten von Embryonen, die bei Kürettagen und denen, die bei einer Operation wegen Tubargravidität gewonnen wurden, waren in der

---

820 Zum Mikroskopieren ausgewählt wurden jeweils ein bis zwei Platten der in Publikationen erwähnten Embryonen (vgl. Kapitel 4.1.4) „Esch I", „6,75 mm Strahl-Walther 1900", „8 mm Reuter-Leyding 27.10.02", „9 mm Strahl-Schrörs 1901" sowie der bei Auskratzungen gewonnenen Embryonen „12 mm v. Both 20.4.1911", „35–40 mm v. Both 01.05.1910" und „6–7 mm Lieberknecht 06.12.1907" und des aus einer Tubargravidität stammenden Embryos „7 mm Reuter-Krämer 03.04.1911".
821 Vgl. Keibel und Elze: Normentafel, 1908, S. 4.

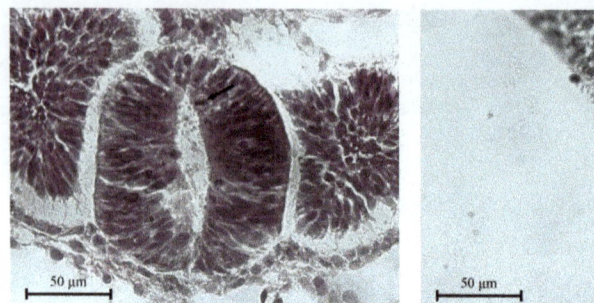

Abbildung 37: Mitosefiguren (Pfeile) im Neuralrohr des Embryos „8 mm Reuter-Leyding 27.10.1902" (links, eigene Aufnahme) und in der Hirnanlage von „8 mm Reuter-Leyding 27.10.1902" (rechts, eigene Aufnahme).

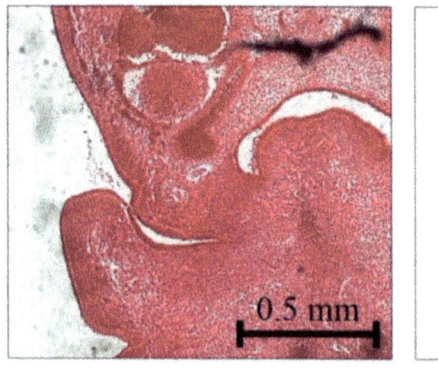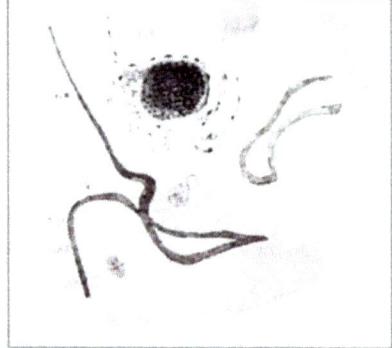

Abbildung 38: Schnittbild der Serie „9 mm Strahl-Schrörs 1901" (links, eigene Aufnahme) und Abbildung 22g in Keibel und Elzes Normentafel der menschlichen Entwicklung (rechts, aus: Keibel, Franz und Elze, Curt: Normentafel zur Entwicklungsgeschichte des Menschen, Jena 1908, S. 54).

Stichprobe nicht auszumachen. Um solchen möglichen Unterschieden nachzugehen, ist eine größer angelegte Untersuchung notwendig.

In der Mikroskopie zeigten sich bei einigen Schnitten makroskopisch nicht direkt ersichtliche Mängel. Neben Luftblasen, die bei der Eindeckelung unter dem Deckglas verblieben, finden sich unvollständige, teilweise verblasste (siehe Abbildung 39) sowie in Falten liegende Schnitte (siehe Abbildung 40 links).

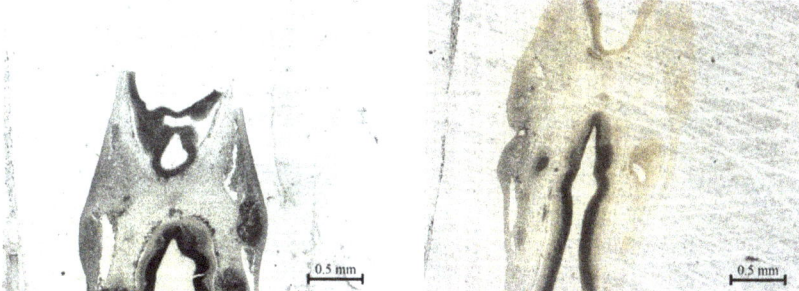

Abbildung 39: Ein unvollständiger (links) und ein teilweise ausgeblichener Schnitt (rechts) der Serie „8 mm Reuter-Leyding 27.10.1902" (eigene Aufnahmen).

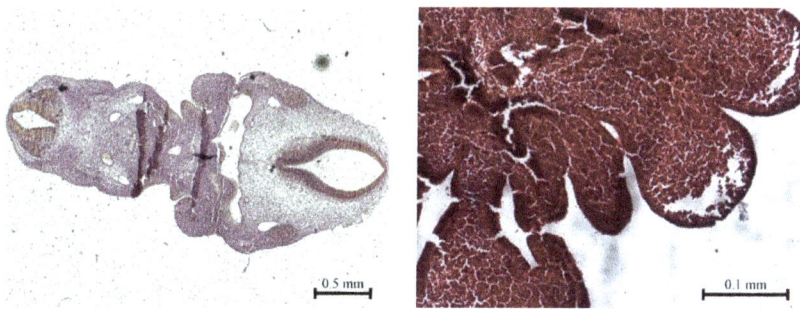

Abbildung 40: Faltenbildung bei einem Schnitt der Serie „6–7 mm Lieberknecht 06.12.1907" (links, eigene Aufnahme) und artifizielle Spaltbildung bei einem Schnitt der Serie „7 mm Reuter-Krämer 03.04.1911" (rechts, eigene Aufnahme).

Auch artifizielle Spaltbildung war bei einigen der Präparate zu sehen (vgl. Abbildung 40 rechts). Trotz dieser durch Fehler bei der Verarbeitung der Präparate,[822] nicht dem heutigen Standard entsprechenden Substanzen zur Fixierung und Eindeckelung sowie mutmaßlich auch bei der Gewinnung der Präparate entstandenen Beschädigungen (beispielsweise durch chirurgische Instrumente) wurden die Präparate nicht aussortiert, sondern blieben Bestandteil der

---

822 Hierzu zählen beispielsweise die falsche Temperatur des Paraffinblocks beim Schneiden oder die zu kurze oder zu lange Einwirkzeit von Fixantien, die eine schlechte Schneidbarkeit des Präparates, Stauchung oder Einrollen der Schnitte bedingen können. Vgl. Mulisch und Welsch: Mikroskopische Technik, 2015, S. 119.

Sammlung. Das teils beschädigte Präparat „8 mm Reuter-Leyding 27.10.1902" wurde beispielsweise sogar in der Normentafel von Keibel und Elze beschrieben.[823] Dies ist durch die Seltenheit und den hohen Wert per se von Präparaten junger menschlicher Embryonen zu erklären.

Angesichts des hohen wissenschaftlichen Werts der umfassenden humanembryologischen Sammlung in der medizinhistorisch-anatomischen Sammlung der Philipps-Universität Marburg wäre eine Digitalisierung zur Dokumentation der verbliebenen Schnitte vor weiteren Beschädigungen sinnvoll.

4.3 Schlussbetrachtung

Im Gegensatz zu His, der mit seiner Schnittseriensammlung als erster Normen für die menschliche Entwicklung festlegte, die unter Nutzung der Carnegie-Sammlung menschlicher Embryonen überarbeitet und flexibler gestaltet wurden (vgl. Kapitel 2.4) und zu Blechschmidt, dessen imposante, auf Schnittserien basierende Modelle von Embryonen gesellschaftlichen Diskurs über die Legitimation oder Unrechtmäßigkeit von Abtreibungen befeuerten,[824] wirken die auf der Gasser-Strahl'schen Sammlung basierenden

---

823 Vgl. Keibel und Elze: Normentafel, 1908, S. 48. Die Gewinnung des Präparates ist vermutlich sowohl Ursache der unvollständigen Schnitte (siehe Abbildung 39) als auch der Aufnahme in die Normentafel. Der Embryo wurde bei Ausräumung einer Tubargravidität gewonnen und mutmaßlich dabei beschädigt. Dennoch versprach er als Präparat aus einer ektopen Schwangerschaft im Gegensatz zu Aborten eine physiologische Entwicklung, was seinen hohen Wert für Keibel und Elze erklärt.

824 Neben der Akquise, Verarbeitung und Rekonstruktion von Embryonen der Humanembryologischen Dokumentationssammlung Blechschmidt (vgl. hierzu Kapitel 3.2.1.2, 3.3.1.4, 3.3.2.1 und 3.3.3.4) ging Michael Markert der Wirkung der Göttinger Rekonstruktionen menschlicher Embryonen nach. Blechschmidt setzte sich spätestens ab Mitte der 70er Jahre für die sogenannte „Lebensschutzbewegung" ein, die Abtreibungen ablehnt und deren unbedingtes Verbot fordert. Über seinen Expertenstatus bot Blechschmidt dieser Forderung Legitimation. Wie Markert zeigen konnte, werden Blechschmidts Modelle weiterhin mit dessen Aktivitäten im Rahmen der „Lebensschutzbewegung" verknüpft. Als ein Beispiel führt er einen Gästebucheintrag von 2016 an, dessen Verfasser die Modellsammlung als eindeutigen Beweis für die Unrechtmäßigkeit von Abtreibungen und die Größe Gottes ansah. Vgl. Markert: Modellierte Individualentwicklung, 2020, S. 504–506. Blechschmidt erregte darüber hinaus Aufsehen als Gutachter der Firma Grünenthal „zur Abwehr von Schadensersatzzahlungen an Contergan-Geschädigte" (Mildenberger: Erich Blechschmidt, 2016, S. 248), mit seiner antidarwinistischen Einstellung sowie seiner Mitgliedschaften bei der SA, der nationalsozialistischen

Werke unscheinbar. Verwendet wurden die Marburger Schnittserien in den Jahren um 1900 als Bestandteil des Forschungsmaterials für die Normentafel von Keibel und Elze, den Atlas zur Augenentwicklung von Bach und Seefelder sowie als Basis für einzelne Publikationen (vgl. Kapitel 4.1). Dennoch akquirierten die Marburger Anatomen über ein weites Netzwerk von Ärzten und Hebammen, das über Landesgrenzen hinweg agierte, fast doppelt so viele Embryonen, wie His sie für seine *Anatomie menschlicher Embryonen* genutzt hatte.[825] Mit Schriddes *Methoden zur Fixierung und Einbettung von embryologischem Materiale* wurde in Marburg erarbeitetes Wissen in Bezug auf die Herstellung embryologischer Schnittpräparate gebündelt veröffentlicht.[826] Wie in Kapitel 4.1 gezeigt wurde, griffen Kollegen nicht nur gern auf die von Marburger Anatomen hergestellten humanembryologischen Schnittserien von guter Qualität zurück, sondern nutzten auch in Marburg angefertigte (Mikro-)Fotografien und dreidimensionale Schnittserienrekonstruktionen für eigene Forschungsprojekte. Berühmte Anatomen besuchten die embryologische Sammlung Marburgs, darunter Jacob Henle (1809–1885), Albert von Kölliker (1817–1905),[827] und Wilhelm His. Auch der Gründer der optischen Werke Wetzlars, Ernst Leitz (1843–1920), begutachtete die embryologischen Präparate des Anatomischen Instituts.[828]

Volkswohlfahrt, dem Nationalsozialistischen Fliegerkorps sowie der NSDAP, trotz derer er nach dem Zweiten Weltkrieg bis 1973 als Professor für Anatomie in Göttingen wirkte. Hinweise auf die systematische Akquise von Embryonen für die Dokumentationssammlung Blechschmidt aus einem NS-Unrechtskontext fand Markert nicht. Wegen ihrer sehr theoretisierten Inhalte, teils fragwürdiger Vereinfachungen embryonaler Entwicklungsvorgänge und teilweise unüblicher Nutzung eigentlich etablierter Fachbegriffe wurden zumindest Blechschmidts frühe embryologische Werke von Kollegen kritisch aufgenommen, wohingegen seine Darstellungen in Form von Zeichnungen eher Anklang fanden. Vgl. Mildenberger: Erich Blechschmidt, 2016, S. 248–251; Häußler, Alfred: Zum Tod von Prof. Dr. med. Erich Blechschmidt, in: Medizin und Ideologie, Bd. 14, 1992, S. 12–14; S. 13; Markert: Modellierte Individualentwicklung, 2020, S. 491–493.

825 Vgl. His: Anatomie menschlicher Embryonen, 1. Bd., 1880; Ders.: Anatomie menschlicher Embryonen, 2. Bd., 1882; Ders.: Anatomie menschlicher Embryonen, 3. Bd., 1885.
826 Vgl. Schridde: Fixierung und Einbettung, 1910.
827 Kölliker soll die guten Ergebnisse von Strahls Methode, bei der er Schelllack zum Aufkleben der Schnitte auf einen Objektträger nutzte, gelobt haben. Vgl. Bürker: Hans Strahl, 1921, S. 16.
828 Vgl. ebd., S. 16 f.

Selbst 100 Jahre nach Anfertigung der ersten Schnittserien wurden Embryonen der Gasser-Strahl'schen Sammlung noch in Forschung und Lehre genutzt. So nahm der Anatom Gerhard Aumüller als Student 1966 an einem Kurs zur Humanembryologie beim damaligen Direktor des Anatomischen Instituts Johannes W. Rohen teil, in dem unter anderem mit Präparaten der Gasser-Strahl'schen Sammlung gearbeitet wurde. Er selbst setzte in den 1990er- und 2000er-Jahren, nun als Lehrender, humanembryologische Schnittserien der Sammlung in Embryologie- und Neuroanatomiekursen für Mediziner und Humanbiologen ein.[829] Darüber hinaus zeigte Hirschkorn 2006 für das Präparat „Esch I", dass es als sehr junger und scheinbar physiologisch entwickelter Embryo – trotz seines beträchtlichen Alters von damals bereits über 80 Jahren – auch für die moderne embryologische Forschung ein wertvolles Präparat darstellen kann. Bestätigt wurde diese These durch eine Reihe von Untersuchungen in Marburg zum Ursprung der neuroendokrinen Zellen verschiedener Organe, die von 1999 bis 2007 publiziert wurden (vgl. Kapitel 4.1.3).

Vor diesem Hintergrund zeigt sich die Gasser-Strahl'sche Sammlung als bedeutender Bestand humanembryologischer Schnittserien – sowohl durch die Anzahl, Seltenheit und Qualität der Präparate als auch wegen ihres Werts als Lehr- und Referenzmaterial. Darüber hinaus stellt sie durch ihren guten Erhaltungszustand in Zusammenschau mit den zugehörigen Korrespondenzen Gassers ein außergewöhnliches Dokument humanembryologischer Praxis um 1900 in Bezug auf die Akquise und Weiterverarbeitung seltener humanembryologischer Präparate dar.

---

829 Vgl. Aumüller: Weg der Marburger Anatomischen Sammlung, 2014, S. 13; Telefongespräch mit Prof. Gerhard Aumüller vom 24.02.2021.

5 Zusammenfassung

Die Gasser-Strahl'sche Sammlung ist eine ursprünglich mehr als 10.000 Objektträger umfassende humanembryologische Schnittseriensammlung. Zusammengestellt wurde sie in den Jahren 1887 bis 1923 am Marburger Anatomischen Institut unter Leitung Emil Gassers und Mitwirken des erst in Marburg und ab 1895 in Gießen tätigen Anatomen Hans Strahl. Die vorliegende Arbeit hat als Ziel, Entstehung und Nutzung der Gasser-Strahl'schen Sammlung nachzuvollziehen und in den wissenschaftshistorischen Kontext einzuordnen.

Im Laufe des 19. Jahrhunderts entwickelten sich Schnittserien zu zentralen Forschungsobjekten der humanembryologischen Forschung. Hierbei fungierten unter anderem Zellen- und Keimblatttheorie als Antrieb und die Entwicklung neuer mikroskopisch-embryologischer Techniken als Voraussetzung für die Untersuchung des histologischen Aufbaus menschlicher Embryonen. Hürden, die es bei der Zusammenstellung einer humanembryologischen Schnittseriensammlung zu überwinden galt, wurden am Beispiel von Wilhelm His' embryologischer Forschung dargestellt. Im Wesentlichen handelte es sich dabei um die Akquise möglichst gut erhaltener und physiologisch entwickelter menschlicher Embryonen sowie deren Einordnung anhand vom vermuteten Alter oder der gemessenen Größe. Ferner spielte die nicht standardisierte Fixierung der Präparate insofern eine Rolle, als dass sie unerwünschte Artefakte verursachen konnte. Aufgrund der Unklarheit von Alter und Gesundheitszustand sowie der Tatsache, dass die Entwicklungsvorgänge der ersten Wochen im 19. Jahrhundert aufgrund der Materialknappheit größtenteils unbekannt waren, musste jedes neue Präparat kritisch begutachtet werden.

Vermutlich inspiriert von His' *Anatomie menschlicher Embryonen* entstanden ab 1887 erste Schnittserien menschlicher Embryonen in Marburg. Ermöglicht wurde die Akquise der fast 150 embryonalen und fetalen Präparate der Sammlung durch ein ausgedehntes Ärztenetzwerk. Bei den Mitgliedern dieses Netzwerkes handelte es sich in vielen Fällen um ehemalige Studenten und Kollegen Gassers. Auch Hebammen, die im Fall eines Aborts in der Regel schneller vor Ort waren als Ärzte, wurden in die Akquise der seltenen Präparate eingespannt. Neben Aborten gingen auch Präparate aus medizinischen Interventionen, beispielsweise Kürettagen oder Operationen bei Extrauteringraviditäten, in die Sammlung ein. Die Bedeutung sogenannter krimineller Aborte (Abtreibungen ohne medizinische Indikation) als Quelle von Präparaten für die Gasser-Strahl'sche Sammlung ist unklar. Insgesamt spielten um 1900 Frauen vordergründig keine große Rolle für diejenigen Forscher, die Sammlungen humanembryologischer Präparate zusammenstellten. Im Falle der Marburger Sammlung sind nur spärlich Informationen zu den Müttern dokumentiert und es ist stark davon auszugehen, dass keine Einwilligung von Ihnen bezüglich der Forschung an ihren Kindern eingeholt wurde. Die Hebammen, die in vielen Fällen für die Akquise von Präparaten der Sammlung verantwortlich gewesen sein dürften, fanden wie auch die Mütter keine namentliche Erwähnung.

Wie bei His wurden durch die einsendenden Ärzte zahlreiche verschiedene Fixantien eingesetzt. In einigen Fällen stellte Gasser Fixierlösung in Transportkannen zum Versand zukünftiger Embryonen bereit. Häufig wurden Embryonen der Sammlung vor dem Einbetten, Schneiden, Färben und Einsortieren als Ganzes mittels Zeichnungen oder Fotografien dokumentiert. Im Fall der Serie „2,3 mm Esch I 01.06.1912/02.06.1912" sind darüber hinaus zahlreiche Mikrofotografien vorhanden, die für besondere Expertise diesbezüglich in Marburg sprechen. Darüber hinaus wurden für einige Präparate Born'sche Plattenrekonstruktionen bestimmter Organe oder des gesamten Embryos angefertigt. Diese vermittelten Betrachtern die beim Schneiden verloren gegangene dritte Dimension der Präparate. Der Verbleib der Modelle sowie die Motivation hinter der Anfertigung der Fotografien ist unklar.

Weiterhin wurden Publikationen mit embryologischer Fragestellung aus dem Marburger Anatomischen Institut aus den Jahren 1887 bis 1922 ausgewertet. Hier zeigte sich zum einen, dass in Marburg mit organbezogenen Beiträgen zum wissenschaftlichen Diskurs beigetragen wurde. Zum anderen wurde ersichtlich, dass der Großteil der zu dieser Zeit veröffentlichten Arbeiten mit embryologischer Fragestellung auf Untersuchungen an tierischen Präparaten beruhte. Präparate der Gasser-Strahl'schen Sammlung fanden in explizit humanembryologischen Arbeiten häufig Erwähnung. In der Regel wurde hier die außerordentlich gute Qualität und große Anzahl der seltenen Präparate betont. Darüber hinaus stellten Gasser und Strahl Präparate der Sammlung für Arbeiten institutsfremder Kollegen zur Verfügung, sodass einige Marburger Präparate in Normentafeln und Atlanten des frühen 20. Jahrhunderts aufgenommen wurden. Ferner wurde eine Reihe von Publikationen aus dem Zeitraum 1999 bis 2007 betrachtet, in der ebenfalls Präparate der Sammlung mittels immunhistochemischer Färbungen auf die Herkunft von neuroendokrinen Zellen in verschiedenen Organen hin untersucht wurden. All diese Publikationen sowie die Tatsache, dass Schnittserien der Gasser-Strahl'schen Sammlung in den 1960er, 1990er und 2000er Jahren in der Lehre des Anatomischen Instituts in Marburg eingesetzt wurden, sprechen für die Seltenheit sowie die hohe Qualität der Präparate. Zahlreiche in Publikationen beschriebene Embryonen konnten spezifischen Serien der Sammlung zugeordnet werden. Hierbei zeigte sich eine Häufung von Untersuchungen besonders junger Embryonen um 1900.

Die Sammlung befindet sich heute in der medizinhistorisch-anatomischen Sammlung der Philipps-Universität Marburg. Von den ursprünglich über 10.000 Objektträgern sind noch etwa 7.500 vorhanden. Neben fast tadellos erhaltenen Serien sind einige Objektträger aufgrund von Verschmutzungen oder Beschädigungen für eine histologische Untersuchung heute unzugänglich. Daher ist eine Digitalisierung der Präparate ein unbedingt wünschenswertes Projekt zur Erhaltung der Sammlung.

6 Englische Zusammenfassung (Summary)

The Gasser-Strahl'sche Sammlung is a collection of human embryological sections originally consisting of more than 10.000 slides. It was compiled between 1887 and 1923 at the Marburg Institute for Anatomy under the direction of Emil Gasser and participation of the anatomist Hans Strahl. This work aims to review the origin and uses of the collection in the light of the historical context.

During the 19th century serial sections became central research objects in human embryology. This was driven by the progression of cell theory and the germ-layer theory and the development of new microscopical and embryological techniques as prerequisites for the histological examination of human embryos. Obstacles related to the collection of human embryological sections are discussed using the example of Wilhelm His' embryological research. The essential challenges evolved around the acquisition of well-preserved and at best physiologically developed embryos as well as their classification based on their measurements or presumed age. The non-standardized fixation of specimens also played a role as it could cause undesirable artifacts. Due to the often unclear age and health status of the embryos and the fact that developmental changes during the first weeks of gestation were largely unknown in the 19th century, every new specimen had to be examined critically.

Presumably inspired by His' *Anatomie menschlicher Embryonen* the first serial sections of human embryos were made starting from 1887 in Marburg. An extensive network of physicians consisting mainly of former students and colleagues of Gasser made it possible to acquire almost 150 human embryos and foetuses for the collection. Besides physicians, midwives were involved in the acquisition of the precious specimens, as they often were faster on site in case of an abortion. In addition to abortions, specimens were acquired during interventions, such as curettage or operations of extrauterine pregnancies. The importance of so-called "criminal abortions" without medical indication as a source of specimens for the Gasser-Strahl'sche Sammlung is unclear. All in all, around 1900, women did not play a major role for those researchers who compiled collections of human embryological specimens. With regards to the Marburg collection information on the mothers is only scarcely documented and it is highly probable that they were not asked for consent regarding research on their miscarried children. Neither the midwives, who in many cases were responsible for acquiring specimens for the collection, nor the mothers were mentioned by name.

As in His' case the physicians used different fixation chemicals. In some cases, Gasser provided solution-filled vessels for transport. Embryos were often drawn or photographed to document them as a whole before embedding, cutting, dying, and sorting them into the collection. In case of the series "2,3 mm Esch I 01.06.1912/02.06.1912" numerous microphotographs were taken that show a high level of expertise regarding this technique in Marburg. Furthermore, reconstructions of specific organs or whole embryos were created for various specimens. These models convey the third dimension of the specimens that was lost during the cutting process. The whereabouts of the models and the motivation behind the manufacture of the photographs remains unclear.

Additionally, publications from 1887 to 1922 originating from the Marburg Institute for Anatomy were reviewed. For the most part, these were individual and organ-specific contributions to the scientific discourse of embryonic development. Also, it became apparent that the largest part of the publications involved research on animal embryos. Specimens of the Gasser-Strahl'sche Sammlung were often mentioned in studies that explicitly investigated human embryos. In general, the authors commended the good quality and high number of the rare specimens. Beyond research in Marburg, Gasser and Strahl provided access to parts of the collection to scientists external to the institute. This resulted in Marburg specimens being used for normal plates and atlases of the early 20th century. Further, a range of publications from 1999 to 2007 was reviewed, in which specimens of the collection were examined by means of immunhistochemical staining to investigate the origin of neuroendocrine cells in various organs. The publication record and the fact that series of the collection were used in teaching at the Institute for Anatomy in the 1960s, 1990s, and 2000s indicate the rarity and the high quality of the specimens. Numerous embryos described in publications could be matched to specific series in the collection, which showed extensive examination of particularly young embryos around 1900.

Today, the collection is contained at the anatomical collection of the Philipps-University Marburg. Of the originally more than 10.000 plates about 7.500 remain. In addition to series in excellent condition, some plates cannot be examined histologically anymore due to staining or damage. Thus, a digitalisation of the remaining specimens is a highly desirable project for the future preservation of the collection.

7 Literaturverzeichnis

7.1 Archivalien

Archiv der Philipps-Universität Marburg:

- UniA Marburg, 308/12, Nr. 14: Leicheneingangsbücher 1908–1938.
- UniA Marburg, 308/12, Nr. 16: Rechnungsbücher 1900–1924.
- UniA Marburg, 308/12, Nr. 20: Manuskripte von Emil Gasser 1873–1875, 1910.
- UniA Marburg, 308/12, Nr. 27: Mobiliarverzeichnis 1904–1906, 1915, 1950.
- UniA Marburg, 308/12, Nr. 63: Korrespondenz von Emil Gasser 1910–1914.
- UniA Marburg, 308/12, Nr. 68: Forschungsnotizen von Emil Gasser und Hans Strahl 1895–1898.
- UniA Marburg, 308/12, Nr. 74: Inventar Werkstatteinrichtung 1909.
- UniA Marburg, 308/12, Nr. 75: Mikrotome und Mikrotommesser 1909, 1926, 1935.
- UniA Marburg, 308/12, Nr. 76: Forschungsunterlagen von Emil Gasser 1893–1894.
- UniA Marburg, 310, Nr. 8698: Anatomisches Institut 1887–1912.

7.2 Primärliteratur

Adreßbuch der Residenzstadt Cassel für das Jahr 1910, Kassel 1909.

Ahlfeld, Friedrich: Die Missbildungen des Menschen – eine systematische Darstellung der beim Menschen angeboren vorkommenden Missbildungen und Erklärung ihrer Entstehungsweise, Leipzig 1880.

Ahlfeld, Friedrich: Ueber Indicationen zum künstlichen Abort und über Ausührung desselben, in: Archiv für Gynäkologie, Bd. 18, 1881, S. 307–318.

Ahlfeld, Friedrich: Nasciturus, Leipzig 1906.

Aumüller, Gerhard; Leonhardt, Markus; Janssen, Michael; Konrad, Lutz; Bjartell, Anders und Abrahamsson, Per-Anders: Neurogenic origin of human prostatic endocrine cells, in: Urology, Bd. 53, 1999, S. 1041–1048.

Aumüller, Gerhard, Leonhardt, Markus; Renneberg, Heiner; Rahden, Burkhard von; Bjartell, Anders und Abrahamsson, Per-Anders: Semiquantitative Morphology of Human Prostatic Development and Regional Distribution of Prostatic Neuroendocrine Cells, in: The Prostate, Bd. 46, 2001, S. 108–115.

Bach, Ludwig und Seefelder, Richard: Atlas zur Entwicklungsgeschichte des menschlichen Auges, Leipzig 1914.

Baer, Karl Ernst von: Über Entwickelungsgeschichte der Thiere: Beobachtung und Reflexion – Erster Theil. Königsberg 1828.

Baer, Karl Ernst von: Beobachtungen aus der Entwickelungsgeschichte des Menschen, in: Journal für Geburtshülfe, Frauenzimmer- und Kinderkrankheiten, Bd. 14, 1835, S. 401–417.

Baer, Karl Ernst von.: Über Entwicklungsgeschichte der Thiere: Beobachtung und Reflexion – Zweiter Theil, Königsberg 1837.

Balfour, Francis: Handbuch der vergleichenden Embryologie, übers. von B. Vetter, Jena 1880.

Beneke, Rudolf: Mitteilungen und Demonstrationen mit dem Universalprojektionsapparat über ein sehr junges menschliches Ei, in: Sitzungsberichte der Gesellschaft zu Beförderung der Gesamten Naturwissenschaften zu Marburg, Bd. 43, Marburg 1908, S. 29–38.

Beneke, Rudolf: Chondrodystrophia foetalis, in: Sitzungsberichte der Gesellschaft zur Beförderung der gesamten Naturwissenschaften zu Marburg, Bd. 43, Nr. 2, 1908, S. 38–41.

Beneke, Rudolf und Strahl, Hans: Ein junger menschlicher Embryo, Wiesbaden, 1910.

Benninghoff, Alfred: Beiträge zur vergleichenden Anatomie und Entwicklungsgeschichte des Amphibienherzens, in: Gegenbaurs morphologisches Jahrbuch, Bd. 61, 1921, S. 355–383.

Bergfeldt, Alfred: Chordascheiden und Hypochorda bei Alytes obstetricans, in: Anatomische Hefte Bd. 7, Nr. 21, 1897, S. 53–102.

Bersch, Carl: Die Rückbildung des Dottersackes bei Lacerta agilis, in: Anatomische Hefte, Bd.2, 1893, S. 475–501.

Born, Gustav: Ueber die Nasenhöhlen und den Thränennasengang der Amphibien, in: Morphologisches Jahrbuch, Bd. 2, 1876, S. 578–646.

Born, Gustav: Die Plattenmodellirmethode, in: Archiv für mikroskopische Anatomie, Bd. 22, 1883, S. 584–599.

Braun, W.: Herkunft und Entwicklung des Pankreas bei Alytes obstetricans, in: Gegenbaurs morphologisches Jahrbuch, Bd. 36, 1906, S. 27–51.

Braun-Fernwald, Richard von: Zur Aetiologie, Diagnostik und Therapie der Extrauteringravidität, in: Archiv für Gynäkologie, Bd. 66, 1902, S. 681–765.

Breipohl, Wilhelm: Die puerperalen Todesfälle der Marburger Universitäts-Frauenklinik in der Zeit vom 1. April 1883 bis zum 31. März 1900, Diss. med., Marburg 1900.

Budde, Moritz: Untersuchungen über die Lagebeziehungen und die Form der Harnblase beim menschlichen Foetus, Diss. med., Marburg 1901.

Budde, Max: Anatomische Untersuchungen über die Circularvene der Placenta etc., Diss. med., Marburg 1907.

Carius, Friedrich: Ueber die Entwicklung der Chorda und der primitiven Rachenhaut bei Meerschweinchen und Kaninchen, Diss. med., Marburg 1888.

Chronik der Königlichen Universität Marburg, 1. Bd., Marburg 1887–1888.

Chronik der Königlich Preussischen Universität Marburg, Marburg:

- für die Rechnungsjahre 1888/89 bis 1905/06; Bd. 2 bis 19
- für die Rechnungsjahre 1906 bis 1915; Bd. 20 bis 29

Chronik der Preussischen Universität Marburg für das Rechnungsjahr 1916–24, 30. Bd., Marburg.

Dabelow, Adolf: Die Milchdrüse, in: Ernst Horstmann und Adolf Dabelow: Haut und Sinnesorgane (Handbuch der mikroskopischen Anatomie des Menschen, hrsg. von Andreas Oksche, Andreas Vollrath und L. Bargmann, Bd. 3, Teil 3), Berlin, Göttingen, Heidelberg 1957, S. 277–485.

Danz, Ferdinand Georg: Grundriß der Zergliederungskunde des ungebohrnen Kindes in den verschiedenen Zeiten der Schwangerschaft, Frankfurt, Leipzig 1792.

Darwin, Charles: On the Origin of Species by Means of natural Selection or the Preservation of favoured Races in the Struggle for Life, New York 1859.

Disse, Joseph: Über die erste Entwicklung des Riechnerven, in: Sitzungsberichte der Gesellschaft zur Beförderung der gesamten Naturwissenschaften zu Marburg, Bd. 31, Nr. 7, 1896, S. 78–91.

Disse, Joseph: Die erste Entwickelung des Riechnerven, in: Anatomische Hefte, Bd. 9, 1897, S. 255–300.

Disse, Joseph: On the early Development of the Olfactory Nerve, in: Proceedings of the Anatomical Society of Great Britain and Ireland, Bd. 32, Nr. 1, 1897, XII-XVI.

Disse, Joseph: Ueber die Entwicklung des Cloakenhöckers bei Talpa europaea, in: Sitzungsberichte der Gesellschaft zur Beförderung der gesamten Naturwissenschaften zu Marburg, Bd. 39, Nr. 5, 1904, S. 45–55.

Disse, Joseph: Untersuchungen über die Umbildung der Kloake und die Entstehung des Kloakenhöckers bei Talpa europaea, in: Anatomische Hefte, Bd. 27, Nr. 2, 1904, S. 479–534.

Disse, Joseph: Weitere Mitteilungen über das Verhalten des Schleimes im Magen von menschlichen Embryonen und Neugeborenen, in: Beiträge in der Klinik der Tuberkulose, Bd. 4, 1905, S. 227–238.

Disse, Joseph: Ueber die Vergrösserung der Eikammer der Feldmaus, in: Sitzungsberichte der Gesellschaft zur Beförderung der gesamten Naturwissenschaften zu Marburg, Bd. 40, Nr. 5, 1905, S. 73–81.

Disse, Joseph: Ueber das Verhalten des Schleims im Magen von Neugeborenen, in: Sitzungsberichte zur Beförderung der gesamten Naturwissenschaften zu Marburg, Bd. 41, Nr. 1, 1906, S. 1–10.

Disse, Joseph: Ueber die Bildung des Zahnbeins, in: Sitzungsberichte der Gesellschaft zur Beförderung der gesamten Naturwissenschaften zu Marburg, Bd. 42, Nr. 6, 1907, S. 135–144.

Disse, Joseph: Ueber die Bildung des Knochengewebes, in: Sitzungsberichte der Gesellschaft zur Beförderung der gesamten Naturwissenschaften zu Marburg, Bd. 43, Nr. 5, 1908, S. 111–121.

Disse, Joseph: Wie entsteht die Grundsubstanz des Zahnbeins?, in: Anatomischer Anzeiger, Bd. 35, 1909, S. 305–318.

Disse, Joseph: Die Entstehung des Knochengewebes und des Zahnbeins, in: Archiv für mikroskopische Anatomie, Bd. 73, 1909. S. 563–606.

Döllinger, Ignaz: Versuch einer Geschichte der menschlichen Zeugung, in: Deutsches Archiv für Physiologie, Bd. 2, 1816, S. 388–402.

Durrer, Nicole: Immunhistochemische Studien zur fetalen Entwicklung der Innervation und Verteilung der neuroendokrinen Zellen und neuroepithelialen Körperchen in der menschlichen Lunge, Diss. med., Marburg 2007.

Ehrlich, Paul: Ueber das Methylenblau und seine klinisch-bakterioskopische Verwerthung, in: Zeitschrift für klinische Medizin, Bd. 2, 1881, S. 710–713.

Ehrlich, Paul: Zur biologischen Verwertung des Methylenblau, in: Centralblatt für die medicinischen Wissenschaften, Bd. 23, Nr. 8, 1885, S. 113–117.

Ehrlich, Paul: Ueber die Methylenblaureaction der lebenden Nervensubstanz, in: DMW – Deutsche Medizinische Wochenschrift, Bd. 12, Nr. 4, 1886, S. 49–68.

Ehrlich, Paul: Ueber die Methylenblaureaktion der lebenden Nervensubstanz, in: Biologisches Zentralblatt, Bd. 6, 1887, S. 214–224.

Ehrlich, Paul und Guttmann, P.: Ueber die Wirkung des Methylenblau bei Malaria, in: Berliner klinische Wochenschrift, Bd. 28, 1891, S. 953–956.

Enderlen, Eugen: Zur Aetiologie der Blasenektopie, in: Archiv für Klinische Chirurgie, Bd. 71, 1903, S. 562–567.

Enderlen, Eugen: Über Blasenektopie, Wiesbaden 1904.

Esch, Peter: Über die Kolpohysterotomia, Leipzig 1912.

Esch, Peter und Zangemeister, Wilhelm: Diagnostische und therapeutische Irrtümer und ihre Verhütung beim Neugeborenen, Leipzig 1922.

Esch, Peter; Martius, H.; Pankow, O.; Peham, H. v. und Schönholz, L.: Klinik der Uterus-Tumoren, in: Handbuch der Gynäkologie, hrsg. von W. Stoeckel, Bd. 6, München 1931.

Fritsch, Heinrich: Der künstliche Abort, in: DMW – Deutsche Medizinische Wochenschrift, Bd. 30, Nr. 48, 1904, S. 1759–1760.

Garré, Carl und Quincke, H.: Lungenchirurgie, Jena 1912.

Gasser, Emil: Beobachtungen über die Entstehung des Wolff'schen Ganges bei Embryonen von Hühnern und Gänsen, in: Archiv für mikroskopische Anatomie, Bd. 14, Nr. 1, 1877, S. 442–459.

Gasser, Emil: Beiträge zur Entwicklung des Urogenitalsystems der Hühnerembryonen, in: Schriften der Gesellschaft zur Beförderung der gesamten Naturwissenschaften zu Marburg, Bd. 11, Kassel 1878, S. 58–66.

Gasser, Emil: Zur Entwickelung von Alytes obstetricans, in: Sitzungsberichte der Gesellschaft zur Beförderung der gesamten Naturwissenschaften zu Marburg, Bd. 17, Marburg 1882.

Gasser, Emil und Enderlen, Eugen: Stereoskopbilder zur Lehre von den Hernien, Jena 1906.

Golgi, Camillo: Sulla struttura della sostanza grigia del cervello, in: Gazzetta Medica Italiana (Lombardia), Bd. 33, 1873, S. 244–246.

Guder, Paul: Experimente über die Chinin-Wirkung insbesondere auf das gesunde menschliche Hörorgan, Diss. med., Berlin 1880.

Haeckel, Ernst: Anthropogenie. Keimes- und Stammesgeschichte des Menschen, Leipzig 1874.

Haeckel, Ernst: Ziele und Wege der heutigen Entwickelungsgeschichte, Jena 1875.

Hirschkorn, Frank: Schnittserienrekonstruktion eines menschlichen Embryos vom Beginn der vierten Entwicklungswoche (Embryo Veit-Esch) unter Berücksichtigung des Schrägschnittwinkels, Diss. med., Göttingen 2006.

Hirschland, Leo: Beiträge zur ersten Entwicklung der Mammaorgane beim Menschen, in: Anatomische Hefte, Bd. 11, 1899, S. 221–246.

His, Wilhelm: Unsere Körperform und das physiologische Problem ihrer Entstehung – Briefe an einen befreundeten Naturforscher, Leipzig 1874.

His, Wilhelm: Anatomie menschlicher Embryonen – Embryonen des ersten Monats, 1. Bd., Leipzig 1880.

His, Wilhelm: Anatomie menschlicher Embryonen – Gestalt- und Grössenentwicklung bis zum Schluss des 2. Monats, 2. Bd., Leipzig 1882.

His, Wilhelm: Anatomie menschlicher Embryonen – Zur Geschichte der Organe, 3. Bd., Leipzig 1885.

His, Wilhelm: Über die Methoden der plastischen Rekonstruktion und über deren Bedeutung für Anatomie und Entwickelungsgeschichte, in: Anatomischer Anzeiger, Bd. 2, 1887, S. 382–394.

Jahrmärker, Erich: Ueber die Entwicklung des Speiseröhrenepithels beim Menschen, Diss. med., Marburg 1906.

Junglöw, Heinrich: Über die Anlage des Herzens bei Lacerta agilis, in: Anatomischer Anzeiger, Bd. 4, 1889, S. 288.

Junglöw, Heinrich: Ueber einige Entwickelungsvorgänge bei Reptilien-Embryonen. in: Anatomische Hefte, Bd. 1, 1892, S. 189–202.

Keese, Bernhard: Über Campherwirkung auf das Herz und die Gefässe der Säugetiere, Diss. med., Marburg 1906.

Keibel, Franz und Elze, Curt: Normentafel zur Entwicklungsgeschichte des Menschen, Jena 1908.

Kopsch, Friedrich: Über die Zellen-Bewegungen während des Gastrulationsprocesses an den Eiern von Axolotl und vom braunen Grasfrosch, in: Sitzungs-Bericht der Gesellschaft naturforschender Freunde zu Berlin, 2. Aufl., Berlin 1895, S. 21–30.

Kraatz, Alfred: Zur Entstehung der Milz, Diss. med., Marburg 1897.

Krause, Wilhelm: Ueber die Allantois des Menschen, in: Archiv für Anatomie, Physiologie und wissenschaftliche Medicin, 1875.

Kupffer, Carl: Die Entwicklung des Herings im Ei, in: Jahresbericht der Commission zur wissenschaftlichen Untersuchung der deutschen Meere in Kiel, hrsg. von H.A. Meyer, K. Möbius, G. Karsten, V. Hensen, Berlin, Bd. 4–6, Berlin 1878, S. 175–226.

Langhans, Theodor: Die Übertragbarkeit der Tuberkulose auf Kaninchen, Marburg 1867.

Langhans, Theodor: Über die Zellschicht des menschlichen Chorion, Bonn, 1882.

Langhans, Theodor und Wegelin, Carl: Kropf der weissen Ratte: Beitrag zur vergleichenden Kropfforschung, Bern, 1919.

Leonhard, Marcus: Immunhistochemische und stereologische Untersuchungen zur Differenzierung und Verteilung neuroendokriner Zellen in der menschlichen Prostata, Diss. med., Marburg 2003.

Lichte-Schneider, Sandra: Immunhistochemische Studien zur Entwicklung der Innervation und der Verteilung neuroendokriner Zellen im weiblichen Genitalsystem des Menschen. Diss. med., Marburg 2002.

Lieberkühn, Nathanael: Der grüne Saum der Hundeplacenta, in: Archiv für Anatomie und Physiologie, Nr. 21, 1889, S. 196–212.

Lüsebrink, Friedrich Wilhelm: Die erste Entwicklung der Zotten in der Hunde-Placenta, in: Anatomische Hefte, Bd. 1, Wiesbaden 1892, S. 163–186.

Mall, Franklin Paine und Meyer, Arthur William: Studies on Abortuses: A Survey of Pathologic Ova in the Carnegie Embryological Collection (Contributions to Embryology, Bd. 56), Washington 1921.

Martin, E.: Ueber die Anlage der Urniere beim Kaninchen, in: Archiv für Anatomie und Entwickelungsgeschichte, 1888, S. 109–123.

Minot, Charles Sedgwick: Lehrbuch der Entwickelungsgeschichte des Menschen, Leipzig 1894.

Nakazawa, Tatsuzo: Zur Blutentwicklung bei Triton cristatus, Diss. med., Marburg 1908.

Pander, Heinrich Christian: Beiträge zur Entwickelungsgeschichte des Hühnchens im Eye, Würzburg 1817.

Reinhardt, A.: Die Hypochorda bei Salamandra maculosa, in: Gegenbaurs Morphologisches Jahrbuch, Bd. 32, 1904, S. 195–231.

Rentoul, Robert Reid: The Causes and Treatment of Abortion, Edinburgh, London 1889.

Reuter, Karl: Über die Entwicklung der Darmspirale bei Alytes obstetricans, Wiesbaden 1900.

Reuter, Karl: Über die Rückbildungserscheinungen am Darmkanal der Larve von Alytes obstetricans: Äussere Veränderungen der Organe, Wiesbaden 1900.

Reuter, Karl: Ein Beitrag zur Frage der Darmresorption, in: Anatomische Hefte, Bd. 21, 1903, S. 122–144.

Reuter, Karl: Studien zur Entwicklungsgeschichte des Wirbeltierherzens, in: Zeitschrift für Anatomie und Entwicklungsgeschichte, Bd. 75, 1925, S. 705–732.

Rosenbauer, Karlheinz: Untersuchung eines menschlichen Embryos mit 24 Somiten, unter besonderer Berücksichtigung des Blutgefäßsystems, in: Zeitschrift für Anatomie und Entwicklungsgeschichte, Bd. 118, 1995, S. 236–276.

Schaad, H.: Ein Fall von erworbener Nierendystopie mit Hydronephrose – Beitrag zur Kenntnis der Nierendystopie, in: Deutsche Zeitschrift für Chirurgie, Bd. 90, 1907, S. 289–329.

Schleiden, Matthias Jacob: Beiträge zur Phytogenesis, Berlin 1838.

Schridde, Hermann: Die Entwicklungsgeschichte des menschlichen Speiseröhrenepitheles und ihre Bedeutung für die Metaplasielehre, Wiesbaden 1907.

Schridde, Hermann: Methoden zur Fixierung und Einbettung von embryologischem Materiale, in: Zeitschrift für wissenschaftliche Mikroskopie und für mikroskopische Technik, Bd. 27, 1910, S. 360–365.

Schultze, Oskar Max Sigismund: Grundriss der Entwicklungsgeschichte des Menschen und der Säugetiere, Leipzig 1897.

Schwann, Theodor: Mikroskopische Untersuchungen über die Übereinstimmung in der Struktur und dem Wachstum der Tiere und Pflanzen, Berlin 1839.

Seemann, John: Ueber die Entwicklung des Blastoporus bei Alytes obstetricans, in: Anatomische Hefte, Bd. 33, Nr. 100, 1907, S. 315–410.

Soemmerring, Samuel Thomas: Abbildungen und Beschreibungen einiger Misgeburten die sich ehemals auf dem anatomischen Theater zu Cassel befanden, Mainz 1791.

Soemmerring, Samuel Thomas: Icones Embryonum Humanorum, Frankfurt 1799.

Soemmerring, Samuel Thomas: Schriften zur Embryologie und Teratologie, bearb. u. hrsg. von Ulrike Enke (Samuel Thomas Soemmerring. Werke, hrsg. von Jost Benedum und Werner Friedrich Kümmel, Bd. 11), Basel 2000.

Strahl, Hans: Über die Entwicklung des Canalis myelo-entericus und der Allantois der Eidechse, in: Archiv für Anatomie und Physiologie, Anatomische Abteilung, 1881, S. 122.

Strahl, Hans: Zur Lehre von der wachsartigen Degeneration der quergestreiften Muskeln, in: Archiv für experimentelle Pathologie und Pharmakologie, Bd. 13, 1880, S. 14–28.

Strahl, Hans: Beiträge zur Entwicklung der Reptilien. Habilitationsschrift, Marburg 1882.

Strahl, Hans: Beiträge zur Entwickelung von Lacerta agilis, in: Archiv für Anatomie und Physiologie, Anatomische Abteilung, 1882, S. 242.

Strahl, Hans: Über Canalis neurentericus und Allantois bei Lacerta viridis, in: Archiv für Anatomie und Physiologie, Anatomische Abteilung, 1883, S. 323.

Strahl, Hans: Über Entwickelungsvorgänge am Vorderende des Embryo von Lacerta agilis, in: Archiv für Anatomie und Physiologie, Anatomische Abteilung, 1884, S. 41.

Strahl, Hans: Über Wachstumsvorgänge an Embryonen von Lacerta agilis, Separatabdruck aus den Abhandlungen der Senckenbergischen naturforschende Gesellschaft, 1884.

Strahl, Hans: Die Dottersackwand und der Parablast der Eidechse, in: Zeitschrift für wissenschaftliche Zoologie, Bd. 45, Nr. 2, 1887, S. 282.

Strahl, Hans und Martin, E.: Die Entwicklung des Parietalauges bei Anguis fragilis und Lacerta vivipara, in: Archiv für Anatomie und Physiologie, 1888, S. 146–163.

Strahl, Hans und Carius, Fzzriedrich: Beiträge zur Entwickelungsgeschichte des Herzens und der Körperhöhlen, in: Archiv für Anatomie und Physiologie, Nr. 21, 1889, S. 231–248.

Strahl, Hans: Über die Placenta von Putorius furo, in: Anatomischer Anzeiger, Bd. 4, 1889, S. 375–377.

Strahl, Hans: Untersuchungen über den Bau der Placenta I. Die Anlagerung des Eies an die Uteruswand, in: Anatomischer Anzeiger, Bd. 4, 1889, S. 213–230.

Strahl, Hans: Untersuchungen über den Bau der Placenta III. Der Bau der Hundeplazenta, in: Archiv für Anatomie und Physiologie, 1890, S. 185–201.

Strahl, Hans: Untersuchungen über den Bau der Plazenta IV. Die histologischen Veränderungen der Uterusepithelien in der Raubthierplazenta, in: Archiv für Anatomie und Physiologie, 1890, S. 118–134.

Strahl, Hans: Untersuchungen über den Bau der Plazenta V. Die Plazenta von Talpa europaea, in: Anatomische Hefte, Bd. 1, 1892, S. 113–161.

Strahl, Hans: Die Embryonalhüllen der Säuger und die Placenta, in: Handbuch der vergleichenden und experimentellen Entwickelungslehre der Wirbeltiere – Erster Band. Zweiter Teil, hrsg. von Oscar Hertwig, Jena 1902, S. 235–368.

Strahl, Hans: Anatomische Methodik. Akademische Rede zur Feier des Jahresfestes der Grossherzoglich Hessischen Ludwigs-Universität am 1. Juli 1910, Gießen 1910.

Tait, Lawson: Five Cases of Extra-Uterine Pregnancy operated upon at the Time of Rupture, in: British Medical Journal, Nr. 1226, 1884, S. 1250–1251.

Veit, Otto: Ueber das Vorkommen von Vornierenrudimenten und ihre Beziehungen zur Urniere beim Menschen, in: Sitzungsberichte der Gesellschaft zur Beförderung der gesamten Naturwissenschaften zu Marburg, Bd. 44, Nr. 7, 1909, S. 193–223.

Veit, Otto: Kopfganglienleisten bei einem menschlichen Embryo von 8 Somitenpaaren, in: Anatomische Hefte, Bd. 56, 1918, S. 305–320.

Veit, Otto und Esch, Peter: Untersuchung eines in situ fixierten, operativ gewonnenen menschlichen Eies in der vierten Woche, in: Zeitschrift für Anatomie und Entwicklungsgeschichte, Bd. 63, 1922, S. 343–414.

Verzeichnis: Gasser Strahl'sche Sammlung menschlicher Embryonen aus dem Anatomischen Institut der Universität Marburg/Lahn (vermutlich erstellt von Wilhelm Harms).

Verzeichnis von Schnittserien aus dem Anatomischen Institut der Universität Marburg/Lahn (vermutlich erstellt von Wilhelm Harms).

Vogt, Walther: Ueber rückschreitende Veränderungen von Kernen und Zellen junger Entwicklungsstadien von Triton cristatus, in: Sitzungsberichte der Gesellschaft zur Beförderung der gesamten Naturwissenschaften zu Marburg, Bd. 44, Nr. 4, 1909, S. 109–123.

Vogt, Walther: Ueber Zellbewegungen und Zelldegenerationen bei der Gastrulation von Triton cristatus, in: Anatomische Hefte, Bd. 48, Nr. 1, 1913, S. 5–60.

Wilting, Jörg und Bodo Christ, Bodo: Embryonic Angiogenesis: A review, in: Naturwissenschaften, Bd. 83, 1966, S. 153–164.

Wolff, Caspar Friedrich: Theoria generationis, Halle 1759.

Wolff, Caspar Friedrich: Theorie von der Generation, Berlin 1764.

Wolff, Caspar Friedrich: Über die Bildung des Darmkanals im bebrüteten Hühnchen, Halle 1812.

Zumstein, Jacob: Zur Anatomie und Entwickelung des Venensystems des Menschen, in: Anatomische Hefte, Bd. 6, 1896, S. 571–608; S. 589.

Zumstein, Jacob: Zur Entwicklung des Venensystems bei den Meerschweinchen, in: Anatomische Hefte, Bd. 8, Nr. 25, 1897, S. 165–190.

Zumstein, Jacob: Modelle zur Entwicklung des Auges, in: Sitzungsberichte zur Beförderung der gesamten Naturwissenschaften zu Marburg, Nr. 4, 1901, S. 54–59.

7.3 Sekundärliteratur

Ahlfeld, Friedrich: Rudolf Dohrn †, in: Monatsschrift für Geburtshilfe und Gynäkologie, Bd. 43, 1916, S. 82–85.

AQUiLA Datenbank des Senckenbergischen Forschungsinstitutes Frankfurt/Main: Museum Anatomicum, bis 2021 verfügbar unter https://webapp.senckenberg.de/museum-anatomicum-marburg/home?conversationContext=1, abgerufen am 13.04.2021.

Aumüller, Gerhard: Der Weg der Marburger Anatomischen Sammlung zum Medizinhistorischen Museum, in: Tote Objekte – Lebendige Geschichten. Exponate aus den Sammlungen der Philipps-Universität Marburg, hrsg. von Irmtraut Sahmland und Kornelia Grundmann, Petersberg 2014, S. 12–22.

Aumüller, Gerhard und Krug, Hans-Peter: Guido Richard Wagener – Anatom und Musiksammler, in: Medizinhistorisches Journal, Bd. 29, Nr. 2, 1994, S. 171–182.

Aumüller, Gerhard und Lenk, Christian: The Marburg Museum Anatomicum and its enigmatic gynecological specimens: A brief history and ethical contextualisation, in: Annals of Anatomy, Bd. 244, 2022, S. 1–9.

Bachmann, Otto: Unsere modernen Mikroskope und deren sämtliche Hilfs- und Nebenapparate für wissenschaftliche Forschungen, München 1883.

Ballowitz, E.: Embryologische Technik, in: Enzyklopädie der Mikroskopischen Technik Band 1 A-K, hrsg. von Paul Ehrlich, Rudolf Krause, Max Mosse, Heinrich Rosin und Karl Weigert, 2. Aufl., Berlin, Wien 1910, S. 307–354.

Bennett, Tony und Joyce, Patrick: Material powers: introduction, in: Material Powers: Cultural Studies, History and the Material Turn, hrsg. von Tony Bennett und Patrick Joyce, Milton Park, Abingdon, Oxfordshire 2010, S. 1–22.

Bergbauer, Florian; Maaßen, Volker und Pietschmann, Diethard: Atypische Veränderungen und maligne Tumoren der Cervix uteri, in: Duale Reihe Gynäkologie und Geburtshilfe, hrsg von Thomas Weyerstahl und Manfred Stauber, 4. Aufl., Stuttgart 2013, S. 234–244.

Binswanger, Otto: Die Hysterie, Wien 1904.

Bloos, F. und Kortüm, A.: Geschichte der Sepsis, in: Deutsche Sepsis-Gesellschaft e.V., 2006, unter https://web.archive.org/web/20081211005348/http:/webanae.med.uni-jena.de/WebObjects/DSGPortal.woa/WebServerResources/sepsis/geschichte.html, abgerufen am 02.12.2020.

Bohle, Hans Wilhelm: Das Marburger Elefantenskelett – Seine Geschichte als Teil einer Geschichte der vergleichenden Anatomie zwischen Medizin und Zoologie, in: Tote Objekte – Lebendige Geschichten. Exponate aus den Sammlungen der Philipps-Universität Marburg, hrsg. von Irmtraut Sahmland und Kornelia Grundmann, Petersberg 2014, S. 78–95.

Bohle, Hans Wilhelm: Von der Naturgeschichte zur Zoologie (Academia Marburgensis. Beiträge zur Geschichte der Philipps-Universität Marburg, Bd. 12), Münster, New York 2015.

Buettner, Kimberley A.: Franklin Paine Mall (1862–1917), in: Embryo Project Encyclopedia, 2018, unter https://embryo.asu.edu/pages/franklin-paine-mall-1862-1917, abgerufen am 21.12.2020.

Bürker, Karl: Hans Strahl – Rede, gehalten bei der Gedächtnisfeier der Medizinischen Fakultät der Landes-Universität am 25. Juli 1920, in: Nachrichten der Gießener Hochschulgesellschaft, 3. und 4. Jahrgang, Gießen 1921.

Buselmaier, Werner: Chromosomen des Menschen, in: Ders. (Hrsg.): Biologie für Mediziner, 13. Aufl., Berlin/Heidelberg 2015, S. 171–186; S. 156.

Catalogus Professorum Halensis: Beneke, Rudolf, unter: https://www.catalogus-professorum-halensis.de/benekerudolf.html, abgerufen am 02.12.2020.

Catalogus Professorum Halensis: Justi, Karl, unter https://www.catalogus-professorum-halensis.de/justikarl.html, abgerufen am 02.12.2020.

Catalogus Professorum Rostochiensium: Carl Garré, unter http://cpr.uni-rostock.de/resolve/id/cpr_person_00002908, abgerufen am 02.12.2020.

Carter, A. M. und Mess, A.: Hans Strahl's pioneering studies in comparative placentation, in: Placenta, Bd. 31, 2010, S. 848–852.

Cowl, W.: Zeichnen und Zeichenapparate, in: Enzyklopädie der Mikroskopischen Technik Band II L-Z, hrsg. von Paul Ehrlich, Rudolf Krause, Max Mosse, Heinrich Rosin und Karl Weigert, 2. Aufl., Berlin, Wien 1910, S. 621–629.

Deutsche Gesellschaft für Innere Medizin e.V.: Hugo Schottmüller, in: Gedenken & Erinnern – Die Deutsche Gesellschaft für Innere Medizin in der Zeit des Nationalsozialismus, unter: https://www.dgim-history.de/biografie/Schottm%C3%BCller;Hugo;1011, abgerufen am 01.12.2021.

Dimpfl, Thomas; Dautzenberg, Lydia und Stumpfe, Manfred: Pathologie der Anlage und Entwicklung der Schwangerschaft, in: Duale Reihe Gynäkologie und Geburtshilfe, hrsg. von Thomas Weyerstahl und Manfred Stauber, 4. Aufl., Stuttgart 2013, S. 458–474.

Dippel, Leopold: Das Mikroskop und seine Anwendung, Braunschweig 1882.

Doll, Sarah: Modelle und Präparate als Grundlage für anatomische Forschung, in: Wenn der Tod dem Leben dient – Der Mensch als Lehrmittel, hrsg. von Sarah Doll, Joachim Kirsch und Wolfgang Eckart, Berlin 2017.

Ebert, A. und David, M.: Friedrich Ahlfeld und sein Plazentalösungszeichen, in: Geburtshilfe Frauenheilkunde Bd. 75, Nr. 3, 2015, S. 230–231.

Ehrensenatorinnen und Ehrensenatoren der Philipps-Universität Marburg, unter https://www.uni-marburg.de/de/universitaet/profil/geschichte/ehrensenator-innen, abgerufen am 12.04.2021.

Ehrlich, Paul; Krause, Rudolf; Mosse, Max; Rosin, Heinrich und Weigert, Karl (Hrsg.): Azocarmin B, in: Enzyklopädie der Mikroskopischen Technik Band I A-K, 2. Aufl., Berlin, Wien 1910, S. 101.

Ehrlich, Paul; Krause, Rudolf; Mosse, Max; Rosin, Heinrich und Weigert, Karl (Hrsg.): Chloroform, in: Enzyklopädie der Mikroskopischen Technik Band I A-K, 2. Aufl., Berlin, Wien 1910, S. 208–209.

Ehrlich, Paul; Krause, Rudolf; Mosse, Max; Rosin, Heinrich und Weigert, Karl (Hrsg.): Mikrotom, in: Enzyklopädie der Mikroskopischen Technik Band II L-Z, 2. Aufl., Berlin, Wien 1910, S. 176–192.

Ehrlich, Paul; Krause, Rudolf; Mosse, Max; Rosin, Heinrich und Weigert, Karl (Hrsg.): Origanumöl, in: Enzyklopädie der Mikroskopischen Technik Band II L-Z, 2. Aufl., Berlin, Wien 1910, S. 328.

Ehrlich, Paul; Krause, Rudolf; Mosse, Max; Rosin, Heinrich und Weigert, Karl (Hrsg.): Xylol, in: Enzyklopädie der Mikroskopischen Technik Band II L-Z, 2. Aufl., Berlin, Wien 1910, S. 619–620.

Enke, Ulrike: Einleitung, in: Samuel Thomas Soemmerring: Schriften zur Embryologie und Teratologie, bearb. u. hrsg. von Ulrike Enke (Samuel Thomas Soemmerring. Werke, hrsg. von Jost Benedum und Werner Friedrich Kümmel, Bd. 11), Mainz 2000, S. 1–110.

Enke, Ulrike: Von der Schönheit der Embryonen. Samuel Thomas Soemmerrings Werk Icones embryonum humanorum, in: Geschichte des Ungeborenen. Zur Erfahrungs-. und Wissenschaftsgeschichte der Schwangerschaft im 17.-20. Jahrhundert, hrsg. von Barbara Duden, Jürgen Schlumbohm und Patrice Veit, Göttingen 2002, S. 205–235.

Enke, Ulrike: Vom Präparat zur Bilderfolge. Die Visualisierung der Regelhaftigkeit im Werk Samuel Thomas Soemmerrings, in: Anatomie und Anatomische Sammlungen im 18. Jahrhundert. Anlässlich der 250. Wiederkehr des Geburtstages von Philipp Friedrich Theodor Meckel (1755–1803), hrsg. von Rüdiger Schultka und Josef Neumann, Berlin 2007, S. 251–268.

Enke, Ulrike: Embryologie und Fehlbildungslehre im 18. und 19. Jahrhundert – Präparate aus der Sammlung des Museum Anatomicum, in: Das Marburger Medizinhistorische Museum – Museum Anatomicum, hrsg. von Kornelia Grundmann und Gerhard Aumüller (Marburger Stadtschriften zur Geschichte und Kultur, Bd. 98), Marburg 2012, S. 97–118.

Enke, Ulrike: Josef Benedikt Kurigers embryologische Wachstafel nach Soemmerring im Museum Anatomicum Marburg, in: Tote Objekte – Lebendige Geschichten. Exponate aus den Sammlungen der Philipps-Universität Marburg, hrsg. von Irmtraut Sahmland und Kornelia Grundmann, Petersberg 2014, S. 152–175.

Enke, Ulrike: „Schöne Embryonen" zwischen Wissenschaft und Bürgerstub: Zur Entstehung von Soemmerrings Icones embryonum humanorum und ihrer Rezeption im 19. Jahrhundert, in: Visualisierung des Ungeborenen, hrsg. von Daniel Hornuff und Heiner Fangerau, Paderborn 2020, S. 197–222.

Fangerau, Heiner und Hentschel, Klaus: Netzwerkanalyse in der Medizin- und Wissenschaftsgeschichte – Zur Einführung, in: Sudhoffs Archiv, Bd. 102, Nr. 2, 2018, S. 133–145.

Franke, Werner: Mikrophotographie, in: Ders. (Hrsg.): Prüfung von Papier, Pappe, Zellstoff und Holzstoff, Berlin, Heidelberg 1993, S. 157–163.

Fueter, Eduard K. und Elschenbroich, Adalbert: Haller, Albrecht von, in: Neue Deutsche Biographie, Bd. 7, 1966, unter: https://www.deutsche-biographie.de/pnd118545140.html#ndbcontent, abgerufen am 17.04.2021.

Göppert, Ernst: Emil Gasser, in: Anatomischer Anzeiger, Bd. 54, 1921, S. 150–157.

Grote, Katharina: Die Frage der Sterilisierung vom ausgehenden 19. Jahrhundert bis 1933 unter besonderer Berücksichtigung der sozialen Indikation aus ärztlicher Sicht, Diss. med., Marburg 2012.

Grundmann, Kornelia und Aumüller, Gerhard: Marburger Anatomen während des Dritten Reichs – Parteigenossen oder Karteigenossen?, in: Medizinhistorisches Journal, Bd. 31, 1998, S. 322–357.

Grundmann, Kornelia: Die Marburger Anatomen, in: Concertino. Ensemble aus Kultur- und Medizingeschichte. Festschrift zum 65. Geburtstag von Gerhard Aumüller (Schriften der Universitätsbibliothek Marburg, Bd. 113), Marburg 2008, S. 11–41.

Grundmann, Kornelia: Ein Rundgang durch die Marburger Sammlung, in: Das Marburger Medizinhistorische Museum – Museum Anatomicum, hrsg. von Kornelia Grundmann und Gerhard Aumüller (Marburger Stadtschriften zur Geschichte und Kultur, Bd. 98), Marburg 2012.

Grundmann, Kornelia und Aumüller, Gerhard (Hrsg.): Das Marburger Medizinhistorische Museum – Museum Anatomicum (Marburger Stadtschriften zur Geschichte und Kultur, Bd. 98), Marburg 2012.

Hach, W.: Entwicklung der Venenchirurgie, in: Operative und interventionelle Gefäßmedizin, hrsg. von Eike Sebastian Debus und Walter Gross-Fengels, Berlin, Heidelberg, 2012, S. 3–22.

Harting, P.: Theorie und allgemeine Beschreibung des Mikroskopes, hrsg. von Fr. W. Theile, Braunschweig 1866.

Häußler, Alfred: Zum Tod von Prof. Dr. med. Erich Blechschmidt, in: Medizin und Ideologie, Bd. 14, 1992, S. 12–14.

Hermann von Helmholtz-Zentrum für Kulturtechnik, Humboldt-Universität zu Berlin: Modell der oberen Körperhälfte eines menschlichen Embryos in der 4. Entwicklungswoche (Embryo Veit-Esch; Länge des Embryo: 2,4 mm), (Universitätssammlungen in Deutschland – Das Informationssystem zu Sammlungen und Museen an deutschen Universitäten) 2012, unter: http://www.universitaetssammlungen.de/modell/2486, abgerufen am 04.01.2021.

Hertwig, Oscar: Einleitung und allgemeine Litteraturübersicht, in: Ders. (Hrsg.): Handbuch der vergleichenden und experimentellen Entwickelungslehre der Wirbeltiere – Erster Band. Erster Teil, Jena 1901, S. 1–85.

Hertwig, Oscar: Die Lehre von den Keimblättern, in: Ders. (Hrsg.): Handbuch der vergleichenden und experimentellen Entwickelungslehre der Wirbeltiere – Erster Band. Erster Teil, Jena 1903, S. 699–966.

Hessische Biografie: Benninghoff, Alfred, unter https://www.lagis-hessen.de/pnd/116121505, abgerufen am 28.12.2020.

Hessische Biografie: Bose, Louise Wilhelmine Gräfin von, unter https://www.lagis-hessen.de/de/subjects/idrec/sn/bio/id/3996, abgerufen am 21.02.2021.

Hessische Biografie: Langhans, Theodor, unter https://www.lagis-hessen.de/pnd/116724161, abgerufen am 12.04.2021.

Holstein, Thomas W.: Ein Leben ohne Altern. Wie Stammzellen den Süßwasserpolypen Hydra unsterblich machen, in: Ruperto Carola Forschungsmagazin, Bd. 1, 2012, S. 87–93.

Hopwood, Nick: Producing Development: The Anatomy of Human Embryos and the Norms of Wilhelm His, in: Bulletin of the History of Medicine Bd. 74, Nr. 1, 2000, S. 29–79.

Hopwood, Nick: Embryos in wax: Models from the Ziegler Studio, hrsg. von The Whipple Museum of the History of Science, Cambridge, Bern 2002.

Hopwood, Nick: Embryonen „auf dem Altar der Wissenschaft zu opfern" – Entwicklungsreihen im späten neunzehnten Jahrhundert, in: Geschichte des Ungeborenen – Zur Erfahrungs- und Wissenschaftsgeschichte der Schwangerschaft, 17.-20. Jahrhundert, hrsg. von Barbara Duden, Jürgen Schlumbohm und Patrice Veit, Göttingen 2002.

Hopwood, Nick: A history of normal plates, tables and stages in vertebrate embryology, in: International Journal of Developmental Biology Bd. 51, 2007, S. 1–26.

Hopwood, Nick: Inclusion and exclusion in the history of developmental biology, in: Development, Bd. 146, 2019, S. 1–7.

Hübner, A.: Chirurgenverzeichnis, Berlin, Heidelberg 1958, S. 408.

Hüneke, Bernd: Frauenklinik, in: 100 Jahre Universitäts-Krankenhaus Eppendorf 1889–1989, hrsg. von Ursula Weisser, Tübingen 1989, S. 249–256.

Jäger, Gustav: Die Wunder der unsichtbaren Welt durch das Mikroskop, Berlin 1867.

Janssen, Werner: Institut für Rechtsmedizin, in: 100 Jahre Universitäts-Krankenhaus Eppendorf 1889–1989, hrsg. von Ursula Weisser, Tübingen 1989, S. 356–359; S. 356.

Junker, Thomas: Geschichte der Biologie: Die Wissenschaft vom Leben, München 2004.

Kaiserling, Carl: Lehrbuch der Mikrophotographie nebst Bemerkungen über Vergrösserung und Projektion, Berlin 1903.

Kaiserling, Carl: Mikrophotographie, in: Enzyklopädie der Mikroskopischen Technik Band II L-Z, hrsg. von Paul Ehrlich, Rudolf Krause, Max Mosse, Heinrich Rosin und Karl Weigert, 2. Aufl., Berlin, Wien 1910, S. 125-153.

Knoll, Martin: Nil sub sole novum oder neue Bodenhaftung? Der material turn und die Geschichtswissenschaft, in: Neue Politische Literatur, Bd. 54, Nr. 2, 2014, S. 191-208.

Kohler, Robert E.: Finders, Keepers: Collecting Sciences and Collecting Practise, in: History of Science, Bd. 45, 2007, S. 428-454.

Korte, Peter: Die Tätigkeit des Marburger Pathologischen Instituts unter Leonhard Jores und Walther Berblinger 1913-1918, Diss. med., Marburg 2014.

Krejsa MacManus, Susanne und Fiala, Christian: Der Detektiv der fruchtbaren Tage – Die Geschichte des Gynäkologen Hermann Knaus (1892-1970), Wien 2007.

Krankenhaus Stockach: Die Geschichte des Hauses, unter https://www.krankenhaus-stockach.de/das-krankenhaus-1/geschichte-des-hauses/, abgerufen am 02.12.2020.

Krug, Hans-Peter: Die Marburger Anatomenfamilie, Diss. med., Marburg 1992.

Labouvie, Eva: Geburt und Tod in der frühen Neuzeit. Letzter Dienst und der Umgang mit besonderen Verstorbenen, in: Rituale der Geburt. Eine Kulturgeschichte, hrsg. von Jürgen Schlumbohm, Barbara Duden, Jacques Gélis und Patrice Veit, München 1998, S. 289-307.

Lang, Gudrun: Histotechnik – Praxislehrbuch für die Biomedizinische Analytik, Wien 2006.

Lemberg, Margret: Gräfin Louise Bose und das Schicksal ihrer Stiftungen und Vermächtnisse (Veröffentlichungen der Historischen Kommission für Hessen 46 Kleine Schriften, Bd. 4), Marburg 1998.

Lermann, J.; Müller, A.; Schulze, C.; Becker, S.; Boosz, A.; Renner, S. P. und Beckmann, M. W.: Die Extrauteringravidität, in: Frauenheilkunde up2date, Bd. 3, Nr. 5, 2009, S. 383-402.

Locher, W. und Steger, F.: Ein medizinisches Weltblatt – Große Namen und bedeutende Arbeiten in der MMW, in: MMW – Fortschritte der Medizin, Bd. 150, Nr. 48, 2016, S. 10-25.

Lurie, Samuel: The history of the diagnosis and treatment of ectopic pregnancy: a medical adventure, in: European Journal of Obstetrics & Gynecology and Reproductive Biology, Bd. 43, 1992, S. 1-7.

Manny, Astrid: Joseph Hugo Vinvenz Disse (1852–1912). Leben und Werk, Diss. med., Marburg 1992.

Markert, Michael: Modellierte Individualentwicklung. Humanembryologische Praktiken an der Universität Göttingen in der zweiten Hälfte des 20. Jahrhunderts, in: NTM Zeitschrift für Geschichte der Wissenschaften, Technik und Medizin, Bd. 282, 2020, S. 481–517.

Mayer, P.: Carmin, in: Enzyklopädie der Mikroskopischen Technik Band I A-K, hrsg. von Paul Ehrlich, Rudolf Krause, Max Mosse, Heinrich Rosin und Karl Weigert, 2. Aufl., Berlin, Wien 1910, S. 167–172.

Mayer, P.: Hämatoxylin, in: Enzyklopädie der Mikroskopischen Technik Band I A-K, hrsg. von Paul Ehrlich, Rudolf Krause, Max Mosse, Heinrich Rosin und Karl Weigert, 2. Aufl., Berlin, Wien 1910, S. 598–602.

McLaughlin, Peter: Kants Kritik der teleologischen Urteilskraft (Abhandlungen zur Philosophie, Psychologie und Pädagogik, Bd. 221), Bonn 1989.

Metz-Becker, Marita: Kindsmord in Marburg: Fallbeispiele aus hessischen Kriminalakten des 19. Jahrhunderts, in: Kindsmord und Neonatizid – Kulturwissenschaftliche Perspektiven auf die Geschichte der Kindstötung, hrsg. von Marita Metz-Becker, Marburg 2012, S. 39–51.

Meyers Großes Konversations-Lexikon. Ein Nachschlagwerk des allgemeinen Wissens: Mikroskopische Präparate, Bd. 13, 6. Aufl., Leipzig, Wien 1908, unter http://www.zeno.org/Meyers-1905/A/Mikroskopische+Präparate, abgerufen am 12.04.2021.

Mildenberger, Florian: Anatom, Abtreibungsgegner, Antidarwinist: Die drei Leben des Erich Blechschmidt (1904–1992), in: Medizinhistorisches Journal, Bd. 51, Nr. 3, 2016, S. 246–279.

Mittal, H.; Das, S. und Faridi, M.: Management of newborn infant born to mother suffering from tuberculosis: Current recommendations & gaps in knowledge, in: The Indian Journal of Medical Research, Bd. 140, Nr. 1, 2014, S. 32–39.

Moore, John: Science as a Way of Knowing: Developmental Biology, in: American Zoologist, Bd. 27, Nr. 2, 1897, S. 415–573.

Morgan, Lynn: Icons of Life: A Cultural History of Human Embryos, Oakland 2009.

Mosse, Max: Borsäure, in: Enzyklopädie der Mikroskopischen Technik Band I A-K, hrsg. von Paul Ehrlich, Rudolf Krause, Max Mosse, Heinrich Rosin und Karl Weigert, 2. Aufl., Berlin 1910, S. 157–158.

Mulisch, Maria und Welsch, Ulrich: Romeis – Mikroskopische Technik, Berlin, Heidelberg 2015.

Müller, Karsten: Alt, aber noch gut in Schuss, in: Kreiszeitung, 28.08.2016, unter kreiszeitung.de/lokales/rotenburg/scheessel-ort52321/alt-aber-noch-schuss-6686697.html, abgerufen am 12.04.2021.

Müller-Freienfels, Richard (Hrsg.): Mechanistische Weltansicht, in: Eislers Handwörterbuch der Philosophie, Berlin 1922, S. 390–392.

Munziger Online/Länder – Internationales Handbuch: China, Volksrepublik Hongkong, unter https://www.munzinger.de/search/document?index=mol-03&id=03000HGK000&type=text/html&query.key=Low9LPrx&template=/publikationen/laender/document.jsp&preview=, abgerufen am 02.12.2020.

Munziger Online/Länder – Internationales Handbuch: China, Volksrepublik Macau, unter https://www.munzinger.de/search/document?index=mol-03&id=03000MAC010&type=text/html&query.key=nKqVffQ1&template=/publikationen/laender/document.jsp&preview=, abgerufen am 02.12.2020.

Nestawal, Stephanie: Monstrosität, Malformation, Mutation: von Mythologie zu Pathologie, Frankfurt a/M 2010.

Neumayer, L.: Paraffin und Paraffineinbettung, in: Enzyklopädie der Mikroskopischen Technik, Band II L-Z, hrsg. von Paul Ehrlich, Rudolf Krause, Max Mosse, Heinrich Rosin und Karl Weigert, 2. Aufl., Berlin, Wien 1910, S. 356–373.

O'Rahilly, Ronan: One Hundred Years of Human Embryology, in: Issues and Reviews in Teratology, Bd. 4, 1988, S. 81–128.

Ortmann, R.: Prof. Dr. Otto Veit – Ein Nachruf und ein Stück Geschichte der Kölner Anatomie, in: Acta Anatomica Bd. 94, 1976, S. 161–168.

Pathologisches Institut der Universität Würzburg: Martin Benno Schmidt, unter https://www.pathologie.uni-wuerzburg.de/geschichte/historische-direktoren/martin-benno-schmidt/, abgerufen am 12.04.2021.

Peter, K.: Rekonstruktionen, in: Enzyklopädie der Mikroskopischen Technik Band II L-Z, hrsg. von Paul Ehrlich, Rudolf Krause, Max Mosse, Heinrich Rosin und Karl Weigert, 2. Aufl., Berlin, Wien 1910, S. 451–469.

Pfeiffer, J.: Hirnforschung in Deutschlang 1849 bis 1974, Berlin, Heidelberg 2004.

Platt, Arthur: De Generatione Animalium, in: The works of Aristotle translated into English, hrsg. von W.D. Ross und J.A. Smith, Oxford 1910.

Platte, Annika: Das Ereignis der Geburt – Medizinisches Wissen und Deutung des Geburtsaktes vom ausgehenden 18. bis zur Mitte des 19. Jahrhunderts (Beiträge zur Wissenschafts- und Medizingeschichte – Marburger Schriftenreihe, hrsg. von Irmtraut Sahmland, Bd. 5), Berlin 2017.

Poll, H.: Chromsaure Salze, in: Enzyklopädie der mikroskopischen Technik Band I A-K, hrsg. von Paul Ehrlich, Rudolf Krause, Max Mosse, Heinrich Rosin und Karl Weigert, 2. Aufl., Berlin, Wien 1910, S. 225–231.

Professorenkatalog der Philipps-Universität Marburg, Einträge zu:

- Ahlfeld, Johann Friedrich, unter https://professorenkatalog.online.uni-marburg.de/de/pkat/gsrec/details?current=1&q=ahlfeld, abgerufen am 20.12.2020.
- Bach, Ludwig R., unter https://professorenkatalog.online.uni-marburg.de/de/pkat/gsrec/details?current=1&q=ludwig bach, abgerufen am 03.01.2021.
- Disse, Joseph Hugo Vincenz, unter https://professorenkatalog.online.uni-marburg.de/de/pkat/gsrec/details?current=1&q=disse, abgerufen am 12.04.2021.
- Dohrn, Hans Heinrich Alfred Rudolf, unter https://professorenkatalog.online.uni-marburg.de/de/pkat/gsrec/details?current=1&q=dohrn, aufgerufen am 10.04.2021.
- Esch, Peter, unter https://professorenkatalog.online.uni-marburg.de/de/pkat/gsrec/details?current=1&q=esch, abgerufen am 12.04.2021.
- Gasser, Emil, unter https://professorenkatalog.online.uni-marburg.de/de/pkat/gsrec/details?current=1&q=gasser, abgerufen am 12.04.2021.
- Lieberkühn, Samuel Nathanael, unter https://professorenkatalog.online.uni-marburg.de/de/pkat/gsrec/details?current=2&q=lieberkühn, abgerufen am 18.12.2020.
- Strahl, Hans August Balthasar, unter https://professorenkatalog.online.uni-marburg.de/de/pkat/gsrec/details?current=1&q=strahl, abgerufen am 18.12.2020.
- Veit, Otto Siegfried Karl Johann, unter https://professorenkatalog.online.uni-marburg.de/de/pkat/gsrec/details?current=3&q=veit., abgerufen am 18.12.2020.
- Wagener, Guido Richard, unter https://professorenkatalog.online.uni-marburg.de/de/pkat/gsrec/details?current=3&q=wagener, abgerufen am 12.04.2021.
- Zumstein, Johann Jacob, unter https://professorenkatalog.online.uni-marburg.de/de/pkat/idrec?id=9679, abgerufen am 12.04.2020.

Pschyrembel Online: Langhans-Zellen, 2016, unter https://www.pschyrembel.de/Langhans-Zellen/K0CJ9, abgerufen am 02.01.2021.

Quecke, Kurt: Die Geschichte der Medizinischen Fakultät der Universität Marburg, in: Das Gesundheitswesen in Hessen, Trautheim, Mainz 1962, S. 221–238.

Roe, Shirley A.: Matter, Life and Generation: Eighteenth-Century Embryology and the Haller-Wolff Debate, Cambridge 1981.

Ronel, Joram; Noll-Hussong, Michael und Lahmann, Claas: Von der Hysterie zur F45.0, in: Psychotherapie im Dialog, Bd. 9, Nr. 3, 2008, S. 207–216.

Rosin, Heinrich: Eosin, in: Enzyklopädie der Mikroskopischen Technik Band I A-K, hrsg. von Paul Ehrlich, Rudolf Krause, Max Mosse, Heinrich Rosin und Karl Weigert, 2. Aufl., Berlin, Wien 1910, S. 355–358.

Roux, Wilhelm: Nekrolog: Professor Dr. Gustav Born, in: Archiv für mikroskopische Anatomie, Bd. 10, 1900, S. 256–262.

Sadler, Thomas W.: Medizinische Embryologie – Die normale menschliche Entwicklung und ihre Fehlbildungen, 10. Aufl., Stuttgart 2003.

Sadler, Thomas W.: Taschenlehrbuch Embryologie, 12. Aufl., Stuttgart 2014.

Savada, David; Hillis, David M.; Heller, H. Craig und Hacker, Sally D.: Entwicklung der Tiere, in: Purves Biologie, hrsg. von Jürgen Markl, 10. Aufl., Berlin 2019, S. 1315–1344.

Schäfer, Daniel: „Ueber Leichenentbindungen" am Ende des 20. Jahrhunderts, in: Ethik in der Medizin, Bd. 10, 1998, S. 227–240.

Schmuck, Thomas: Baltische Genesis – Die Grundlegung der Embryologie im 19. Jahrhundert (Relationes. Schriftenreihe des Vorhabens: „Wissenschaftsbeziehungen im 19. Jahrhundert zwischen Deutschland und Russland auf den Gebieten Chemie, Pharmazie und Medizin" bei der Sächsischen Akademie der Wissenschaften zu Leipzig, Bd. 2), Aachen 2009.

Schneider, Olaf: Der „Hortus Eystettensis" und Briefe aus dem Nachlass von Karl Ernst von Baer – Historisches Erbe der Universitätsbibliothek mit Hilfe der GHG gesichert, in: Gießener Universitätsblätter, Bd. 49, 2016, S. 91–100.

Sperling, Urte: Schwangerschaft und Medizin. Zur Genese und Geschichte der Medikalisierung des weiblichen Gebärvermögens, in: Jahrbuch für Kritische Medizin und Gesundheitswissenschaften, 23. Aufl., Hamburg 1994, S. 7–21.

Spuler, A.: Cochenille, in: Enzyklopädie der Mikroskopischen Technik Band I A-K, hrsg. von Paul Ehrlich, Rudolf Krause, Max Mosse, Heinrich Rosin und Karl Weigert, 2. Aufl., Berlin, Wien 1910, S. 238–242.

Strassmann, F.: Blut, in: Enzyklopädie der mikroskopischen Technik Band I A-K, hrsg. von Paul Ehrlich, Rudolf Krause, Max Mosse, Heinrich Rosin und Karl Weigert, 2. Aufl., Berlin, Wien 1910, S. 110–137.

Tagesnachrichten und Notizen, in: Zeitschrift für Augenheilkunde, Bd. 6, 1901, S. 176–177.

v. Tellyesniczky: Fixation, in: Enzyklopädie der Mikroskopischen Technik Band 1 A-K, hrsg. von Paul Ehrlich, Rudolf Krause, Max Mosse, Heinrich Rosin und Karl Weigert, 2. Aufl., Berlin, Wien 1910, S. 460–473.

Toepfer, Georg: Vitalismus, in: Historisches Wörterbuch der Biologie, Stuttgart 2011, S. 692–710.

Uhl, Bernhard: Komplette Mole (Blasenmole), in: Ders. (Hrsg.): Gynäkologie und Geburtshilfe compact, Stuttgart 2013, S. 92.

Uhlmann, Gordon und Weisser, Ursula: Grundzüge einer Geschichte des Eppendorfer Krankenhauses, in: 100 Jahr Universitäts-Krankenhaus Eppendorf 1889–1989, hrsg. von Ursula Weisser, Tübingen 1989, S. 12–129.

Ulrich, Nina: Das Museum Anatomicum am Fachbereich Medizin der Philipps-Universität Marburg. Provenienzforschung zu einer Lehrsammlung des 19. Jahrhunderts (Beiträge zur Wissenschafts- und Medizingeschichte. Marburger Schriftenreihe, Bd. 3), Frankfurt/M. 2017.

Uschmann, Georg: Haeckel, Ernst Heinrich Philipp August, in: Neue Deutsche Biographie, Bd. 7, 1966, unter https://www.deutsche-biographie.de/sfz61050.html, abgerufen am 10.04.2021.

Vasil, Indra K.: A history of plant biotechnology: from the Cell Theory of Schleiden and Schwann to biotech crops, in: Plant Cell Reports, Bd. 27, 2008, S. 1423–1440.

Verzeichnis der Professorinnen und Professoren der Universität Mainz: Adolf Dabelow, unter http://gutenberg-biographics.ub.uni-mainz.de/id/b2479 32b-1c25-4d19-8091-b652d660b76b, abgerufen am 26.11.2020.

Voswinckel, Peter: Pfannenstiel, Hermann Johannes, in: Neue Deutsche Biografie, Bd. 20, 2001, unter https://www.deutsche-biographie.de/gnd119417 855.html#ndbcontent, abgerufen am 21.03.2021.

Wagner, Uwe: Erweiterte Radikale Abdominale Hysterektomie, in: Operationsatlas gynäkologische Onkologie, hrsg. von Uwe Wagner, Rainer Hoffmann und Detlef Bartsch, Berlin, Heidelberg 2013, S. 109–118.

Walzl, M. G.: Meilensteine der embryologischen Forschung für das Verständnis von Entwicklungsgeschehen, in: Welträtsel und Lebenswunder. Ernst Haeckel – Werk, Wirkung und Folgen, hrsg. von Erna Aescht, Linz 1998, S. 131–146.

Webpräsenz des Instituts für Anatomie der Universität Leipzig: Geschichtliche Aspekte über das Anatomische Institut Leipzig, unter https://anatomie.medizin.uni-leipzig.de/about.html, abgerufen am 31.12.2020.

Weingärtner, Jens: Allantois, in: Pschyrembel Online, 2020 unter https://www.pschyrembel.de/Allantois/K021V, abgerufen am 10.04.2021.

Wellmann, Janina: Die Form des Werdens – Eine Kulturgeschichte der Embryologie 1760–1830 (Wissenschaftsgeschichte, hrsg. von Michael Hagner und Hans-Jörg Rheinberger), Göttingen 2010.

Wellner, Karen: Carnegie Institution of Washington Department of Embryology, in: Embryo Project Encyclopedia, 2010, unter https://embryo.asu.edu/pages/carnegie-institution-washington-department-embryology, abgerufen am 22.12.2020.

Woycke, James: Birth Control in Germany 1871–1933, London, New York 1988.

Zimmermann, Anthony: How Ogino discovered Rhythm, in: The Linacre Quarterly, Bd. 62, Nr. 1, 1995, S. 29–32.

8 Anhang

8.1 Übersicht der in den Versand von Embryonen nach Marburg involvierten Ärzte

Tabelle 3: Übersicht der in den Versand von Embryonen nach Marburg involvierten Ärzte (vgl. hierzu Kapitel 3.2).

Kontakt	Ort, aus dem Präparate geschickt wurden	Anzahl und Zeitraum der Gasser-Korrespondenzen	Gleichnamige Schnittserien.	Profession	Verbindung nach Marburg	Publikationen und Forschungsinteressen	Mutmaßliche Motive für Embryonenversand.
Friedrich Ahlfeld	Marburg (?)		Eine un-datierte Serie	Gynäkologe (Klinik)	Direktor der Entbindungs- und Hebammenlehranstalt (1883–1907) und Professor für Geburtshilfe und Gynäkologie an der Universität Marburg (1883–1909)	Werke zur Geburtshilfe, zur Händedesinfektion und zur rechtlichen Stellung des ungeborenen Kindes	Forschungsinteresse
Paul Guder	Laasphe		Zwei Serien vom September 1910	Kreisarzt; Ausbildung an psychiatrischen Kliniken	1923 Ernennung zum Ehrensenator der Universität Marburg „für die Zuweisung von wertvollem Sektionsmaterial und von Kranken mit seltenen Krankheitsbildern"[830]; Hatte ein Glas zum Versand von Embryonen[831]	Dissertation über die Wirkung von Chinin auf das menschliche Hörorgan	

---

830 Ehrensenatorinnen und Ehrensenatoren der Philipps-Universität Marburg.
831 Vgl. UniA Marburg, 308/12, Nr. 14: Leicheneingangsbücher.

Kontakt	Ort, aus dem Präparate geschickt wurden	Anzahl und Zeitraum der Gasser-Korrespondenzen	Gleichnamige Schnittserien.	Profession	Verbindung nach Marburg	Publikationen und Forschungsinteressen	Mutmaßliche Motive für Embryonenversand.
Karl Justi	Hongkong oder Macao		Eine Serie vom April 1911 („Justi-China")	1903–1913 Arzt in der Deutschen Kolonie in Hongkong und Macao	Promotion in Marburg (1897), kehrte 1919 nach Marburg zurück, um dort als Arzt zu praktizieren	Dissertation über tuberkulöses Granulationsgewebe	Förderung durch Gasser in Marburg (?)
Kück-mann	Heek	Ein Brief vom 6.1.? mit einem mutmaßlich embryologischen Präparat			Bezeichnete sich in einem Brief als „dankbar ergebenen alten Schüler" [832] Gassers		Förderung durch Gasser während Studienzeit
Arzt aus Thüngen	Thüngen	Ein Brief vom 10.03.1912 mit Ankündigung, Hebammen instruieren und Präparate schicken zu woollen			Bezeichnete sich in einem Brief als „dankbarer Schüler"[833] Gassers		Förderung durch Gasser während Studienzeit
Prölss	Bremer-vörde	Drei Briefe von 1912 bis 1914 zu vier versandten Embryonen und Feten		Kreisarzt (nieder-gelassen)	Neffe Leo Gerken studierte Medizin in Marburg bei Gasser		Protegieren seines Neffen

(*fortgeführt*)

---

832 Vgl. UniA Marburg, 308/12, Nr. 63: Korrespondenz von Emil Gasser, Brief von Dr. med Kückmann an Gasser vom 06.01. unbekannten Jahres.
833 Vgl. UniA Marburg, 308/12, Nr. 63: Korrespondenz von Emil Gasser, Brief von einem Arzt aus Thüngen an Gasser vom 10.03.1912.

Tabelle 3: Fortsetzung

Kontakt	Ort, aus dem Präparate geschickt wurden	Anzahl und Zeitraum der Gasser-Korrespondenzen	Gleichnamige Schnittserien.	Profession	Verbindung nach Marburg	Publikationen und Forschungsinteressen	Mutmaßliche Motive für Embryonenversand.
Fründ	Bonn	4 Briefe von 1910 bis 1911 mit Auskunft darüber, dass er hoffe, Dr. Mehrdorfs Nachfolger „zum Sammeln von Material bestimmen zu können"[834] sowie, dass „Dr. Mehrdorf […] seinen Nachfolger veranlasst habe, auch weiterhin embryologisches Material zu Sammeln"[835]		Chirurg (Klinik)	Arbeitete 1909 als erster Assistent in der Marburger Anatomie	Dissertation über phlebitische Leberabszesse nach Appendizitis; laut Briefen plante er, (nicht näher spezifizierte) Präparate in Bonn schneiden zu woolen	Erhielt von Gasser leihweise Bücher und Mikrotomteile, bat darum, Fotografien von Brust-Querschnitten der Marburger Sammlung anfertigen zu dürfen; Förderung durch Gasser während Tätigkeit in Marburg

---

834 Vgl. UniA Marburg, 308/12, Nr. 63: Korrespondenz von Emil Gasser, Brief von Dr. Fründ an Gasser vom 5.5.1910.
835 Vgl. UniA Marburg, 308/12, Nr. 63: Korrespondenz von Emil Gasser, Brief von Dr. Fründ an Gasser vom 7.6.1910.

Kontakt	Ort, aus dem Präparate geschickt wurden	Anzahl und Zeitraum der Gasser-Korrespondenzen	Gleichnamige Schnittserien.	Profession	Verbindung nach Marburg	Publikationen und Forschungsinteressen	Mutmaßliche Motive für Embryonenversand.
Hermann Kehl	Hamburg	Drei Briefe von 1912 zu sechs versandten Präparaten, davon mindestens vier im Auftrag Hugo Schottmüllers		Chirurg (Klinik)	Promovierte 1911 und habilitierte sich 1918 in Marburg; war 1911 unter Gasser in der Anatomie tätig, 1912 in der Chirurgie in Hamburg-Eppendorf sowie 1913–1924 in der Chirurgie in Marburg und Heidelberg	Veröffentlichte Werke über Gasbrand, Wundstarrkrampf, parasitäre Erkrankungen der Bauchhöhle und Brust, Zwerchfellverletzungen und zahlreiche weitere Abhandlungen zu chirurgischen Themen	Förderung durch Gasser während Studium in Marburg/ Tätigkeit in Anatomie (?)
Hugo Schottmüller	Hamburg	Ein Brief vom 03.11.1912 mit Frage zur Histologie der durch seinen Assistenten versandten Embryonen		Internist (Klinik)	Verbindung nach Marburg über seinen Kollegen Kehl	Entdecker der Typhusbakterien A und B (1900) sowie des Bakteriums Streptococcus viridans, Begründer einer Sepsisdefinition. Darüber hinaus Forschung zu gynäkologischen Themen: Vorträge zur Extrauteringravidität (1912) und Kürettage bei Abort (1921) vor der Nordwestdeutschen Gesellschaft für Gynäkologie	Eigenes wissenschaftliches Interesse

(fortgeführt)

Tabelle 3: Fortsetzung

Kontakt	Ort, aus dem Präparate geschickt wurden	Anzahl und Zeitraum der Gasser-Korrespondenzen	Gleichnamige Schnittserien.	Profession	Verbindung nach Marburg	Publikationen und Forschungsinteressen	Mutmaßliche Motive für Embryonenversand.
Andreas	Wilhelm-haven	Vier Briefe und eine Verlobungskarte von 1911 und 1912; versandte vier eigene Präparate und „einige ältere Präparate, die Kollege Knoop schon mehrere Jahre in Alkohol aufgehoben hat." [836]	Eine Serie von 1913	Gynäkologe	Verbrachte Weihnachten 1911 in Marburg, familiäre Verbindung dorthin (?) Mutmaßlich Kollege von Dr. Keese		Bat Gasser darum, an Leichen in der Marburger Anatomie die Totalextirpation des Uterus nach Wertheim durchführen zu dürfen
Prosektor der städtischen Krankenanstalten zu Mannheim	Mannheim	Zwei Briefe von 1910 zu einem Präparat		Anatom	Arbeitete mit Dr. Reuter zusammen in Hamburg, der zuvor Assistent im Marburger Anatomischen Institut war		Austausch von Präparaten unter Anatomen (?)

836 Vgl. UniA Marburg, 308/12, Nr. 63: Korrespondenz von Emil Gasser, Brief von Dr. Andreas an Gasser vom 5.3.1912.

Kontakt	Ort, aus dem Präparate geschickt wurden	Anzahl und Zeitraum der Gasser-Korrespondenzen	Gleichnamige Schnittserien.	Profession	Verbindung nach Marburg	Publikationen und Forschungsinteressen	Mutmaßliche Motive für Embryonenversand.
Wilhelm Breipohl	Bielefeld	Drei Briefe von 1910 und 1911 zu drei Präparaten		Mutmaßlich Gynäkologe (gynäkologische Diss. und laut Korrespondenzen Kontakt zu Hebammen)	Dissertation 1900 in Marburg	Dissertation über die puerperalen Todesfälle der Marburger Universitäts-Frauenklinik	Eigenes wissenschaftliches Interesse (bat Gasser um Nachricht, sofern dieser etwas Pathologisches am übersandten Präparat finde); wurde von Lohmann in Gassers Auftrag bezüglich der Sendung von Präparaten 1910 angefragt
Bernhard Keese	Heppens-Wilhelmshaven	Drei Briefe von 1910 bis 1913 zu einem versandten Embryo und einer Mole; außerdem die Angabe, er habe Hebammen zum Aufbewahren von Präparaten instruiert		Mutmaßlich Gynäkologe (räumte laut Brief Mole bei einer Patientin aus; Kontakt zu Hebammen)	Dissertation 1906 in Marburg	Dissertation über Campherwirkung auf Herz und Gefäße von Säugetieren	Erhielt eine direkte Anfrage von Gasser zum Embryonenversand.
Sophie Bähr	Kassel	Ein undatierter Brief zu einem versandten Präparat		Hebamme	Verbindung zu Dr. Baumgart (?)		Bezahlung

(*fortgeführt*)

Tabelle 3: Fortsetzung

Kontakt	Ort, aus dem Präparate geschickt wurden	Anzahl und Zeitraum der Gasser-Korrespondenzen	Gleichnamige Schnittserien.	Profession	Verbindung nach Marburg	Publikationen und Forschungsinteressen	Mutmaßliche Motive für Embryonenversand.
Misgeld	Recklinghausen	Drei Briefe von 1910 und undatiert zum Versand zweier Embryonen und zur Instruktion weiterer Kollegen bezüglich der Weiterleitung von Präparaten	Vier Serien (von 1907, 1910, 1911 und eine un-datierte)		Hatte eine Kanne mit 10 %iger Formollösung zum Versand von Embryonen[837]		Erhielt von Gasser anatomische Präparate für seinen Sanitätskolonnen-Unterricht
Theodor Langhans	Bern		Sechs Serien von 1894 bis 1907	Professor für pathologische Anatomie (Universität Bern)	Habilitation in Marburg 1868; vermutlich Kontakt zu Gasser in Bern	Eine Publikation zum menschlichen Chorion; mehrere vergleichend-pathologische Veröffentlichungen	Forschungsinteresse; stellte schon His Präparate zur Verfügung
Peter Esch			Eine Serie von 1912 und eine von 1913	Gynäkologe (Frauenklinik Marburg)	1910–1922 Arzt in der Marburger Frauenklinik; beschrieb gemeinsam mit Otto Veit 1922 eingehend den im Katalog als „Esch I" bezeichneten Embryo	Zahlreiche Publikationen zu geburtshilflichen Themen[838]	Unterstützung von Kollegen in Marburg (?)

---

837 Vgl. UniA Marburg, 308/12, Nr. 14: Leicheneingangsbücher.
838 Vgl. Esch, Peter: Über die Kolpohysterotomia, Leipzig 1912; Esch, Peter und Zangemeister, Wilhelm: Diagnostische und therapeutische Irrtümer und ihre Verhütung beim Neugeborenen, Leipzig 1922; Esch, Peter; Martius, H.; Pankow, O; Peham, H. v. und Schönholz, L.: Klinik der Uterus-Tumoren, in: Handbuch der Gynäkologie, hrsg. von W. Stoeckel, Bd. 6, München 1931.

Kontakt	Ort, aus dem Präparate geschickt wurden	Anzahl und Zeitraum der Gasser-Korrespondenzen	Gleichnamige Schnittserien.	Profession	Verbindung nach Marburg	Publikationen und Forschungsinteressen	Mutmaßliche Motive für Embryonenversand.
Hans von Both	Kassel (?)		10 Serien von 1907 bis 1912	Gynäkologe (Privatklinik?[839])			
Brünjes	Laasphe				Hatte zwei Gläser zum Versand von Embryonen[840]		
Burgmann	Siegen				Hatte eine Kanne mit Glas zum Versand von Embryonen[841]		
H. Wiesemann	Gera				Hatte zwei Gläser zum Versand von Embryonen[842]		
K.E. Veit	Lehrte				Verwandter von Otto Veit (?) Hatte zwei Gläser zum Versand von Embryonen[843]		
Wilhelm Auel	Hersfeld				Hatte Gefäße zum Versand von Embryonen[844]		
Georg Baumgart	Kassel			Gynäkologe an der Entbindungsanstalt	Hatte Gefäße zum Versand von Embryonen[845]		

---

839 Vgl. Adreßbuch der Residenzstadt Cassel für das Jahr 1910, Kassel 1909, S. 36.
840 Vgl. UniA Marburg, 308/12, Nr. 14: Leicheneingangsbücher.
841 Vgl. ebd.
842 Vgl. ebd.
843 Vgl. ebd.
844 Vgl. ebd.
845 Vgl. ebd.

8.2 Abbildungsverzeichnis

Abbildung 1: Jung'sches Mikrotom (aus: Ehrlich, Paul et al.: Mikrotom, in: Enzyklopädie der Mikroskopischen Technik Band II L-Z, 2. Aufl., Berlin, Wien 1910, S. 176–192; S. 183). 34

Abbildung 2: Auflistung der 1909 am Anatomischen Institut Marburgs vorhandenen Mikrotommesser (UniA Marburg, 308/12, Nr. 75: Mikrotome und Mikrotommesser 1909, 1926, 1935). 35

Abbildung 3: Tabelle mit Daten zu den Frauen, von denen die Aborte stammten, die in His' Sammlung eingingen (aus: His, Wilhelm: Anatomie menschlicher Embryonen – II. Gestalt- und Grössenentwicklung bis zum Schluss des 2. Monats, 2. Bd., Leipzig 1882, S. 74). 50

Abbildung 4: Anfertigung von humanembryologischen Schnittserien der Gasser-Strahl'schen Sammlung laut Verzeichnis der menschlichen Schnittserien (eigene Darstellung). 75

Abbildung 5: Orte, aus denen Gasser Embryonen zugesandt wurden laut Korrespondenzunterlagen, Bezeichnung der Schnittserien und Verzeichnis der Ärzte, bei denen Gefäße für den Embryonenversand untergebracht waren (eigene Darstellung, basierend auf UniA Marburg, 308/12, Nr. 63: Korrespondenz von Emil Gasser 1910–1914; ebd., Nr. 14: Leicheneingangsbücher; Verzeichnis: Gasser Strahl'sche Sammlung menschlicher Embryonen aus dem Anatomischen Institut der Universität Marburg/Lahn (vermutlich erstellt von Wilhelm Harms)). 81

Abbildung 6: Erste Platte der Schnittserie „15 mm Reuter-Hahnekraut 16.IX.03" (eigene Aufnahme). 102

Abbildung 7: Brief von Kehl an Gasser vom 05.04.1912 (UniA Marburg, 308/12, Nr. 63: Korrespondenz von Emil Gasser). 109

Abbildung 8: Notizzettel mit Informationen zur Fixierung des Präparats „13 mm v. Both 05.03.1912" (eigene Aufnahme). 119

Abbildung 9:   Notizzettel mit Informationen zur Fixierung und
               Färbung des Präparats „18 mm v. Both 01.03.1912"
               (eigene Aufnahme). 120
Abbildung 10: Notizzettel mit Dokumentation der Größenmessung
               und Vorbehandlung eines fetalen Präparats (eigene
               Aufnahme). 121
Abbildung 11: Die erste Tafel aus: Soemmerring, Samuel
               Thomas: Icones Embryonum Humanorum, Frankfurt
               1799. 129
Abbildung 12: Zeichenapparat nach Abbé, angefertigt von der Firma
               Zeiss (aus: Cowl, W.: Zeichnen und Zeichenapparate,
               in: Enzyklopädie der Mikroskopischen Technik Band
               II L-Z, hrsg. von Paul Ehrlich, Rudolf Krause, Max
               Mosse, Heinrich Rosin und Karl Weigert, 2. Aufl.,
               Berlin, Wien 1910, S. 621–629; S. 624). 132
Abbildung 13: Schematische Darstellung der Lagebeziehungen
               der Blase knapp oberhalb der Symphyse bei einem
               80–85 mm großen männlichen Feten. (aus: Budde,
               Moritz: Untersuchungen über die Lagebeziehungen
               und die Form der Harnblase beim menschlichen
               Foetus. Diss. med., Marburg 1901, Fig. IV). 134
Abbildung 14: Schematische Darstellung der Lagebeziehungen
               der Blase knapp oberhalb der Symphyse bei einem
               115 mm großen weiblichen Feten. (aus: Budde,
               Moritz: Untersuchungen über die Lagebeziehungen
               und die Form der Harnblase beim menschlichen
               Foetus. Diss. med., Marburg 1901, Fig. VIII). 135
Abbildung 15: Rekonstruktion der Beziehungen zwischen
               Aorta, unterer Hohlvene und Kardinalvenen bei
               einem 16 mm großen Embryo. (a: Kardinalvenen
               von vorne; b: Vena cava inferior von vorne;
               c: rechte Kardinalvene und Vena cava inferior von
               rechts; aus: Zumstein, Jacob: Zur Anatomie und
               Entwickelung des Venensystems des Menschen.
               In: Anatomische Hefte, Bd. 6, 1896, S. 571–608. Fig. 9). ... 136
Abbildung 16: Graphische Rekonstruktion eines 7,5 mm großen
               Embryos von Salamandra maculosa (aus: Reinhardt,
               A.: Die Hypochorda bei Salamandra maculosa.
               In: Gegenbaurs morphologisches Jahrbuch, Bd. 32,
               Leipzig 1904, S. 195–231). 137

Abbildung 17: Konstruktion des Medianschnitts von Kloake und Kloakenhöcker bei einem Embryo von Talpa europaea (aus: Disse, Joseph: Über die Entwicklung des Cloakenhöckers bei Talpa europaea. In: Sitzungsberichte zur Beförderung der gesammten Naturwissenschaften zu Marburg, Bd. 39, Nr. 5, 1904. S. 53). 138

Abbildung 18: Rechnerv und Riechgrube eines Hühnerembryos (aus: Disse, Joseph: On the early development of the Olfactory Nerve, in: Proceedings of the Anatomical Society of Great Britain and Ireland, Bd. 32, Nr. 1, 1897. S. XII). 139

Abbildung 19: Schräger Flächenschnitt durch einen embryonalen Molarzahn. a: innerster Abschnitt der Zahnkanälchen, b: Zahnkanälchen in der Mitte der Dentinschicht (aus: Disse, Joseph: Ueber die Bildung des Zahnbeins. In: Sitzungsberichte der Gesellschaft zur Beförderung der gesamten Naturwissenschaften zu Marburg, Nr. 6, 1907. S. 142). 140

Abbildung 20: Zeichnung des Speiseröhrenepithels eines Fetus von 100–105 mm Länge, basierend auf einer von Gasser angefertigten Mikrofotografie (aus: Schridde, Hermann: Die Entwicklungsgeschichte des menschlichen Speiseröhrenepithels und ihre Bedeutung für die Metaplasielehre, Wiesbaden 1907, Fig. 7). 141

Abbildung 21: Papierumschläge mit Fotografien menschlicher Embryonen, gelagert in einer Holzkiste in der Marburger Sammlung (eigene Aufnahme). 143

Abbildung 22: Abzüge verschiedener Fotografien des Embryos „16 mm Reuter-Gödecke 15.09.1910" (eigene Aufnahmen). 144

Abbildung 23: Negativ einer Mikrofotografie der Platte 360 der Schnittserie „Esch I" (aufgenommen in ca. 100facher Vergrößerung) aus der Marburger Sammlung (links, eigene Aufnahme) und die korrespondierende Darstellung bei Veit und Esch (rechts, durch Erneuerung der originalen Beschriftung modifiziert nach: Veit, Otto und Esch, Peter: Untersuchung eines in situ fixierten, operativ gewonnenen menschlichen

	Eies der vierten Woche. In: Zeitschrift für Anatomie und Entwicklungsgeschichte, Bd. 63, 1922. S. 352). 144
Abbildung 24:	Diapositiv einer Zeichnung Schillings des Embryos „Esch I" in der eröffneten Fruchtblase im Uterus mit zugehörigem Papierumschlag (links, eigene Aufnahme) und die korrespondierende, von Veit und Esch in ihre Publikation aufgenommene Zeichnung (rechts, durch Erneuerung der originalen Beschriftung modifiziert nach: Veit, Otto und Esch, Peter: Untersuchung eines in situ fixierten, operativ gewonnenen menschlichen Eies der vierten Woche. In: Zeitschrift für Anatomie und Entwicklungsgeschichte, Bd. 63, 1922. S. 346). 145
Abbildung 25:	Apparat zur Mikrofotographie der Firma Leitz in Wetzlar. A: Lichtquelle, B: Mikroskop mit zu fotographierendem Präparat, C: Kamera (durch Beschriftung modifiziert nach: Kaiserling, Carl: Mikrofotographie, in: Enzyklopädie der Mikroskopischen Technik Band II L-Z, hrsg. von Ehrlich et al., 2. Aufl., Berlin, Wien 1910, S. 125–153; S. 133). 147
Abbildung 26:	Umschlag mit Fotoplatten eines Präparats der Gasser-Strahl'schen Sammlung (eigene Aufnahme). 149
Abbildung 27:	Umschlag mit Fotoplatten eines Präparats der Gasser-Strahl'schen Sammlung. Am oberen Rand befindet sich der handschriftlich geschriebene Kommentar „taugt nichts" (eigene Aufnahme). 149
Abbildung 28:	Zeichnungen der Embryonen „4 mm Hamburg 01.02.1895" (oben) und „6,75 mm Strahl-Walther 1900" (unten) (aus: Hirschland, Leo: Beiträge zur ersten Entwicklung der Mammaorgane beim Menschen. Anatomische Hefte, Bd. 11, 1899, Tafel ohne Seitenangabe). 180
Abbildung 29:	Von Hirschkorn angefertigtes Modell des Embryos „Esch I" mit Blick auf den eröffneten Herzbeutel in der Humanembryologischen Dokumentationssammlung Blechschmidt,

Abbildungsverzeichnis

	Georg-August-Universität Göttingen. (Foto: David Ludwig; Lizenz: Creative Commons Namensnennung 3.0 Deutschland)	188
Abbildung 30:	In einer der Schubladen der Schnittserie „Esch I" vorhandener Notizzettel, der die Ausleihe von Objektträgern nach Göttingen dokumentiert (eigene Aufnahme).	189
Abbildung 31:	Fotographie des Embryos „Esch I" in eröffneter Eikammer mit erkennbarer Rückenbeuge (durch Erneuerung der originalen Beschriftung modifiziert nach: Veit, Otto und Esch, Peter: Untersuchung eines in situ fixierten, operativ gewonnenen menschlichen Eies der vierten Woche. In: Zeitschrift für Anatomie und Entwicklungsgeschichte, Bd. 63, 1922 S. 346).	190
Abbildung 32:	Holzschränke zur Unterbringung der Gasser-Strahl'schen Sammlung humanembryologischer Schnittserien (eigene Aufnahme).	203
Abbildung 33:	Blick in die Schubladen des linken Schranks (eigene Aufnahme).	204
Abbildung 34:	Bis auf Vergilbung gut erhaltene Schnittserien (oben: „Zumstein 35 mm männlich 28.11.94 (Hals-Oberbauch)"; unten: „35 mm männlich 01.06.91"; eigene Aufnahme).	206
Abbildung 35:	Zerbrochene Objektträger der Serie „Mertens 27 mm ♀ 3.VII.07" (eigene Aufnahme).	206
Abbildung 36:	Verschmutzte und verblasste Präparate der Gasser-Strahl'schen Sammlung (eigene Aufnahme).	207
Abbildung 37:	Mitosefiguren (Pfeile) im Neuralrohr des Embryos „8 mm Reuter-Leyding 27.10.1902" (links, eigene Aufnahme) und in der Hirnanlage von „8 mm Reuter-Leyding 27.10.1902" (rechts, eigene Aufnahme).	208
Abbildung 38:	Schnittbild der Serie „9 mm Strahl-Schrörs 1901" (links, eigene Aufnahme) und Abbildung 22g in Keibel und Elzes Normentafel der menschlichen Entwicklung (rechts, aus: Keibel, Franz und Elze, Curt: Normentafel zur Entwicklungsgeschichte des Menschen, Jena 1908, S. 54).	208

Abbildung 39: Ein unvollständiger (links) und ein teilweise ausgeblichener Schnitt (rechts) der Serie „8 mm Reuter-Leyding 27.10.1902" (eigene Aufnahmen). 209

Abbildung 40: Faltenbildung bei einem Schnitt der Serie „6–7 mm Lieberknecht 06.12.1907" (links, eigene Aufnahme) und artifizielle Spaltbildung bei einem Schnitt der Serie „7 mm Reuter-Krämer 03.04.1911" (rechts, eigene Aufnahme). 209

8.3 Tabellenverzeichnis

Tabelle 1:   Aufstellung von Embryonen der Gasser-Strahl'schen Sammlung, die in der Normentafel der menschlichen Entwicklung von Keibel und Elze beschrieben und teils abgebildet wurden. Nach: Keibel, Franz und Elze, Curt: Normentafel zur Entwicklungsgeschichte des Menschen, Jena 1908. 181

Tabelle 2:   Übersicht der in Publikationen beschriebenen und teils abgebildeten Embryonen, der Größe nach geordnet. Die mit * markierten Zuordnungen sind zwar wahrscheinlich, aber nicht sicher. Dies liegt in der Regel daran, dass in der entsprechenden Publikation sehr wenige Informationen zum Präparat gegeben wurden (häufig nur die Scheitel-Steiß-Länge). 198

Tabelle 3:   Übersicht der in den Versand von Embryonen nach Marburg involvierten Ärzte (vgl. hierzu Kapitel 3.2). 242

8.4 Verzeichnis der akademischen Lehrer/-innen

Meine akademischen Lehrerinnen und Lehrer waren in Marburg:

Vorklinischer Studienabschnitt:
Basler, Baranovski, Bauer, Bette, Bertoune, Braun, Brehm, Bonaterra, Cetin, Daut, Decher, del Rey, Eickmann, Feuser, Grundmann, Hildebrandt, Hobiger, Koolman, Kinscherf, Lill, Löffler, Mey, Milani, Mueller, Neumüller, Oberwinkler, Oliver, Preisig-Müller, Reese, Rost, Röhm, Rust, Sahmland, Schütz, Schwarz, Seitz, Steiniger, Schratt, Suske, Thieme, Weihe, Wertenbruch, Westermann, Westermann, Wilhelm, Wrocklage

Klinischer Studienabschnitt:
Aigner, Al-Fakhri, Arenz, Barth, Bartsch, Bauer, Baum, Baumann, Becker, Becker, Bender, Best, Bien, Bliemel, Bohlander, Burchert, Carl, Czubayko, Damanakis, Dettmeyer, Divchev, Donner-Banzhoff, Duda, Ehlenz, Eming, Fendrich, Fritz, Fuchs-Winkelmann, Gebhardt, Geks, Geraedts, Görg, Gress, Greulich, Grikscheit, Grimm, Grosse, Grzeschik, Hertl, Hoch, Höffken, Hofmann, Holland, Holzer, Hoyer, Jansen, Jerrentrup, Josephs, Kampmann, Kann, Keber, Kill, Kirschbaum, Klemmer, Klose, Knipper, Koczulla, Köhler, König, Kühnert, Lohoff, Lüsebrink, Mahnken, Maier, Maisner, Maurer, Menzler, Moll, Morin, Mossdorf, Müller, Mutters, Neubauer, Neumann-Haefelin, Nimsky, Oberkircher, Oertel, Opitz, Pagenstecher, Parahuleva, Peterlein, Pfützner, Portig, Pöttgen, Plant, Rastan, Renke, Renz, Richter, Riera-Knorrenschild, Rothmund, Ruchholtz, Rüsch, Schäfer, Schieffer, Schmeck, Schmidt, Schneider, Schu, Seifart, Seitz, Sekundo, Sevinc, Sieveking, Sommer, Stuck, Strik, Tackenberg, Teepker, Thum, Timmermann, Timmesfeld, Vogelmeier, Vogt, Vojnar, Vorwerk, Wagner, Welter, Werner, Wiesmann, Wissniowski, Wittig, Worzfeld, Wulf, Zavorotny, Zemlin, Ziller, Zimmer, Zwiorek

8.5 Danksagung

Mein besonderer Dank gilt Frau Prof. Dr. Irmtraut Sahmland, die es mir ermöglichte, diese Arbeit anzufertigen, immer für Fragen zur Verfügung stand und mich durch konstruktive Kritik auf den richtigen Kurs gebracht hat. Ich habe mich stets gut betreut und unterstützt gefühlt.

Auch Herrn Prof. Dr. Gerhard Aumüller möchte ich herzlich danken, der mich mit seinen Erfahrungen zur Gasser-Strahl'schen Sammlung sehr freundlich unterstützte und mir konstruktive Anregungen zu meiner Arbeit mitgab.

Frau Dr. Nina Ulrich danke ich für die Möglichkeit, in der medizinhistorisch-anatomischen Sammlung der Philipps-Universität Marburg mit den Objektträgern der Gasser-Strahl'schen Sammlung zu arbeiten. Bei Herrn Prof. Dr. Ralf Kinscherf bedanke ich mich für die Erlaubnis zur Nutzung eines Mikroskops des Instituts für Anatomie und Zellbiologie der Philipps-Universität und bei Herrn Hans Schwarzbach für die freundliche Erklärung dessen Handhabung.

Danken möchte ich auch Herrn Dr. Michael Markert für den Austausch zu Provenienzen humanembryologischer Schnittseriensammlungen und Einblicke in die Dokumentationssammlung Blechschmidt. Darüber hinaus gilt mein Dank Herrn Prof. Dr. Bernd Hüneke, Herrn Prof. Dr. Adolf-Friedrich Holstein, Herrn Prof. Dr. Philipp Osten, Frau Dr. Sandra Lichte-Schneider und Frau Hannah Frenzel, die mir im persönlichen Kontakt zu interessanten Informationen bezüglich der Herkunft und Nutzung von Objektträgern der Gasser-Strahl'schen Sammlung verhelfen konnten. Ebenfalls bedanken möchte ich mich bei Frau Prof. Dr. Marita Metz-Becker, Frau Prof. Dr. Eva Labouvie und Herrn Prof. Dr. Dr. Jürgen Schlumbohm für freundliche Korrespondenzen zu kulturhistorischen Aspekten beim Umgang mit Aborten um 1900.

Vielen Dank auch an Julia Gruevska für aufschlussreiche Gespräche bei Kaffee und Tee zum Schreiben wissenschaftshistorischer Arbeiten und die Möglichkeit, mein Projekt im Forschungskolloquium Geschichte und Philosophie der Naturwissenschaften am Ernst-Haeckel-Haus in Jena vorzustellen.

Ein großes Dankeschön geht an meine Familie für die stete Unterstützung und das Interesse an meinem Projekt. Besonders meinen Eltern danke ich dafür, dass sie mir das Studium ermöglichten.

Für den technical und emotional Support bedanke ich mich von ganzem Herzen bei Pepe. Danke für ein offenes Ohr, Motivation sowie Rationalität in verzweifelten Zeiten und einen Spaß an jedem Tag.

**Beiträge zur Wissenschafts- und Medizingeschichte
Marburger Schriftenreihe**

Herausgegeben von Irmtraut Sahmland

- Band 1 Sabine Eckhardt: Die Gefäßchirurgie im Ersten Weltkrieg. 2014.
- Band 2 Natascha Noll: Pflege im Hospital. Die Aufwärter und Aufwärterinnen von Merxhausen (16. - Anfang 19. Jh.). 2015.
- Band 3 Nina Ulrich: Das Museum Anatomicum am Fachbereich Medizin der Philipps-Universität Marburg. Provenienzforschung zu einer Lehrsammlung des 19. Jahrhunderts. 2017.
- Band 4 Gerhard Aumüller / Irmtraut Sahmland (Hrsg.): Karrierestrategien jüdischer Ärzte im 18. und frühen 19. Jahrhundert. Symposium mit Rundtisch-Gespräch zum 200. Todestag von Adalbert Friedrich Marcus (1753-1816). 2018.
- Band 5 Annika Platte: Das Ereignis der Geburt. Medizinisches Wissen und Deutung des Geburtsaktes vom ausgehenden 18. bis zur Mitte des 19. Jahrhunderts. 2018.
- Band 6 Stephan Heinrich Nolte (Hrsg.): Hahnemanns „Handbuch für Mütter", 1796. 2018.
- Band 7 Mali Kallenberger: Geschichte der Appendizitis. Von der Entdeckung des Organs bis hin zur minimalinvasiven Appendektomie. 2019.
- Band 8 Nina Lükewille: Georg Wilhelm Stein d. Ä. (1737-1803) in Kassel. Ein früher Repräsentant der akademischen Geburtsmedizin. 2020.
- Band 9 Patrick Mayr: Die Impfgegnerschaft in Hessen. Motivationen und Netzwerk (1874-1914). 2020.
- Band 10 Daniel B. Weisenstein: Das Medizinalwesen im Königreich Westphalen in Vorstellung und Wirklichkeit. 2020.
- Band 11 Caroline Stiel: Humanembryologische Schnittseriensammlungen um 1900 am Beispiel der Marburger Gasser-Strahl'schen Sammlung. 2023.

www.peterlang.com

www.ingramcontent.com/pod-product-compliance
Ingram Content Group UK Ltd.
Pitfield, Milton Keynes, MK11 3LW, UK
UKHW021822140426
5217IPUK00004B/44